Dr. Issac Mathai

Indische Heilkunst für Frauen

vianova
Verlag Via Nova

Dr. med. Issac Mathai

Indische Heilkunst für Frauen

Konzepte und praktische Anwendungen aus dem Ayurveda

vianova
Verlag Via Nova

Übersetzung aus dem Englischen: Evelyn Horsch-Ihle

Originalausgabe erschienen im Random House Indien, 2013

Random House Publishers India
Windsor IT Park, 7th Floor Tower-B, A-1, Sector-125 Noida 201301, UP
Random House Group Limited
20, Vauxhall Bridge Road
London SW1V 2SA
Großbritannien

---

1. Auflage 2015
Verlag Via Nova, Alte Landstr. 12, 36100 Petersberg
Telefon: (06 61) 6 29 73
Fax: (06 61) 96 79 560
E-Mail: info@verlag-vianova. de
Internet: www.verlag-vianova. de
Umschlaggestaltung: Guter Punkt, München
Satz: Sebastian Carl, Amerang
Druck und Verarbeitung: Appel und Klinger, 96277 Schneckenlohe

ISBN 978-3-86616-344-7

Für meine Mutter, Dr. Annamma Mathai,
meine Ehefrau Suja und meine Tochter Anna Issac –
die drei wichtigsten Frauen in meinem Leben.

Inhaltsverzeichnis

Vorwort der Übersetzerin

Als ich meine erste Ayurveda-Kur in Indien machte, war ich überrascht von der Vielfalt der möglichen Behandlungen. Nicht nur, dass die dort übliche Pulsdiagnose Hinweise auf Störungen brachte, von denen ich gar nicht berichtet hatte – die ayurvedischen Therapieformen gingen weit über das hinaus, was hierzulande mit Ayurveda verbunden wird. Wir kennen meist – wenn überhaupt – nur die drei Doshas, Vata, Pitta und Kapha, mit ihren Ernährungskonzepten, den Stirnguss oder die vierhändige Abhyanga-Massage. Ayurvedische Behandlungen aber sind so ungewöhnlich, weit gefächert und präzise, dass ein Westler anfangs davon schlicht überwältigt ist. So war es im Mutterland des Ayurveda beispielsweise möglich, warmes Öl über kleine Kanäle in beide Nasenlöcher fließen zu lassen und so Kopfschmerzen zu beseitigen. Es war möglich, den Rücken mit pastenähnlichen Umrandungen zu bedecken, in die mit Kräutern versetztes heißes Öl gegossen wurde, um so Arthrose zu lindern.

Und der Reichtum der Massagen – von Kräuterstempel- über Pudermassagen, Klopfmassagen des Kopfes oder intensiven Faszienmassagen zu den liebevollen Chakra- oder Marma-Massagen, alle kombiniert mit bestimmten heilsamen Ölen unterschiedlicher Temperaturen für oder besser gegen bestimmte Beschwerden – dieser Reichtum und das dahinter verborgene Wissen waren einfach überwältigend. Dazu die Vielfalt der Ausleitungen – über Dampf, geklärte Butter und Ingwerstückchen bis hin zu so einfachen Dingen wie kaltem Ingwerwasser zu Behandlungen mit heißem Öl (sehr wirksam!!) oder über die so genannten „Kriyas", etwa Nasenspülungen mit dem Neti-Kännchen – all dies eröffnete mir eine ganz neue, gleichzeitig uralte Welt der Medizin, von der wir hier in unserem hochtechnisierten Gesundheitssystem kaum etwas wissen und die viele Menschen in der Gesamtheit der Wirkungen schon nach kurzer Zeit wieder gesunden lässt.

Dr. Mathai ist ein Arzt, der sich sehr für die Kombination verschiedener Therapieformen einsetzt, um eine Erkrankung anzugehen – von der Homöopathie, seinem

Spezialgebiet, angefangen, über Yoga und Naturheilkunde bis hin zum Ayurveda und der Ernährungsberatung. Auch die westliche Medizin, die Allopathie, schließt er nicht aus. Es ist darum ein sehr vielfältiger Behandlungsansatz, der uns hier vorgestellt wird – und wer ihm folgen will, der bekommt ein echtes medizinisches Hausbuch an die Hand, eins allerdings, das auf den ersten Blick ein wenig exotisch wirkt. So sind die vielen Kräuter und Ayurveda-Medikamente, die Dr. Mathai benennt, hierzulande kaum bekannt und auch die Hinweise auf die ayurvedischen Therapien kennt aus den oben genannten Gründen kaum jemand.

Wir haben uns deshalb entschlossen, es dem deutschen Leser ein wenig leichter zu machen, auch wenn dies im Originalhandbuch nicht so vorgesehen ist. Deshalb finden Sie am Ende des Buches alle Ayurveda-Anwendungen, die im Buch benannt sind, in alphabetischer Reihenfolge kurz beschrieben. Wenn Sie also wissen möchten, was Dr. Mathai da verschreibt, schauen Sie einfach hinten im Buch nach. Was die Kräuter und Heilmittel betrifft, so gibt es in Deutschland mehrere ayurvedische Heilmittelversender, die Sie im Internet finden können. Einige dieser Adressen, die uns am vielfältigsten erschienen, was das Sortiment betrifft, haben wir im Anhang aufgeführt. Dort können Sie nach den im Text aufgeführten Kräutern und Heilmitteln fragen – und da sie entweder selbst sehr gut sortiert sind oder einen guten Draht nach Indien haben, können Sie diese Medikamente meist dort direkt bestellen.

Auch die Yogaübungen, die im Text genannt werden, finden Sie hinten im Buch wieder – und diejenigen, die im Buch selbst ausführlich angeleitet und mit Fotos dargestellt werden, sind mit einem Sternchen und der entsprechenden Seitenzahl gekennzeichnet. Auf diese Weise können Sie gleich sehen, welche Yogaübung Dr. Mathai für welche Beschwerden vorsieht – eine echte Yogatherapie, wie es sie bisher hierzulande kaum gibt.

Was die homöopathischen Mittel angeht, so wies Dr. Mathai in einem E-mail-Dialog darauf hin, dass es sich – wenn nicht anders angegeben – um Heilmittel in der Potenz C30 handelt. Dies ist eine sehr hohe Potenz, aber in Indien wird meist damit behandelt, wenn es um Symptombehandlungen geht. Dr. Mathai rät aber dringend davon ab, mit diesen Mitteln herumzuexperimentieren. Es sei vielmehr am sichersten, so meint er, solche Mittel nur in Absprache mit einem homöopathischen Arzt oder Heilpraktiker zu nehmen. Das Gleiche gilt für Konstitutionsmittel – also diejenigen homöopathischen Heilmittel, die exakt Ihrer persönlichen Konstitution entsprechend verordnet werden. Diese sollten nur nach einer sorgfältigen Anamnese bei einem entsprechend ausgebildeten Arzt oder Heilpraktiker eingenommen werden.

Für alle diejenigen jedoch, die gern die ayurvedisch beeinflussten, naturheilkundlichen indischen „Hausmittel" ausprobieren wollen, findet sich beinahe zu jeder Störung eine Vielfalt an Empfehlungen dazu.

Wir wünschen Ihnen also mit diesem umfassenden Hausbuch eine gute Genesung und ein erfolgreiches Eintauchen in diese ganz neue/alte medizinische Welt.

Evelyn Horsch-Ihle, Übersetzerin

Vorwort

Es ist ein wenig seltsam, dass ich von Dr. Issac Mathai, dem brillanten ganzheitlichen Arzt aus Indien, über eine Freundin aus New York zum ersten Mal hörte. „Er ist unglaublich“, sagte sie. „Ich versuche ihn jedes Mal aufzusuchen, wenn er nach Amerika kommt. Du musst ihn unbedingt auch einmal besuchen.“ Da ich schon immer ein großes Interesse an ganzheitlicher Heilkunde und Wellness hatte, entschloss ich mich, direkt nach Bangalore in Indien zu fahren.

Als ich eincheckte, es war damals Anfang 2002, standen gerade die ersten Gebäude des SOUKYA-Gesundheitszentrums. Das Hauptempfangsgebäude enthielt alle medizinischen Einrichtungen und die Behandlungsräume. Einige Hütten für die Gäste waren auch schon fertig, aber das, was man sehen konnte, zeigte vor allem das Potenzial dessen, was hier einmal entstehen würde.

Ich war schon vorher in ganzheitlichen Behandlungszentren und Wellnesshotels gewesen. Sie sind entweder medizinisch hervorragend, jedoch wenig komfortabel und besitzen kaum Ästhetik oder aber sie sind überwältigend in der architektonischen Gestaltung, jedoch armselig in dem, was sie an Behandlungen zu bieten haben, die meist nicht über die Grundlagen der Heilmöglichkeiten hinausgehen. Die ersteren behandeln die Krankheiten, die zweiten verwöhnen mehr, als dass sie heilen. SOUKYA zeigte schon in den frühen Jahren, dass es beides zu vermitteln versprach. Und in dem Jahrzehnt, das seither vergangen ist, hat es dieses Versprechen mehr als eingehalten.

Dr. Mathai ist ein begnadeter Heiler. Seine Frau Suja ist eine erfahrene Ernährungsspezialistin mit einem ausgeprägten Auge für Ästhetik und eine ausgesprochene Pedantin, was Ordnung und Sauberkeit angeht. Das gesamte Team ist gleichermaßen gut ausgebildet. Und zu meiner größten Freude (und zu meiner Überraschung, weil wir uns ja in Indien befanden) wird es jedes Jahr besser.

Als Tänzerin und Schauspielerin, die ihren Körper ständig einsetzt und ihn hart trainiert, gibt mir nichts ein so wunderbares Gefühl der Regeneration wie ein Aufenthalt im SOUKYA. Dr. Mathai gibt seine Ratschläge ohne jede Umwege und sein Verständnis der Zusammenhänge von Gesundheit ist geprägt von einem hohen Maß an Intuition. Wenn ich das SOUKYA verlasse, fühle ich mich verjüngt, all die nervigen kleinen und großen Störungen sind verschwunden, und ich kann der Welt wieder gesund entgegentreten. Und meine Besuche dort sind der Höhepunkt meines Jahres – ich wünschte, ich könnte zweimal jährlich dorthin kommen.

Ich bin sicher, dass dieses Buch für all diejenigen, die wirkliche Wellness und Gesundheit suchen, ein echter Knaller sein wird – nicht nur, um frei von Störungen zu werden, sondern im Hinblick darauf, ein Gefühl des Wohlbefindens zu erlangen, das einen dazu bringt, der Welt jeden Tag mit einem Lächeln zu begegnen.

Dr. Mallika Sarabhai (Tänzerin)

Einleitung

Ich bin in Wayanad im indischen Bundesstaat Kerala aufgewachsen, wo Ayurveda überall verbreitet ist. Mein Vater war Priester in einer Kirche und ein Sozialreformer, während meine Mutter Homöopathin war und eine kleine, unbedeutende Klinik betrieb, allerdings ein unglaubliches Vertrauen in die Macht natürlicher Heilprozesse besaß. Es war deshalb keine große Überraschung, dass ich schon von Kindesbeinen an erlebte, welch positive Folgen es hat, wenn man mehr als eine Form medizinischer Behandlung in Erwägung zieht.

Seitdem ich klein war, hatte ich einen Traum: Ich wollte ein ganzheitliches Zentrum gründen, dass die besten Gesundheitsangebote zusammenbringt. Wie das Schicksal es wollte, führte mich die Möglichkeit, den Beruf meiner Mutter zu übernehmen, zu einer Ausbildung in Homöopathie nach Kottayam (Kerala) und dann zurück in die Klinik meiner Mutter, wo ich mitarbeitete. Während ich noch das College besuchte, begann ich zu meditieren und fing auch an, Yoga zu praktizieren. Ich erkannte schnell, wie die Heilungsrate von Patienten, die zusätzlich zu ihren Homöopathie-Behandlungen auch Yoga praktizierten, höher war als derjenigen, die dies nicht taten. Damals erkannte ich, dass die Zukunft der Medizin in einem ganzheitlichen Ansatz liegt.

Die meisten von uns sind mit der Vorstellung aufgewachsen, dass unser Körper aus voneinander unabhängigen Teilen besteht. In der Schule lernen wir, dass es ein Verdauungssystem gibt, ein Atemsystem, ein Knochensystem usw. – aber alle werden unabhängig voneinander vermittelt. Wir haben auch unterschiedliche Bezeichnungen für Menschen, die unterschiedliche Problemzonen im Körper behandeln – einen Gastroenterologen, einen Lungenfacharzt, einen Orthopäden, einen Zahnarzt – die Liste ist schier endlos.

Als ich nach England umzog, arbeitete ich in einem ganzheitlichen Medizinzentrum, das die Bezeichnung „101-Klinik“ trug. Hier hatten die Patienten Zugang zu allem – zu einem Schulmediziner ebenso wie zu einem spirituellen Heiler. Es war dort, wo ich entdeckte, dass viele Erkrankungen, und besonders diejenigen, die chronisch sind (und immer wiederkehren), am besten mit einem breitgefächerten Ansatz verschiedener Behandlungsweisen behandelt werden sollten. Ich erkannte, dass eine kluge Kombination heilsamer Techniken die Ergebnisse dramatisch verbessert. Wenn ich beispielsweise Patienten mit Asthma ausschließlich mit Homöopathie behandelte, dann lag die Heilungsrate bei etwa 60 Prozent. Wenn ich dies aber mit Yogatherapie, Atemtechniken und Nasenspülungen kombinierte, dann wuchs die Erfolgsrate auf über 85 Prozent. Das war kein Zufall. Diese erste Erfahrung mit der Kombination von Homöopathie und Yoga hat mich von der Macht ganzheitlicher Heilung überzeugt.

Heute arbeite ich zusammen mit einer führenden örtlichen Krebsklinik daran, naturheilkundliche und homöopathische Methoden mit der vorherrschenden Methode der Chemotherapie zu kombinieren. Dabei geht es mir nicht darum, die Chemotherapie zu diskreditieren oder zu ersetzen. Ganz im Gegenteil. Ich suche schlicht und einfach danach, wie man den Prozentsatz der Heilungen verbessern kann, indem man ihr eine weitere Dimension der Behandlung hinzufügt. Und die Ergebnisse sind bisher sehr vielversprechend gewesen.

Der ganzheitliche Ansatz

Wie der Name schon sagt, kümmert sich der ganzheitliche Ansatz um den gesamten menschlichen Körper statt um seine Einzelteile. Es gibt fünf Ebenen des Seins – körperlich, geistig, vital, intellektuell und spirituell. Die Ganzheitlichkeit umfasst zusätzlich zu den begrenzten Körpersymptomen auch die Wirkungen der Einflüsse von psychologischen, sozialen, umweltbedingten und wirtschaftlichen Faktoren auf die Gesundheit eines Menschen. Wenn man einen Schritt zurücktritt und eine erweiterte Perspektive einnimmt, dann wird es möglich, nicht nur zu behandeln, sondern auch eine Wiederkehr der Erkrankung zu verhindern. Das ist Teil der Philosophie der ganzheitlichen Medizin.

Die ganzheitliche Medizin ist oft kritisiert worden, was ihr nicht gerecht wird, und sie wird oft auf unfaire Weise mit Wunderheilungen und Spontanheilungen in Zusammenhang gebracht – wo in Wirklichkeit nichts weiter von der Wahrheit entfernt sein könnte. In Wahrheit brauchen die Behandlungen, die auf Ganzheitlichkeit basieren, immer ihre Zeit, denn sie vertrauen darauf, dass man die natürlichen Abwehrkräfte des Körpers neu stimulieren kann, um Krankheiten zu bekämpfen. Krankheiten schreiten meist nur sehr langsam voran. Genauso ist es mit den Abwehrkräften des Körpers. Im Verlauf dieses Buches werden wir uns mit vielen weit verbreiteten Problemen beschäftigen, denen sich Frauen heutzutage gegenübersehen. Aber der Zweck dieses Buches besteht nicht nur darin, sie zu beschreiben, sondern wirksame Behandlungen dafür vorzuschlagen.

Es gibt mehrere Medizinsysteme auf der Welt, darunter Ayurveda, Kräuterkunde oder Homöopathie. Allopathie, die „westliche Medizin", ist eins von ihnen. Sie wird jedoch häufig so dargestellt, als stünde sie auf einer Seite, während alle anderen Systeme, die übereinstimmend unter dem Begriff „Alternativmedizin" zusammengefasst werden, angeblich auf der anderen Seite stehen. Aber kein System kann allein jede Art von Krankheiten heilen. Wenn es das könnte, dann wären die anderen alle unnötig, nicht wahr? Wenn man einen Dialog zwischen den Systemen erzeugen könnte, dann könnte ein Arzt eine passende Behandlung zusammenstellen und die Nebenwirkungen dieser Behandlungen minimieren oder sogar vollkommen ausschalten. So gesehen ist die Schulmedizin auch ein Teil der ganzheitlichen Medizin. Das ist ein wichtiger Punkt und einer, der nur zu oft missverstanden wird; dass nämlich die ganzheitliche Medizin die westliche Medizin in keiner Weise zurückweist. Wir geben ihr nur den ihr zustehenden Platz zurück – als eine von vielen möglichen Alternativen.

Die Arbeit eines ganzheitlichen Arztes besteht nicht darin, Symptome zu behandeln, sondern darin, den Körper anzuregen, die Krankheitsursache selbst zu bekämpfen. Ein ganzheitlicher Arzt ist ein Vermittler für gute Gesundheit. Ganzheitlichkeit ist mehr eine innere Haltung als eine Disziplin. Sie ist etwas, das jeder annehmen kann, denn sie erfordert nur eine Veränderung der inneren Einstellung eines Menschen.

Nehmen Sie beispielsweise das Thema Menstruationsschmerzen. Im Laufe der Jahre habe ich viele Frauen behandelt, die über Schmerzen während ihrer Menstruation klagten. Sie sind ein weit verbreitetes Problem, mit vielen Ausprägungsformen, was die Intensität, die Häufigkeit und die Dauer angeht. Eine Frau, die darunter leidet, könnte nun beispielsweise:

1. den Schmerz ignorieren und darauf hoffen, dass er von selbst wieder verschwindet. Das ist leichter gesagt als getan und tut, für sich genommen, nichts dazu, dass sich der Schmerz wirklich vermindert.

2. sich selbst behandeln. Sie könnte zu einer Apotheke gehen und irgendein freiverkäufliches Schmerzmittel kaufen. Das ist das Schlimmste, was sie tun kann. Sogar gar nichts tun wäre eine bessere Alternative.
3. zu ihrem Hausarzt oder Gynäkologen gehen und sich ein Rezept holen.

Da Schmerzmittel ein bestimmtes Symptom (nämlich den Schmerz) beseitigen, setzt ihre Wirkung praktisch unmittelbar ein. Und die Patientin geht mit dem Eindruck fort, dass ihr Problem damit beseitigt ist, während es in Wirklichkeit nur das Symptom ist, das zum Schweigen gebracht wurde. Und das ist auf lange Sicht gesehen keine gute Lösung. Es wird Nebenwirkungen geben und das Problem wird wiederkehren. Wohingegen sie mit einer kleinen Veränderung in der Betrachtung ihrer Gesundheit den Weg wählen könnte, einen ganzheitlichen Arzt aufzusuchen. Dieser würde wahrscheinlich eine von zwei Möglichkeiten ergreifen. Entweder würde er ihr einen naturheilkundlichen Behandlungsansatz vorschlagen, der jedoch keine unmittelbaren Ergebnisse zeigen würde, aber die Ursache ihres Problems anginge. Dies würde auf lange Sicht wahrscheinlich am besten sein. Wenn sie nun aber sehr starke Schmerzen hat und sehr leidet, dann würde der Arzt ihr vielleicht ein Schmerzmittel verschreiben, das ihr unmittelbare Erleichterung bringen würde – lange genug jedenfalls, dass die homöopathische oder ayurvedische Behandlung anschlagen könnte.

Die körperlichen Wirkungen von psychischem Stress

Der mentale und emotionale Zustand einer Frau ist ein wichtiger Faktor, wenn es um ihr körperliches Wohlbefinden geht. Menschen und Beziehungen sind ein wichtiger Teil ihrer inneren Welt. Die seelische Unterdrückung etwa von Gefühlen reicht schon aus, um eine chronische Krankheit hervorzurufen. Ich habe viele Fälle kennengelernt, bei denen ein immer wiederkehrendes körperliches Problem nicht nur durch eine medizinische Untersuchung allein diagnostiziert werden konnte. Erst als wir uns auch mit der Psyche der Patientin beschäftigten und ein Profil erstellten, das auch die wichtigen Entwicklungen ihres Lebens während des vorangegangenen Jahres einschloss, entdeckten wir eine Lösung, die auch nachhaltig war.

Vor einigen Jahren kam eine Frau zu mir, die unter unaufhörlichen Schulterschmerzen litt. Wir machten die üblichen Untersuchungen, aber diese brachten keine Antwort. Nach sechs Monaten gab es immer noch keine Verbesserung. An diesem

Punkt entschloss ich mich, eine private Sitzung Gesprächstherapie mit ihr durchzuführen, und bat sie, auch ihren Ehemann dazu mitzubringen. Es war an der Zeit, dass wir die Dinge von einer ganzheitlichen Perspektive angingen.

Mein erster Eindruck war, dass die Schulterschmerzen ein Fluchtreflex waren, den sie unbewusst entwickelt hatte, um vermeiden zu können, Dinge tun zu müssen, die sie eigentlich nicht tun wollte. Damit will ich nicht sagen, dass ich glaubte, sie würde nur so tun, als hätte sie Schulterschmerzen. Ich will vielmehr sagen, dass ihr Körper erkannt hatte, dass dies eine wirkungsvolle Art und Weise war, wie sie mit unangenehmen Situationen umgehen konnte.

Nach weiterem Forschen jedoch musste ich mir eingestehen, dass dies ein Fehlschluss war. Es war etwas anderes – und ziemlich Bizarres. Sie hatte sich nämlich eingeredet, dass das Leben ihres Mannes bedroht war. Sie war zu dem Schluss gekommen, dass sein Bruder und seine Schwägerin ihm nach dem Leben trachteten, ihn vergiften und die gemeinsame Firma übernehmen wollten. Diese Paranoia war bis zu dem Punkt gewachsen, wo allein schon die Erwähnung des Namens dieses Schwagers einen heftigen Anfall von Schulterschmerzen auslöste.

Durch diese neue Information war die Behandlungsweise nun klar. Ich überwies sie zu einem Psychotherapeuten, dessen Behandlung auch Hypnosesitzungen umfasste. Schon nach einigen Sitzungen waren ihre Schmerzen verschwunden. Das ist das, was ein ganzheitlicher Ansatz einem beibringen kann. Wenn man einmal die Ursache einer Krankheit erfasst hat, ob diese nun psychisch, körperlich oder umweltbedingt ist, dann muss sich die Behandlung direkt mit dieser Ursache beschäftigen. Die Symptome werden als Folge davon auf ganz natürliche Art und Weise verschwinden.

Symptome sind das letzte Stadium in der Entwicklung einer Erkrankung

Symptomfrei zu sein, bedeutet noch lange nicht, dass man sich guter Gesundheit erfreut. Das Erscheinen von Krankheitssymptomen ist nur der letzte Schritt eines schrittweisen Prozesses der Fehlfunktion eines Systems. Selbst so etwas Triviales wie ein Schnupfen kann der Gipfelpunkt von tausenden kleiner Prozesse innerhalb unseres Körpers sein, die unbemerkt geblieben sind. Das bedeutet nicht, dass wir alle nun zu Hypochondern werden und nur in Angst leben sollten. Nein. Aber es bedeutet, dass es an uns liegt, ob wir unserem Körper genug Aufmerksamkeit und

Pflege schenken, und dies zu einer Angewohnheit machen – lange bevor Symptome anfangen sich zu zeigen.

Der Arzt ist ein Baumeister

Ärzte sollten Gesundheitsspezialisten sein, keine Krankheitsspezialisten. Unglücklicherweise sehen viele Menschen, darunter auch die Ärzte selbst, dies nicht mehr so. Damit eine Person gesund leben kann, sollte sie die Kontrolle über ihr Leben haben und nur ermöglichen, dass ein Arzt sie darin begleitet und lenkt, soweit dies notwendig ist. Das bedeutet zum Beipiel auch, eine zweite Meinung von einem anderen Arzt einzuholen. Das ist besonders wichtig, wenn eine vorgeschlagene Behandlung eine Hormontherapie beinhaltet oder eine risikoreiche Operation. Solange die Krankheit nicht so weit fortgeschritten ist, dass sie eine sofortige Notfalloperation erfordert, ist das Einholen einer zweiten Meinung immer zu empfehlen.

Ein einfaches und extrem wirksames Mittel, um sich eine gute Gesundheit zu erhalten, besteht darin, einen guten Hausarzt zu finden. Die meisten von uns haben die Tendenz, schon bei der geringsten Bedrohung ins nächste Krankenhaus zu fahren und eine Behandlung durch den besten Spezialisten zu verlangen. Ein guter Hausarzt jedoch ist wie eine Art Baumeister: Er kann alternative Behandlungen empfehlen, bevor er den Patienten oder die Patientin zu einem Spezialisten überweist. Eine gute Beziehung zu Ihrem Hausarzt kann Ihnen helfen, weil er Ihre Medizingeschichte besser einzuschätzen weiß. Und ein Arzt, der nicht mehr als fünf Minuten mit einem Patienten verbringt, bevor er eine Diagnose stellt, kann mit einem Hausarzt nicht konkurrieren, selbst wenn er ein noch so hervorragender Spezialist sein mag.

Kein einzelner Arzt kann in jedem existierenden Medizinsystem ein Experte sein. Denn jedes einzelne System besitzt schon so viele Zusammenhänge und Hintergründe, dass man sich ein Leben lang damit beschäftigen könnte. Als Homöopath besteht mein Ansatz der ganzheitlichen Medizin nicht darin, jeden Aspekt der Allopathie, der Naturheilkunde oder des Ayurveda selbst zu verstehen. Er besteht vielmehr darin, zu erkennen, was diese anderen Systeme anzubieten haben, und dann in einer Position zu sein, der Patientin einen Experten in einem dieser Systeme zu empfehlen, wenn das notwendig sein sollte. Wenn die beste Option eine Operation ist, dann muss das eben sein – solange dies wirklich die beste Lösung ist und nicht einfach die schnellste oder scheinbar passendste.

SOUKYA

Im Lauf der Jahre bin ich um die ganze Welt gereist und habe mich in die dort üblichen Medizinsysteme gestürzt, von der Homöopathie bis zur chinesischen Akupunktur. Nachdem ich den Erfolg erlebt hatte, den wir mit der „101 Klinik“ und unserem vielschichtigen Ansatz in London hatten, dämmerte mir, dass die perfekte Umgebung für ganzheitliche Heilung nicht in einer großen Stadt lag, und vor allem nicht einer, deren Wetterbedingungen so schlecht waren wie die in England. Indien besitzt die größte Dichte traditioneller bis stammesmedizinischer Formen der Medizin. Was für einen besseren Ort konnte es also geben, um ein ganzheitliches Gesundheitszentrum aufzubauen? Das war die Überlegung hinter der Gründung des SOUKYA, einem vollständig ganzheitlichen Heilzentrum, das sich am Rande von Bangalore befindet.

Frauengesundheit

Der weibliche Körper ist besonders komplex. Und wie jeder komplexe Körper kann er von tausenden Problemen heimgesucht werden. Es ist darum von ausschlaggebender Bedeutung, dass man gute Vorkehrungen ergreift, um diese zu vermeiden.

Eine junge Frau im heutigen Indien sieht sich Herausforderungen gegenüber, die ganz anders sind als die in der Vergangenheit. Sie trägt oft die Rollen der Haushaltsführung und der Mutterschaft weiter, wie dies auch schon ihre Ahninnen getan haben, aber gleichzeitig verfolgt sie auch ihre berufliche Karriere, oft mit einem Fulltime-Job. Der Erfolgsdruck, dem darum heutzutage schon ganz junge Frauen ausgesetzt sind, kann verheerende Folgen für ihren Körper haben.

Die Vorstellung vom Leben in einer Kleinfamilie ist in Indien etwas relativ Neues. Als Gesellschaft haben wir es bisher noch nicht geschafft, herauszufinden, wie man eine geeignete Balance zwischen einer erfolgreichen Karriere und einer guten Gesundheit herstellt. Ich habe immer wieder Frauen getroffen, die mir sagten, dass sie oft nicht einmal die Zeit haben, anständig zu essen. Ungesunde, aber überall erhältliche Nahrung zu essen scheint dann die Lösung für dieses Zeitproblem zu sein. Dieser Teufelskreis fängt schon in den Teenagerjahren an, wenn man lange aufbleibt, um zu lernen, und wenn das auch noch als normal oder sogar notwendig angesehen wird. Das setzt sich dann im Berufsleben fort. Man wird durch finanzielle

Anregungen leicht dahin gebracht, die falsche Wahl zu treffen – jedenfalls, was den eigenen Körper betrifft. Und oft zeigen sich die Folgen dieser Fehlentscheidungen erst dann, wenn es zu spät ist. Und eine Menge des dann eingetretenen Schadens braucht lange Zeit, ehe man ihn kurieren kann, und manches ist sogar unumkehrbar.

Auch die wichtigsten Jahre, in denen eine Frau leicht Kinder bekommen kann, können von diesem subtilen, aber tiefgreifenden Missbrauch an sich selbst, der schon in der frühen Pubertät beginnt, gekennzeichnet sein. Deshalb ist es ganz wichtig, dies schon bei jüngeren Mädchen im Blick zu haben. Ich habe mit Frauen gearbeitet, die im Alter von 35 Jahren, nach Jahren des unregelmäßigen Essens, des Schlafmangels und der Versuche, schnelle Lösungen für Probleme zu finden, wenn sie sich zeigten, verzweifelt versuchten, schwanger zu werden, und es nicht konnten. 20 Jahre des Selbstmissbrauchs können in einem oder zwei Jahren nicht ungeschehen gemacht werden.

Das Geheimnis einer erfolgreichen Karriere und Familie liegt in der Fähigkeit, eine vollständige Balance für sich zu finden. Ich wünschte, es gäbe eine einfache Antwort auf die Frage, wie man dieses Gleichgewicht findet. Wenn es diese überhaupt gibt, habe ich sie bisher noch nicht gefunden.

Aber bitte fangen Sie nicht erst an, Ihren Körper zu reparieren, wenn er schon zusammengebrochen ist. Achten Sie darauf, was er Ihnen sagt. Nutzen Sie dieses Buch, um das natürliche Gleichgewicht Ihres Körpers wiederherzustellen, indem Sie Ihren Körper als ein Ganzes behandeln – als Geist, Seele und Körper. Schließlich ist eine gute Gesundheit viel mehr als die Abwesenheit von Krankheit.

Warum dieses Buch?

Es gibt schon eine Vielzahl von Büchern, die sich mit bestimmten Erkrankungen beschäftigen. Das tut dieses Buch nicht. Mein Ziel besteht darin, Probleme direkt anzugehen und mich vor allem um Lösungen zu kümmern, die überall ausgeführt werden können – von einfachen Hausmitteln bis zu Yoga und anderen Methoden.

Natürlich besteht der beste Weg, mit Gesundheitsproblemen umzugehen, darin, dafür zu sorgen, dass sie gar nicht erst entstehen. Prävention ist eine leichtere, weniger kostenintensive und wirksamere Weise als eine lange Behandlung. Durch eine Kombination von Faktoren wie Diät, Sport, Meditation und einer Kontrolle der Umweltbedingungen jedoch werden wir danach Ausschau halten, wie wir das Risiko einiger weitverbreiteter Störungen vermindern können, und auch danach, welche unterschiedlichen und wirksamen Therapien und Methoden man dafür anwenden kann.

Das Internet erlaubt heuzutage Menschen, sich eine große Menge an Informationen zu verschaffen. Unglückseligerweise ist nicht alle Information zutreffend, und das kann manchmal sogar gefährlich sein. Die Quelle der Informationen über die Gesundheit von Frauen sollte sicher sein. Hochglanzmagazine, die scheinbar über Frauengesundheit sprechen, beschäftigen sich oft letztlich nur mit dem Thema Sex. Bei all dieser Information, mit der wir bombardiert werden, ist es für Frauen wichtig, eine vertrauenswürdige Quelle zu finden. In dieser Hinsicht also ist das Buch anders als andere.

Das vorliegende Buch ist im Großen und Ganzen in drei Abschnitte geteilt, wobei alle drei ganzheitlich zu betrachten sind. Der erste Teil beschäftigt sich mit weitverbreiteten Körperproblemen von Männern und Frauen, aber der Fokus wird hier eindeutig darauf liegen, welche Auswirkungen sie auf den Körper der Frau haben. Der zweite Teil betrachtet gynäkologische Probleme, die Frauen aller Altersstufen beeinträchtigen können. Und der letzte Abschnitt beschäftigt sich mit den Bedingungen des modernen Lebensstils, wie den Themen Stress und Altern.

Um den britischen Dichter Robert Browning zu zitieren: „Unwissenheit ist keine Unschuld, sondern Sünde.“ Es liegt an jedem von uns, die Dinge selbst in die Hand zu nehmen. Und der erste Schritt, dies zu tun, besteht darin, zu verstehen, wie unser Körper funktioniert.

Teil I

Häufige Störungen

Das Ziel dieses ersten Teils des vorliegenden Buches besteht darin, Sie in die Lage zu versetzen, intelligente und informierte Entscheidungen im Hinblick auf Ihren Körper und Ihre Gesundheit zu treffen.

Es gibt ständige körperliche und psychische Veränderungsprozesse, die sich in den verschiedenen Stadien Ihres Lebens abspielen, und damit Sie diese vielfältigen Herausforderungen verstehen können, denen Sie sich vielleicht gegenübersehen, während Sie leben, sollte Ihnen dieses Buch zu einem ständigen Begleiter werden.

Aus Gründen der Einfachheit lassen Sie uns die Lebensspanne einer Frau in folgende Abschnitte aufteilen:

- von der Pubertät bis zum 25. Lebensjahr
- die jungen Erwachsenenjahre bis zum 35. Lebensjahr
- die Zeit vor den Wechseljahren
- die Wechseljahre und die Zeit danach
- Altern

In den Jahren der Pubertät gibt es viele hormonelle Veränderungen und manchmal hat eine junge Frau Schwierigkeiten mit ihrem Menstruationszyklus und mit einer überaktiven oder unteraktiven Schilddrüse. Und zu der Zeit, in der viele Frauen heiraten, Kinder bekommen, viele Verantwortungen für Heim und Familie übernehmen und gleichzeitig andererseits ihre Karriere vorantreiben, gibt es viele Facetten ihres Lebens, die ins Gleichgewicht gebracht werden müssen. Ihr Ehemann, ihre Kinder, ihre berufliche Karriere, ihre Hobbys und Freunde, ihre Eltern und Geschwister und vieles andere rufen nach ihrer Aufmerksamkeit – sie hat kaum Zeit, sich um ihre Gesundheit zu kümmern. Und mit der Auflösung der Großfamilie und der zunehmenden Belastung, Ehefrau und Mutter zu sein, die allein den Haushalt managen muss, gibt es einen früher nicht dagewesenen Stress für die jungen Frauen um die 30. Aus den unterschiedlichsten Gründen achten Sie einfach nicht genug auf sich und das Wohlergehen Ihres Körpers – und all dies plus ein Mangel an sportlicher Aktivität lädt Ihnen einen Stress auf, der sich als Gesundheitsprobleme in dieser Lebensphase auswirken kann.

Wenn Sie den Abschnitt über die verbreiteten körperlichen Störungen lesen, mit denen die Mehrheit der Frauen heute zu tun hat, denken Sie bitte an einige Dinge:

Die moderne, urbane, arbeitende Frau sieht sich mehr Herausforderungen gegenüber, als ihre Vorfahrinnen oder auch ihre Gegenspielerinnen in den ländlichen

Gegenden sie jemals erlebt haben. Um sich ins Gleichgewicht zu bringen, muss sie viel tun, die unterschiedlichen Verantwortlichkeiten zu Hause und am Arbeitsplatz zur Balance bringen, mit dem daraus folgenden stressigen und ungesunden Lebensstil fertigwerden, und dadurch gibt es eine größere Gefahr, an gesundheitlichen Problemen zu erkranken. Es ist ganz wichtig, dies zu erkennen, aber auch zu verstehen, dass es eine Menge gibt, was Sie auf Ihrer Lebensreise tun können, um sich auf diese Kämpfe vorzubereiten und sie durchzustehen, wobei Sie die Strategien anwenden können, die Sie in diesem Buch finden werden.

KAPITEL 1

Das Muskel-Skelett-System

Ob man eine Treppe heruntergefallen ist oder ob man zu viel Sport gemacht hat – die Aktivitäten des Alltags können manchmal Muskelschmerzen und andere körperliche Schmerzen mit sich bringen. Das Muskel-Skelett-System ist das größte und eins der wichtigsten Systeme im menschlichen Körper, denn es erhält uns nicht nur aufrecht, sondern bewirkt auch, dass wir uns bewegen können. Bestehend aus Knochen, Sehnen, Bändern, Knorpeln, Muskeln und Gelenken, erlaubt es uns, Bewegungen zu machen, und gibt dem Körper Form, Unterstützung und Stabilität. Die vorrangigen Aufgaben des Muskel-Skelett-Systems bestehen darin, den Körper aufrecht zu erhalten, Bewegung zu ermöglichen und die lebenswichtigen Organe zu schützen. Es gibt jedoch Krankheiten und Störungen, die diese Funktion und die Wirkweise dieses Systems negativ beeinträchtigen.

Osteoporose

Haben Sie sich jemals einen Arm oder ein Bein gebrochen und sich, da Sie eigentlich noch jung waren, gedacht: „Wie konnte mir das passieren? Ich bin doch noch nicht 80!"

Ich erzähle meinen Patientinnen immer wieder, dass Osteoporose in jedem Lebensalter vorkommen kann, obwohl sie normalerweise als eine Krankheit angesehen wird, die vor allem schwächliche ältere Frauen entwickeln. Allerdings beginnt der Schaden einer Osteoporose schon viel früher im Leben. Da das Maximum der Knochendichte mit durchschnittlich 25 Jahren erreicht wird, ist es wichtig, dass Sie bis zu diesem Lebensalter wirklich starke Knochen entwickelt haben, sodass die Knochen auch später im Leben noch kräftig bleiben. Eine ausreichende Kalzium-Aufnahme ist ausschlaggebend für die Knochenbildung. Osteoporose zeigt sich mit Symptomen wie Gelenkschmerzen, Schwierigkeiten beim Stehen, Schwierigkeiten, aufrecht zu sitzen und durch das gebückte Gehen, das man so oft bei älteren Menschen sieht.

Einfach gesagt ist Osteoporose eine Erkrankung der Knochen, die zu einem erhöhten Risiko von Knochenbrüchen führt. Sie bedeutet, ganz wörtlich genommen, dass man poröse Knochen hat, und beinhaltet, dass das Gewebe der Knochen sich vermindert und dass die Knochendichte im Laufe der Zeit abnimmt. Es ist eine Erkrankung, die durch eine Verminderung der Knochenqualität hervorgerufen wird, was wiederum zu einer Skelettschwäche und einem erhöhten Risiko von Brüchen führt. Aufgrund einer geringen Mineraldichte der Knochen (BMD) werden die Knochen zusammendrückbar wie ein Schwamm und werden dadurch brüchig.

Es wird geschätzt, dass jede dritte Frau über 50 an vermehrten Knochenbrüchen aufgrund von Osteoporose leidet.

Wie kommt es zu Osteoporose?

Zu einer Osteoporose kommt es bei einem Ungleichgewicht zwischen der Bildung neuer Knochen und einer Wiederaufnahme alter Knochen. Während wir älter werden, gibt es viele Faktoren, die bewirken, dass die Knochen ihre Mineralisierung verlieren, und das führt dazu, dass sie leichter brechen. Das Frühstadium der Demineralisierung wird Osteopenie genannt und führt, wenn man es nicht behandelt, zu Osteoporose.

Gründe

Folgende Faktoren führen zu einem erhöhten Risiko für Osteoporose:

- Weibliches Geschlecht
- Asiatische Rasse
- Osteoporose in der Familiengeschichte
- Rauchen

- Exzessiver Alkoholkonsum
- Häufige Knochenbrüche im Erwachsenenalter
- Mangelnde sportliche Betätigung
- Schlechte Ernährung und schlechter allgemeiner Gesundheitszustand
- Mangelnde Mineralienaufnahme
- Niedriger Östrogenspiegel bei Frauen
- Chemotherapie
- Unbeweglichkeit aufgrund von Operationen oder lang andauernder Erkrankung
- Hyperparathyreose: Die Hormone der Nebenschilddrüse erhalten das Kalziumgleichgewicht des Blutes aufrecht, indem sie Kalzium aus den Knochen entfernen. Im Falle einer Überfunktion verursacht die übermäßige Produktion der Hormone der Nebenschilddrüse, dass zu viel Kalzium aus den Knochen entfernt wird, was wiederum zu Osteoporose führt.
- Vitamin-D-Mangel: Führt zu einer unzureichenden Kalzium-Aufnahme aus der Nahrung
- Langzeitverzehr von Medikamenten wie Heparin, Epilepsie-Medikamenten und Corticosteroiden.

Symptome

Osteoporose selbst hat keine spezifischen Symptome, ihre Hauptfolgen bestehen in einem erhöhten Risiko für Knochenbrüche. Osteorporose kann ohne jedes Smptom schon über Jahrzehnte vorhanden sein, bis ein Knochen bricht. Deshalb kann es sein, dass Menschen sich gar nicht bewusst sind, dass sie unter Osteoporose leiden, bis sie eine schmerzhafte Fraktur erleiden. Das Symptom, das mit Brüchen aufgrund von Osteoporose einhergeht, ist Schmerz, und der Ort des Schmerzes hängt davon ab, wo sich der Bruch ereignet hat. Im Laufe der Jahre können wiederholte Brüche der Wirbelsäule zu chronischen Schmerzen in der unteren Wirbelsäule führen, auch zu einem Verlust der Körpergröße und/oder zu einer größeren Kurve in der Wirbelsäule aufgrund des Zusammenbruches von Wirbeln. Dieser Zusammenbruch gibt Menschen eine buckelige Erscheinung.

Hüftgelenksbrüche kommen typischerweise als Folge von Stürzen vor. Wenn man Osteoporose hat, dann können Hüftfrakturen als Folge einfacher Unfälle vorkommen. Auch kann es sein, dass diese Brüche nur langsam oder schlecht nach einer operativen Richtung heilen, weil die Knochen selbst nicht mehr heil werden können.

Arten

Der Primär-Typ I, auch der postmenopausale Osteoporose-Typ genannt, ist bei Frauen verbreitet, die in den Wechseljahren oder danach sind.

Der Primär-Typ II, auch Alters-Osteoporose-Typ genannt, kann sowohl bei Männern als auch bei Frauen vorkommen, gewöhnlich, wenn sie über 75 Jahre alt sind.

Die sekundäre Osteoporose kann sowohl bei Männern als auch bei Frauen in jedem Lebensalter vorkommen und entwickelt sich gewöhnlich, wenn es eine Veranlagung aufgrund medizinischer Probleme dafür gibt oder wenn sie über eine lange Zeit bestimmte Medikamente wie Steroide eingenommen haben.

Vorbeugung

- **Kalzium-Aufnahme:** Osteoporose ist eine Erkrankung, die die Knochen aufgrund eines reduzierten Kalzium-Spiegels betrifft und sie porös und brüchiger macht. Dies geschieht als Folge eines Kalzium-Aufnahme-Mangels sowie eines verminderten Östrogenspiegels bei Frauen nach den Wechseljahren, der wiederum zu einer verminderten Kalzium-Aufnahme, einem Vitamin-D-Mangel sowie zu einem Mangel an bestimmten Sportarten führt, oder als Folge einer Langzeiteinnahme bestimmter Steroide. Wenn man als Frau im gebärfähigen Alter allerdings regelmäßig eine ausreichende Kalzium-Menge zu sich nimmt, sollte man ausreichend gegen Osteoporose geschützt sein. Eine ausreichende Aufnahme von Kalzium im Tagesverlauf ist sinnvoll, um Osteoporose vorzubeugen.
- Nahrungsquellen für Kalzium sind Milchprodukte mit niedrigem Fettgehalt wie Milch, Joghurt, Käse und Eiscreme, außerdem dunkelgrüne Blattgemüse wie Brokkoli, Blattkohl, Pak Choy und Spinat, Sardinen und Lachs, Tofu, Mandeln, Sesamsamen, Mungbohnen, Quinoa und Nahrungsmittel, die mit Kalzium angereichert wurden, wie beispielsweise Orangensaft, Cerealien oder Brotsorten. Die Quellen für Phytoöstrogene sind Soja und Sojaprodukte, Leinsamen, Yamswurzel, Alfalfa, Fenchelsamen usw.
- Hirse, der als Brei oder in Brotsorten gegessen werden kann. Man kann sie auch dem Mehl beimengen, das man zum Brotbacken verwendet.
- Vitamin D: Vitamin D spielt eine wichtige Rolle bei der Kalzium-Aufnahme und der Gesundheit der Knochen. Nahrungsquellen für Vitamin D sind Eigelb, Salzwasser-Fische und Dorschleber.

❖ Sport: Wie Muskeln bestehen auch Knochen aus lebendigem Gewebe, das auf Sport reagiert und dadurch stärker wird. Sportarten wie Walken, Wandern, Joggen, Treppensteigen, Gewichtstraining, Tennis und Tanzen sind hilfreich, um Osteoporose vorzubeugen.

Der ganzheitliche Ansatz

Homöopathische und ayurvedische Medikamente können ein hormonelles Ungleichgewicht wieder ins Gleichgewicht bringen, wenn es vorliegt. Sie können die Kalzium-Aufnahme verbessern und fehlendes Kalzium ergänzen.

Homöopathie

Homöopathische Medikamente in Form von Biochemie (Zellsalze, die dabei helfen, den Mangel organischer Salze in den Geweben und Zellen des Körpers auszugleichen) unterstützen als hilfreiche Behandlungen dabei, die Knochenstärke wieder aufzubauen und weitere Schäden im Skelettsystem zu verhindern. Es gibt 12 biochemische Medikamente. Sie helfen dabei, dass beispielsweise Kalzium aus der natürlichen Ernährung wieder besser aufgenommen werden kann. Auch homöopathische Medikamente wie Phosphor, Calcarea phosph., Silicea oder Mercurius sol. spielen eine unterstützende und stabilisierende Rolle dabei, die Wiederaufnahme des Kalziums aus einer Quelle wie der Ernährung zu verbessern oder ihren Mangel zu verhindern.

Naturheilkunde

Naturheilkundliche Behandlungen zielen vor allem darauf ab, den Stoffwechsel des Körpers zu verbessern und so die Aufnahme von Kalzium zu steigern. So kann Akupunktur beispielsweise dabei helfen, Rückenschmerzen zu verringern, indem sie die Steifheit/Krämpfe der Muskulatur lindert. Dabei werden sowohl direkte wie auch Fernpunkte behandelt. Je nach dem Zustand der Patientin kann die Akupunktur mit oder ohne Stimulation vorgenommen werden.

Auch Massagen mit speziellen medizinischen Ölen oder medizinischen Stempeln können die Steifheit der Muskeln verbessern und Entzündungen, wenn sie vorhanden sein sollten, reduzieren. Hydrotherapie wie Spinalbäder, Tauchbäder oder Sprudelbäder können ebenso hilfreich sein.

Ayurveda
Ayurvedische Behandlungen wie Navarakizhi, Nasya oder Vasti können hilfreich sein, um die Knochendichte zu verbessern und den richtigen Stoffwechsel wieder in Gang zu setzen.

Yoga
Spezielle Yogahaltungen wie Bhujangasana, Dhanurasana, Trikonasana, Vrikshasana, Garudasana, Gomukhasana, Baradwajasana, Sarvangasana, Sethubandhasana, Salabhasana, Ardha Matsyendrasana usw. sind hilfreich, um die Knochendichte zu verbessern. Darüberhinaus können tiefes Atmen, unterbrochenes Atmen, Nadi Shodhana oder Ujjayi Pranayama hilfreich sein.

Gelenkschmerzen

Gelenkschmerzen sind dadurch charakterisiert, dass man heftige Schmerzen etwa im Handgelenk oder in den Schultern hat und dass die betroffenen Gelenke sich manchmal steif anfühlen. Manchmal kommt es auch zu Schwellungen.

Nehmen Sie den Fall von Hitesh, einem Top-Wirtschaftsanalysten einer multinationalen Firma in Gurgaon, der unter regelmäßig wiederkehrenden Anfällen von Gelenkschmerzen in seinem Körper litt. Als er zu mir zur Behandlung kam, erzählte er mir, dass seine Schmerzen nach und nach immer schlimmer geworden waren und dass er befürchtete, vor der Zeit zum Krüppel zu werden.

Schmerzen in den Gelenken können durch Überbelastung, Verletzungen, Arthritis, Muskelschmerzen, Bursitis usw. verursacht werden. Es kann manchmal zum Anschwellen der Gelenke und einer Rötung kommen, wenn die Entzündung sehr heftig ist.

Ursachen

Die Gründe für Gelenkschmerzen können ganz allgemein in folgende Punkte zusammengefasst werden:

- Abnutzung
- Verletzungen

- Übergewicht
- Mangel an sportlicher Betätigung
- Muskelverlust
- Stress
- Gelenkentzündungen
- Stoffwechselstörungen
- Knochenerkrankungen
- Tumore oder Krebserkrankungen

Vorbeugung

- Früchte und Gemüse vermindern das Risiko einer Arthritis und von Entzündungen. Sich eine gute Gesundheit zu erhalten, ist besonders wichtig, wenn man gesunde Gelenke haben möchte. Regelmäßig Sport zu treiben, um sein Idealgewicht zu erhalten, hilft dabei, die Abnutzung von Gelenken zu vermindern. Dennoch muss man darauf achten, es mit dem Sport nicht zu übertreiben.
- Gewichtskontrolle: Das Gewicht zu verringern kann die Kräfte vermindern, die auf die Gelenke wirken, die dieses Gewicht tragen müssen.
- Besonders gesunde Ernährung: Antioxydantien haben einen entzündungshemmenden Effekt auf den Körper. Tiefdunkle Früchte und Gemüsesorten sind die beste Quelle für Antioxydantien. Deshalb ist es sehr wichtig, eine Ernährung zu planen, die reich an diesen Nahrungsmitteln ist. Wenn der oxydative Stress vermindert wird, dann nimmt auch die Entzündungsneigung im Körper ab.
- Guter Gelenkschutz: Muskeln sind nicht die einzigen Körperteile, die die Gelenke vor ungesundem Stress schützen. Auch die richtigen Schuhe sind für Gelenke, die Gewicht tragen müssen, wie Knöchel, Knie und Hüften, von unschätzbarem Dienst.

Ganzheitlicher Ansatz

Der ganzheitliche Ansatz zielt immer darauf ab, die Gelenke und Bänder zu stärken und die Degeneration der Gelenke zu verlangsamen. Wie beim ganzheitlichen Ansatz im allgemeinen versuchen wir auch hier die Symptome in einem sehr frühen Stadium zu erfassen, indem wir die Fallgeschichte der Patientin ebenso wie ihre körperlichen Beschwerden untersuchen. Die Behandlungen werden so zugeschnitten, dass sie die Sekretion der Gelenksflüssigkeit verbessern, sodass weiche, schmerzlose Bewegungen möglich werden. Gleichzeitig werden Behandlungen gegeben, die die umgebende Muskulatur sowie die Bänder und Sehnen stärken und auch die entzündlichen Veränderungen heilen. Dies ermöglicht eine Kontrolle des degenerativen Prozesses. Innerlich eingenommene Medikamente helfen und unterstützen diesen Prozess.

Homöopathie

Homöopathische Medikamente wie Rhus Toxicodedron, Bryonia, Kal. Phosph., Ruta, Arnika usw. sind hilfreich bei Gelenkschmerzen.

Naturheilkunde

Naturheilkundliche Behandlungen wie Infrarotlicht, Akupunktur, Schlammpackungen und Kompressen sind nur einige der Behandlungen, die bei Arthritis und Gelenkbeschwerden eingesetzt werden können.

Ayurveda

Behandlungen wie Abhyanga, Choorna Swedam, Lepam, Pichu, PPS, Nasyam, Vasti, Padabhyanga und Kativasti können, wenn man sie mit strenger Bettruhe verbindet, sehr positive Ergebnisse bringen.

Die Behandlungen müssen je nach Zustand der Patientin eingesetzt werden. Unter bestimmten Umständen können auch Behandlungen wie Upanaha Swedam, besondere Kräuterapplikation oder Beckendehnungen helfen.

Nach dem Ayurveda sind Gelenkbeschwerden die Folge von degenerativen Veränderungen. Deshalb besteht das Hauptprinzip der Behandlung darin, den degenerativen Prozess zu verlangsamen und die Veränderungen langsam umzukehren. Degenerative Veränderungen ereignen sich danach durch Abnutzungsprozesse. Altern und falsche Haltungen, Bewegungen und Gewohnheiten beschleunigen diesen Prozess noch. Alle Organe oder Systeme im Körper können von so etwas betroffen sein, aber meist sind es die Gelenke, die darauf am meisten ansprechen. Die Sekretion der Gelenksflüssigkeit vermindert sich daraufhin, wodurch harte Bewegungen entstehen. Dadurch kommt es zu Gewebsschäden, sowohl in den Knochen, den Muskeln, den Bändern und den Sehnen. Dies wiederum verursacht Schmerzen bei der Bewegung der Gelenke und in den Gelenken selbst.

Äußere Anwendungen wie Lepam oder Pichu werden gegen diese Erscheinungen eingesetzt und Behandlungen wie Choorna Swedam, PPS, Navara, und Pizhichil helfen dabei, den Körper zu nähren und die Organfunktionen zu stärken. Sie verbessern auch die Schwerfälligkeit.

Kräuter wie Guduchi, Bala, Guggulu, Eranda, Nirgundi, und Rasna sind ebenfalls hilfreich.

Yoga

Stretchen und Entspannung sind unterstützend, um die Muskelsteifheit zu entspannen und die Gelenke zu befeuchten. Einfache Yoagübungen verbunden mit dem Atem wie Sukshma Vyayama, Sonnengruß und Haltungen, die die jeweiligen Gelenke besonders unterstützen, sollten praktiziert werden.

Rückenschmerzen

Rückenschmerzen sind Schmerzen, die man vor allem in der Wirbelsäule und in den Bereichen rechts und links davon fühlt und die gewöhnlich von Problemen in den Muskeln, Nerven, Knochen, Gelenken und anderen Bestandteilen der Wirbelsäule herrühren.

Shilpi Sakhuja, eine 34-jährige Grafikdesignerin, fühlte sich ständig so sehr unter Druck, die jeweiligen Abgabetermine zu schaffen, dass sie bis zu acht Stunden ohne Pause vor ihrem Computer saß. Im Laufe der Jahre habe ich viele Frauen wie Shilpi behandelt, die zu mir kamen, weil sie unter Rückenschmerzen litten. Viele Stunden lang in derselben Haltung zu sitzen, schädigt Ihren Körper und kann sich so manchmal in Form von Rückenschmerzen manifestieren.

Ursachen

Rückenschmerzen sind die am meisten auftretenden Beschwerden bei Menschen unter 45 Jahren. Schmerzen im unteren Rücken kommen häufiger bei Frauen als bei Männern vor. Muskulärer Stress, Nervenstress oder Stress in den Sehnen, Bindegewebstumore, Menstruationskrämpfe, Schwangerschaft, Endometriose usw. sind einige der Störungen bei Frauen, die zu Rückenschmerzen führen können.

Rückenschmerzen während einer Schwangerschaft beispielsweise sind sehr verbreitet. Etwa 80 Prozent aller Frauen haben an irgendeinem Punkt ihrer Schwangerschaft leichte oder starke Rückenschmerzen. Die Heftigkeit dieses Schmerzes kann von leichtem Unbehagen nach langem Stehen bis zu kräftezehrenden Schmerzen reichen, die den Alltag beeinträchtigen.

Rückenschmerzen können auch die Folge verschiedener Erkrankungen sein. Der Schmerz kann zusammen mit anderen Symptomen entstehen, je nachdem, was das darunterliegende Thema ist. Rückenschmerzen aufgrund von Infektionen oder Entzündungen können von Fieber begleitet sein. Rückenschmerzen aufgrund von Fibromyalgie (einer Langzeiterkrankung, die Schmerzen im ganzen Körper verursacht) können von Symptomen wie Schlaflosigkeit und Erschöpfung begleitet sein.

Arten von Rückenschmerzen

Die Schmerzen können unterschieden werden in Nackenschmerzen, Schmerzen im oberen oder unteren Rücken sowie Schmerzen im Steißbein. Der Schmerz zeigt sich manchmal nur an einer Stelle oder strahlt in andere Bereiche wie Arme und Hände aus, wenn er im oberen Rücken angesiedelt ist, oder in Beine und Füße, wenn er im unteren Rücken sitzt. Der Schmerz kann auch Schwäche, Taubheitsgefühle oder Kribbeln verursachen.

Vorbeugung

Die wichtigen Tipps zur Vorbeugung sind:

- ❖ Unternehmen Sie geeignete Schritte, Ihr Gewicht zu reduzieren, wenn Sie übergewichtig sind. Übergewicht erhöht erheblich die Möglichkeit, an Rückenschmerzen zu leiden.
- ❖ Die Muskulatur sollte gut trainiert sein, und Sie sollten zwischen stehenden und sitzenden Haltungen abwechseln.
- ❖ Dieselbe Haltung über einen langen Zeitraum beizubehalten, ist kontraindiziert.
- ❖ Vermeiden Sie, schwere Gewichte hochzuheben. Wenn das Heben notwendig ist, dann beugen Sie sich niemals aus der Taille vornüber oder bücken Sie sich nicht, um den Gegenstand hochzuheben. Gehen Sie vielmehr in die Hocke, bis Sie auf einer Höhe mit dem Gegenstand sind. Nehmen Sie den Gegenstand in die Hände, halten Sie ihn nahe am Körper und stehen Sie dann wieder auf. Halten Sie die ganze Zeit über Ihren Rücken gerade.
- ❖ Schlafen Sie auf einer festen Matratze.

- Tragen Sie Schuhe mit niedrigen Absätzen.
- Essen Sie gesundes, ausbalanciertes Essen mit hohem Ballaststoffgehalt. Nehmen Sie Nahrungsmittel mit einem ausreichenden Kalzium-Gehalt zu sich, außerdem solche, die das Vitamin D im Körper erhöhen.
- Wenn Sie akute Rückenschmerzen haben, vermeiden Sie Sex.
- Stress und Überbelastung erhöht die Wahrscheinlichkeit von Rückenschmerzen, deshalb ist Entspannung sehr wichtig. Yoga und Meditation sind hilfreiche Werkzeuge, um sich gut zu entspannen.
- Regelmäßiger Sport kann Ihre Muskulatur stärken und spielt so eine wichtige Rolle bei der Vorbeugung gegen Rückenschmerzen.

Ganzheitlicher Ansatz

Homöopathie

Der homöopathische Ansatz erfordert eine sorgfältige Fallanamnese. Bei akutem Schmerz können homöopathische Medikamente eingesetzt werden, um den Schmerz zu lindern. Wenn das Problem immer wieder auftaucht, sollte ein Konstitutionsmittel je nach der Persönlichkeit des Patienten oder der Patientin gegeben werden. Medikamente wie Rhus toxicodendron, Bryonia, Kalium Carbonicum, Arnica, Hypericum, Ruta, Symphytum, Magnesium Phosphoricum oder Bellis Perennis können hilfreich sein.

Naturheilkunde

Akupunktur: Die Stimulation bestimmter Energiepunkte des Rückens mit dünnen Nadeln hilft unmittelbar, die akuten Schmerzen zu vermindern, ebenso die Steifheit oder die Krämpfe. Wenn die Beschwerden sehr stark sind, sollte stattdessen Elektroakupunktur eingesetzt werden.

Hydrotherapie: Behandlungen wie Wirbelsäulenbäder, Hüftbäder, Düsentherapie oder Regenwaldduschen helfen, die Rückenmuskulatur zu entlasten.

Schlammtherapie: Heißer Schlamm wird auf den Rücken appliziert, um Muskelkrämpfe zu lindern.

Akupressur: Spezielle Punkte auf dem Rücken zu stimulieren hilft dabei, die Schmerzen im unteren Rücken zu lindern und die Steifheit zu beseitigen.

Ayurveda

Ayurvedische Behandlungen wie Katibasti, Abhyanga, Patra Potala Swedam, Marmalepam, Vasti und Nasyam können die Rückensteifheit lindern. Sie unterstützen bei der Verminderung der Knochenabnutzung, sie stärken die Muskeln und mindern auf diese Weise den Schmerz. Ayurvedische Medikamente können zusätzlich eingesetzt werden, um den Schmerz zu beseitigen.

Yoga

Um die Rückenmuskeln zu stärken, praktizieren Sie rückwärtsbeugende Übungen/Haltungen. Während Sie diese üben, können Sie Atemübungen machen. Diese Übungen verbessern die Blutzirkulation zu den Rückenmuskeln und halten den normalen Abstand zwischen zwei Wirbeln aufrecht.

Die besten Haltungen dafür sind Bhujangasana, Salabhasana, Sethubandhasana, Pawanmuktasana, Makarabhyasa, Naukasana, Katichakrasana und Parswa Chakrasana.

Ernährung

Die richtige Ernährung spielt eine Schlüsselrolle im ganzheitlichen Ansatz, mit dem man Rückenschmerzen behandelt. Rückenschmerzen können nämlich deutlich vermindert werden, wenn man den Körper richtig ernährt. Die Nahrung sollte vor allem reich an Kalzium und Proteinen sein. Sie sollte also viele frische Früchte enthalten, frisches Gemüse, Vollkorngetreide und Vollkornbrot. Begrenzen Sie den Verzehr von Limonaden, Schokoladenkeksen, Eiscreme, Keksen und anderen Süßigkeiten, denn sie sorgen nicht nur für mehr „Hüftgold", sondern belasten dadurch auch noch Ihren Rücken.

Bandscheibenvorfall

Ein Bandscheibenvorfall, auch als „Diskushernie" bekannt, ist eine Erkrankung, bei der ein Zug an dem äußeren Gewebsring der Bandscheibe dazu führt, dass der darin liegende weiche Mittelteil hervortritt und eine Kompression der Nervenwurzeln verursacht.

Ich behandle viele Fälle von Bandscheibenvorfällen, bei denen Patientinnen die Schwere ihrer Erkrankung nicht einmal erkennen. Sie kommen zu mir und klagen beispielsweise über einen Schmerz im Nacken, der manchmal gering, manchmal auch sehr stark sein kann. Erst wenn sich der Schmerz auf andere Körperbereiche verlagert, erkennen diese Patienten den Ernst ihrer Lage. Was sie zuvor als reines Stress-Symptom oder als eine Alterserscheinung abgetan hatten, ist in Wirklichkeit eine sehr viel ernsthaftere Erkrankung, die behandlungsbedürftig ist. In den meisten Fällen stellt sich das Problem als Bandscheibenvorfall in den Nackenwirbeln heraus, der auf den Spinalnerv drückt und so Schmerzen verursacht.

Ursachen

Faktoren, die zu einem Bandscheibenvorfall führen, können tatsächlich Alterserscheinungen im Zusammenhang mit Abnutzungen sein, aber auch ein Verlust von Elastizität in den Bandscheiben und den umliegenden Gewebsstrukturen oder eine Verletzung, beispielsweise durch falsches Heben (besonders wenn es mit Drehen und Beugen verbunden ist) und übermäßige Beanspruchung durch körperliche Aktivitäten.

Symptome

Die Symptome eines Bandscheibenvorfalls können unterschiedlich sein, je nach Ort des Vorfalls und der Art des Weichteilgewebes, das betroffen ist. Sie können von leichtem oder gar keinem Schmerz – wenn die Bandscheibe das einzige Gewebe ist, das betroffen ist – bis zu starkem und unerträglichem Nacken- oder Rückenschmerz reichen, der in die Bereiche ausstrahlt, die von den betroffenen Nervenwurzeln versorgt werden, die durch das vorgefallene Material gereizt oder gestoßen worden sind.

Vorbeugung

Einen Bandscheibenvorfall kann man vermeiden, wenn man sich um Folgendes kümmert:

- Sport: Die zentralen Muskeln zu stärken, kann die Wirbelsäule stabilisieren und stützen. Sprechen Sie jedoch vorher mit Ihrem behandelnden Arzt, bevor Sie hochbelastende Aktivitäten wie Joggen oder Tennis üben. Regelmäßiger Sport kann den generellen Tonus der unterstützenden Muskeln und der umgebenden Gewebsstrukturen stärken. Besonders Übungen, die auf den unteren Rücken wirken, können wiederkehrende Verletzungen verhindern.

- Eine gute Haltung: Eine gute Haltung vermindert den Druck auf die Wirbelsäule und auf die Wirbel. Halten Sie Ihren Rücken aufrecht und gerade, besonders, wenn Sie lange Zeit sitzen. Heben Sie schwere Dinge auf passende Weise, indem Sie Ihre Beine und nicht den Rücken dazu bringen, die meiste Arbeit zu tun. Setzen Sie geeignete Techniken ein, wenn Sie anspruchsvolle Sportarten betreiben. Die für die Wirbelsäule schlimmste Betätigung besteht darin, etwas Schweres hochzuheben, während Sie sich beugen und sich gleichzeitig drehen.
- Achten Sie auf Ihr Gewicht: Zu viel Gewicht übt mehr Druck auf die Wirbelsäule und die Bandscheiben aus, sodass sie anfälliger für Bandscheibenvorfälle werden.
- Wenn Sie etwas Schweres hochheben, sollten Sie am besten eine Wirbelsäulenstütze einsetzen. Sie hilft Ihnen dabei, Ihren Rücken gerade zu halten, und bringt Sie dazu, eine geeignete Hebetechnik anzuwenden.

Der ganzheitliche Ansatz

Da Rückenschmerzen eine sehr verbreitete Erscheinung bei Frauen sind, können sie sehr gut mit einem ganzheitlichen Ansatz behandelt werden. Und obwohl es sich hier um einen rein körperlichen Zustand handelt, bringt es bessere und länger anhaltende Ergebnisse, wenn man ihn ganzheitlich behandelt. Durch eine Auswertung der Patientenangaben versuchen wir, die Einstellungen und die Gewohnheiten der Patientin herauszufinden. Danach werden Behandlungen verschrieben, die den Schaden an den Geweben korrigieren können und die eine Einrenkung der Bandscheibe in ihre richtige Stellung ermöglichen. Danach folgen Behandlungen, die die Muskeln und das umgebende Gewebe stärken. Ganz einfache Haltungsveränderungen, Änderungen der Gewohnheiten und richtige Bewegungen können dabei unterstützen.

Homöopathie

Homöopathische Medikamente wie Ruta, Hypericum, Arnica, Rhus Toxicodendron usw. können helfen, den Schmerz zu vermindern. Konstitutionsmittel können helfen, das Problem an der Wurzel anzugehen.

Naturheilkunde

Naturheilkundliche Behandlungen wie Wachstherapie, heiße Schlammpackungen, Hydrotherapie, Infrarot-Bestrahlungen, Beckenpackungen, Wirbelsäulenbäder und Akupunkturbehandlungen sind bei einer Störung wie dieser sehr hilfreich.

Ayurveda

Der Erfolg von Ayurveda im Bereich von Wirbelsäulenerkrankungen ist weltweit anerkannt. Da Ayurveda die Krankheit an der Wurzel angeht, sind die Ergebnisse besser als bei einem Ansatz, der Operationen einsetzt. Ayurveda geht davon aus, dass die vorgefallene Bandscheibe das Ergebnis einer Erkrankung der drei grundlegenden „Doshas" im Körper ist, vor allem von Vata. Die Behandlung mit Ayurveda zielt darauf ab, das verloren gegangene Gleichgewicht dadurch wiederherzustellen, dass die darunterliegende funktionelle Dysbalance korrigiert wird. Die Behandlung umfasst deshalb die Punkte Ausleitung (Sodhanam) der akkumulierten Giftstoffe und des krankmachenden Stoffwechselprozesses, Befriedung (Samanam), die Korrektur der Bestandteile, die verantwortlich für das krankmachende Funktionieren sind, sowie Rasayanam (Verjüngung) des Körpergewebes, um die natürliche Stärke und Vitalität wiederherzustellen und zu bewahren.

Therapien wie Abhyanga, Nasyam, Patra Potala Swedam, Choorna Swedam, Pizhichil, Shirodhara, Kadeevasthi, Greevavasthi, Navarakizhi und Vasti werden je nach Zustand und Bedürfnis der Patientin verabreicht. Sie zielen darauf ab, die entzündlichen Vorgänge und den Vorfall zu verbessern, die Krämpfe und die Nervenkompressionen in dem betroffenen Bereich zu lösen und das stützende Gewebe, das die Wirbelsäule und die Bandscheiben hält, zu stärken, die gesamte Wirbelsäule zu nähren und die Bandscheiben zu rehydrieren. Gewöhnlich dauert eine solche Behandlungen zwischen drei bis fünf Wochen, je nach Zustand der Patientin und der Schwere der Erkrankung.

Nach vier bis sechs Wochen erleben die meisten Patientinnen eine deutliche Verbesserung ihrer Symptome, ohne dass operiert werden musste. Wenn eine Patientin im Frühstadium ihrer Erkrankung zu uns kommt, kann man sogar eine vollständige Wiedergenesung ohne Rückfall erreichen. Innerlich verabreichte ayurvedische Medikamente sind dafür auch notwendig.

Yoga

Spezifische Asanas wie Bhujangasana, Ardha Chakrasana, Ushtrasana, Sethubandhasana, Kriyas, Atem- und Entspannungstechniken sowie Meditation sind hilfreich für die Behandlung von Rückenschmerzen.

Ernährung

Vermeiden Sie fettreiche Nahrungsmittel, da diese den Schmerz verstärken können.

Weniger schlimme Fälle können zu Hause unter ärztlicher Begleitung behandelt werden. Wenn man sich zu Hause behandelt, dann sollte man heiße oder kalte Umschläge anwenden sowie grundlegende Schmerzmittel einnehmen. Wenn die Beschwerden sich verbessern, können spezielle Hals-Nacken- sowie rückenstärkende Übungen eingesetzt werden.

Bleiben Sie die ersten Tage im Bett oder begrenzen Sie Ihre Aktivitäten deutlich. Erst während der nächsten Wochen sollten Sie langsam wieder aktiver werden. Vermeiden Sie aber auch dabei jedes Heben schwerer Gewichte sowie ein Beugen oder Belasten des Rückens.

Fußknöchel-Bewegungen

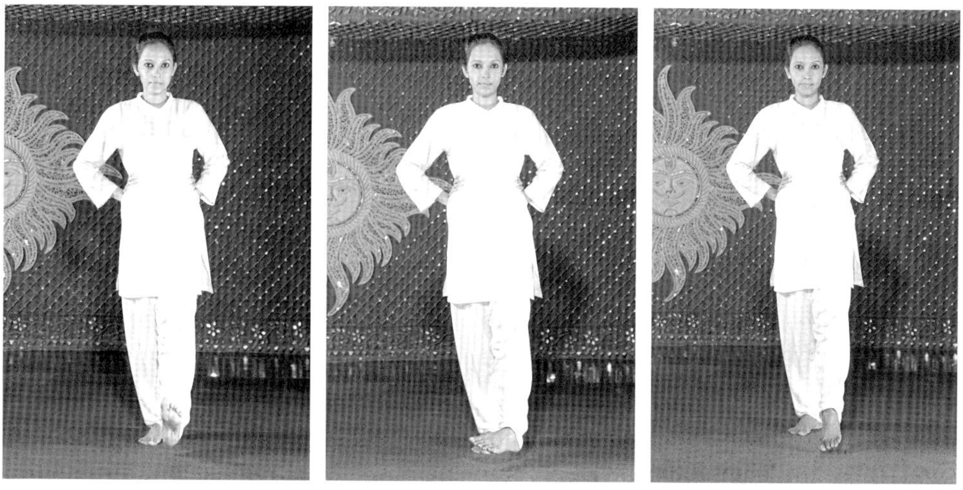

- Heben Sie einen Fuß nach vorn, ziehen Sie den Fuß hoch, wenn Sie einatmen, beugen Sie den Fuß samt Fußknöchel nach unten, wenn Sie ausatmen.
- Drehen Sie den Fußknöchel langsam seitlich, von einer Seite zur anderen.
- Sanft und langsam den Knöchel kreisen lassen. Wiederholen Sie die Bewegung zur anderen Richtung.

Ardha Chakrasana

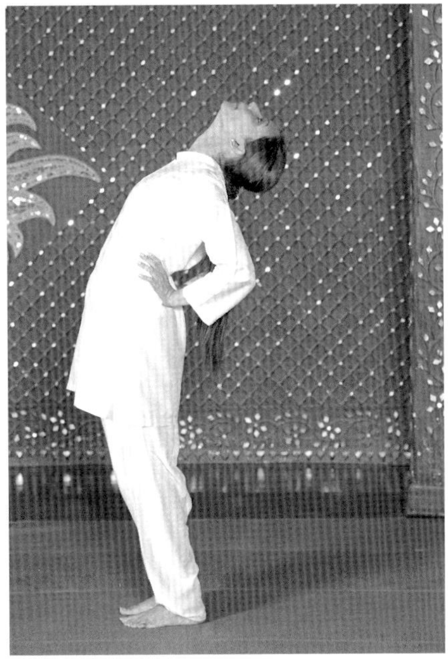

- Stehen Sie aufrecht, die Beine geschlossen.
- Legen Sie die Hände auf die Hüften.
- Atmen Sie ein und beugen Sie sich aus der Taille nach hinten.
- Atmen Sie normal und halten Sie die Position.
- Spüren Sie die Dehnung in den Schultern, in der Brust und im Bauch. Spüren Sie den Druck in der Wirbelsäule und im unteren Rücken.
- Beim nächsten Ausatmen kommen Sie sanft aus der Position.
- Lockern Sie die Hände, entspannen Sie Ihren Körper.

Wirkung:

- Die Übung mindert Rückenschmerzen.
- Sie bringt die Wirbel wieder ins Gleichgewicht.

Ardha Matsyendrasana

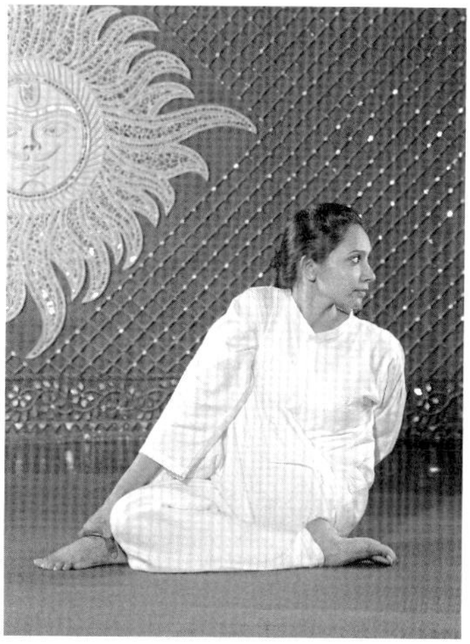 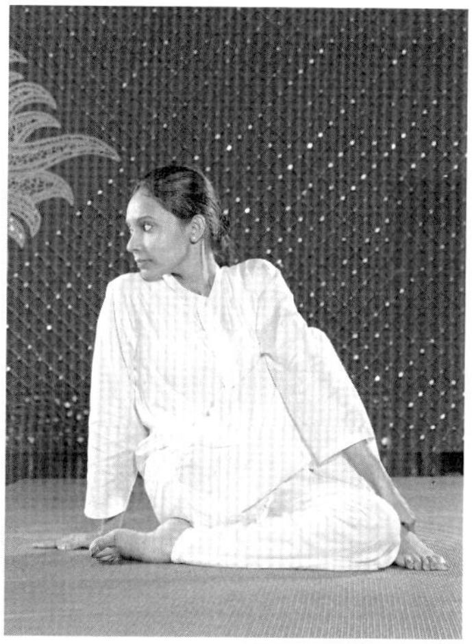

- Setzen Sie sich mit ausgestreckten Beinen hin.
- Greifen Sie unter dem linken Bein durch und ziehen Sie den rechten Fuß an die linke Hüftseite.
- Kreuzen Sie nun das linke Bein darüber und platzieren Sie den linken Fuß auf die Außenseite des rechten Knies.
- Drehen Sie den Oberkörper beim Einatmen nach links und halten Sie den linken Fußknöchel mit Ihrer rechten Hand.
- Legen Sie die linke Hand im Rücken über Ihre Wirbelsäule.
- Beim Ausatmen drehen Sie bitte den Kopf und schauen nach hinten.
- Halten Sie die Position mit normalem Atem.
- Spüren Sie den Druck auf den Bauch, die Dehnung im Nacken, in den Schultern und Hüften.
- Beim Einatmen drehen Sie bitte den Kopf wieder nach vorn.
- Wenn Sie dann ausatmen, lösen Sie die rechte Hand, dann die linke, drehen Sie den Oberkörper zur Mitte und strecken Sie das rechte Knie.
- Entspannen Sie und üben Sie dann die Haltung auf der anderen Seite.

Wirkung:

- Dies ist die Haltung, die Ihnen hilft, Diabetes unter Kontrolle zu bringen.
- Wenn Sie sie üben, dann verbessert sie auch Verstopfung und Blähungen, sie reguliert ganz allgemein die Verdauung.
- Sie verbessert die Steifheit im ganzen Körper.

Baddha Konasana

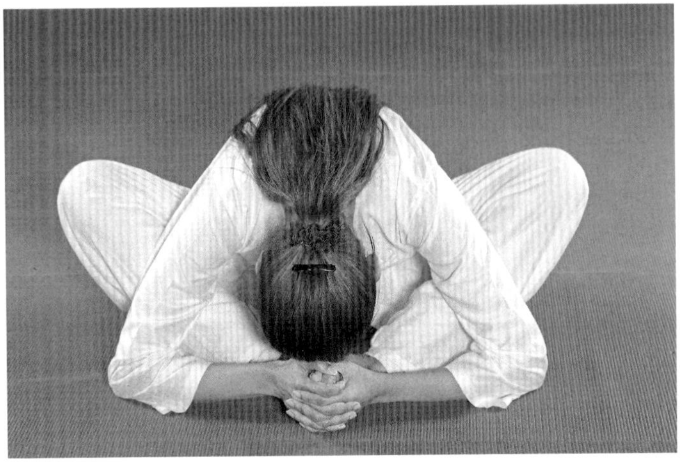

- Sitzen Sie mit gerader Wirbelsäule auf dem Boden.
- Beugen Sie die Beine in den Knien und legen Sie die Fußsohlen aneinander.
- Versuchen Sie, die Knie ganz am Boden zu halten.
- Halten Sie die Zehen oder Fußknöchel mit den Händen fest.
- Atmen Sie nun tief ein.
- Während Sie dann ausatmen, beugen Sie sich nach vorne und versuchen Sie, mit der Stirn die Zehen zu berühren.
- Versuchen Sie dabei, die Knie am Boden zu lassen.
- Kein Druck, nicht überstrecken!
- Halten Sie die Position an der Stelle, an der dies gut für Sie möglich ist.
- Atmen Sie normal.
- Bei jedem Ausatmen lassen Sie sich ein wenig tiefer sinken.
- Wenn Sie dann einatmen, kommen Sie ganz langsam nach oben, entspanen Sie Ihre Hände und strecken Sie die Beine.
- Entspannen Sie sich im Schneidersitz.

Wirkung:

- Diese Asana stärkt den Hüftbereich, tonisiert die Innenseiten der Oberschenkel und verbessert die Verdauung.
- Sie ist besonders nützlich für Frauen im gebärfähigen Alter.

KAPITEL 2

DAS VERDAUUNGSSYSTEM

Stellen Sie sich vor, es ist Mitte der Woche, Sie sind gerade in einem Meeting in Ihrem Büro und strengen sich an, sich auf die Power-Point-Präsentation über die monatlichen Verkaufszahlen zu konzentrieren. Aber das gurgelnde Geräusch, das von Ihrem Magen ausgeht, macht es zunehmend schwieriger, sich zu konzentrieren, ganz abgesehen davon, dass es Ihnen angesichts der vielen Kollegen und Vorgesetzten im Raum peinlich ist. Sie versuchen zwar Ihr Bestes, die Geräusche durch ein unaufhörliches Husten zu übertönen, aber die Blicke Ihrer Kollegen sagen Ihnen genug, um zu wissen, dass Ihre Technik leider nicht funktioniert. Also ist alles, was Sie tun können, weiter zu husten und ungeduldig darauf zu warten, dass das Meeting endlich vorbei ist. Eine Stunde später begeben Sie sich eilig zur Toilette, um sich dem Problem zu widmen, das Sie schon den ganzen Morgen lang belästigt.

„Ich werde diese Pizza mit den scharfen Peperoni nie wieder essen“, schwören Sie sich, während Sie sich auf der Toilette quälen.

Ziemlich peinlich, nicht wahr? Aber Durchfall und andere Verdauungsstörungen sind Probleme, die die meisten von uns täglich kennen. Tatsächlich ist Durchfall der weltweit zweithäufigste Grund für den Tod von Babys!

Es ist eine bekannte Tatsache, dass das Verdauungssystem einen der wichtigsten Bereiche im Körper darstellt, aber es ist auch etwas, das wir als selbstverständlich hinnehmen – während wir uns wesentlich öfter mit unserer Haut oder unseren Haaren beschäftigen. Und das, obwohl wir wissen, dass unser Essen nicht einfach so von unserem Körper absorbiert werden kann und zum Zwecke einer ungehinderten Verdauung in kleinere Moleküle aufgebrochen werden muss. Die Rolle eines gutfunktionierenden Verdauungssystems besteht darin, dass es uns ermöglicht, Nahrung einfacher aufzubrechen und zu verdauen, die Nahrung in Nährwerte umzuwandeln und sie über unser Blut im Körper zu verteilen.

Da das Verdauungssystem tendenziell schnell gestört reagiert, wenn wir innerlich oder äußerlich im Stress sind, ist es wichtig, dass wir uns gut um dieses System kümmern. Aber in der heutigen Zeit wird dies durch unseren ungesunden Lebensstil, unsere unregelmäßigen Essgewohnheiten und durch unseren körperlichen und emotionalen Stress zunehmend schwieriger. Die Folge davon ist, dass wir die meiste Zeit dazu tendieren, unsere Verdauungsreaktionen in der Hektik unseres Alltags zu übersehen. Dies wiederum hat Folgen für unsere Gesundheit, denn wenn wir dies über lange Zeit tun, dann wird dies ernsthafte gesundheitliche Folgen für uns haben.

Die häufigsten Krankheiten, die im Zusammenhang mit einem ungesunden Verdauungssystem stehen, sind Magenverstimmungen, Übersäuerung, Magengeschwüre, Verstopfung, Anorexie/Bulimie und Gallensteine. Es ist sehr wichtig, dass wir die Zusammenhänge dieser Störungen richtig verstehen, damit wir in der Lage sind, wirksam mit ihnen umzugehen.

Magenverstimmung

Sumita Sachdeva ist IT-Managerin in einer großen multinationalen Firma. Als Single und Anfang 30 lebt sie allein in einem vornehmen Junggesellenapartment in Gurgaon, wo sie häufig gernbesuchte Partys gibt. Sie sieht sich als vollkommene Gastgeberin bei diesen Partys und lässt keine wichtigen Veranstaltungen der Stadt aus. Aber an den Tagen nach solchen Festlichkeiten wacht sie regelmäßig mit einem schweren Magen auf, klagt über Blähungen und Schweregefühle im Unterbauch und über gelegentliche Schmerzen im Oberbauch. Diese werden häufig begleitet von Aufstoßen, Übelkeit und Sodbrennen.

Als ich Sumita in meiner Klinik begegnete, erzählte sie mir, wie ihr Zustand durch ihre ungesunden Essgewohnheiten immer schlimmer geworden war. Da sie gern Süßes aß, konnte sie sich bei solchen Leckereien nicht zurückhalten. Allein zu leben war eine Entschuldigung dafür, Mahlzeiten auszulassen, Essen zu bestellen oder in Restaurants zu essen. Ein schwaches Verdauungssystem, das sie schon seit ihrer Kinderzeit kannte, machte die Situation nicht besser. Ich konfrontierte sie damit, dass ihr Single-Leben zu einer Entschuldigung geworden war, sehr ungesunde Essgewohnheiten zu entwickeln.

Ich riet ihr, in regelmäßigen Abständen kleine Mahlzeiten zu sich zu nehmen, eine Zeitlang schwere und fettreiche Nahrung zu meiden, mindestens zwei Liter Wasser pro Tag zu trinken, und verschrieb ihr einige homöopathische Heilmittel. Nach und nach normalisierte sich ihre Verdauung wieder.

Hier möchte ich gern unterbrechen und Ihnen erzählen, dass keine zwei Menschen dasselbe Problem haben. Und das bedeutet, dass auch die Lösung für ihr Problem immer unterschiedlich sein wird. Dabei ist es von ausschlaggebender Bedeutung, dass man eine Störung so früh wie möglich erkennt, um sie behandeln zu können. Sie haben wahrscheinlich schon davon gehört, dass viele Fälle von schweren Erkrankungen, wie beispielsweise Krebs, geheilt werden konnten, weil man sie im Frühstadium entdeckte. Dasselbe gilt auch für nicht so schwere Krankheiten.

Gründe

Magenverstimmungen können auf eine Vielzahl von Gründen zurückgehen, von denen wir im Folgenden einige nennen werden:

- So können Magenverstimmungen durch eine Erkrankung im Verdauungstrakt wie beispielsweise der gastroösophagalen Reflux-Störung, durch Magengeschwüre, Krebserkrankungen oder eine Fehlbildung der Gallengänge oder auch der Bauchspeicheldrüse hervorgerufen werden.
- Auch nicht-gastrointestinale Krankheiten wie Diabetes, Schilddrüsenerkrankungen, Hyperthyreose (eine Überaktivität der Nebenschilddrüsen) und schwere Nierenerkrankungen können dafür die Ursache sein.
- Die Einnahme von Entzündungshemmern wie Ibuprofen sowie Antibiotika und Östrogene können solche Störungen hervorrufen.
- Eine Hypersensitivität des Verdauungstrakts: Diese Vorstellung geht davon aus, dass Erkrankungen, die den gastrointestinalen Bereich betreffen, die Reaktion der Sinnesnerven oder die Verarbeitungszentren gegenüber organbezogenen Sinnesreizen „übersensibilisieren“ oder verändern. Nach dieser Theorie kann etwa eine Krankheit wie die Colitis (eine Entzündung des Dickdarms) dauerhafte Veränderungen in der Empfindsamkeit der Nerven oder der Verarbeitungszentren des Dickdarms verursachen. Als Folge einer solchen vorhergehenden Entzündung werden normale Sinnesreize als abweichend (zum Beispiel als schmerzhaft) wahrgenommen. So kann dann auch eine normale Peristaltik des Dickdarms als schmerzhaft wahrgenommen werden.

- Eine bakterielle Überwucherung im Dünndarm, die man durch einen Wasserstoff-Atemtest diagnostizieren kann.
- Erkrankungen wie Unruhe oder auch Depression.

Symptome

Bei einer Magenverstimmung gibt es bestimmte Symptome, nach denen man Ausschau halten sollte:

- verminderter Appetit
- Schmerzen im Oberbauch
- Völlegefühl im Oberbauch
- Völlegefühl während des Essens, noch bevor man eigentlich satt ist
- Blähungen
- Aufstoßen
- Übelkeit (mit oder ohne Erbrechen)
- Sodbrennen

Arten

Es gibt zwei Arten von Magenverstimmungen. Die erste ist eine funktionelle Verdauungsstörung ohne Magengeschwür. Hierbei kann eine organische Krankheit, die die Symptome erklären könnte, nicht nachgewiesen werden. Die zweite Art der Verdauungsstörungen wird undifferenzierte Verdauungssystörung/nicht-funktionelle Verdauungsstörung – H. Pylori-Entzündung – genannt.

Wann sollte man einen Arzt aufsuchen?
Sie sollten einen Arzt aufsuchen, wenn die Einnahme von Mahlzeiten zunehmend schwieriger wird und die Symptome von Säurebildung eine Zeitlang unverändert geblieben sind.

Vorbeugung

- Verdauungsprobleme kann man leicht zu Hause behandeln, wenn Sie einige leichte Schritte unternehmen. Das beste Mittel, um Verdauungsproblemen vorzubeugen, besteht darin, nur solche Nahrungsmittel zu sich zu nehmen, die weich und leicht zu verdauen sind. Das wird nämlich die Arbeitsbelastung des Verdauungstraktes mindern. Manche Menschen erleben eine Erleichterung ihrer Verdauungsstörungen allein dadurch, dass sie im Tagesverlauf mehrere kleine, fettarme Mahlzeiten in ruhiger Umgebung zu sich nehmen, und indem sie aufhören zu rauchen sowie keinen Kaffee oder kohlesäurehaltigen Getränke oder Alkohol konsumieren.
- Hören Sie nach Rücksprache mit Ihrem Arzt auf, Medikamente zu nehmen, die den Magenbereich reizen könnten – beispielsweise Aspirin oder entzündungshemmende Präparate – und sorgen Sie für ausreichende Ruhephasen. Suchen Sie nach Wegen, wie Sie emotionalen und körperlichen Stress mindern können, wie beispielsweise durch Entspannungstherapien oder Yoga.
- Trinken Sie ausreichende Flüssigkeitsmengen (durchschnittlich 6-8 Gläser Wasser pro Tag), damit Ihre Verdauung gesund bleibt.
- Schlafen Sie so, dass Ihr Kopf wenigstens 25 cm höher ist als Ihre Brust. Sie können dies erreichen, indem Sie sich ein zweites Kissen unter den Kopf legen. Das wird Ihre Verdauungssäfte im Magen halten und sie davon abhalten, in die Speiseröhre aufzusteigen.
- Legen Sie sich nicht unmittelbar nach dem Essen ins Bett.
- Machen Sie nicht unmittelbar nach dem Essen Sport und üben Sie dann auch keine körperlich anstrengende Tätigkeit aus. Es ist besser, dass Sie nach dem Essen erst eine Stunde vergehen lassen, bevor Sie sich so körperlich betätigen.
- Reduzieren Sie Ihren Alkoholkonsum, da Alkohol den Magentrakt reizen kann.
- Damit Ihr Magen nicht zusammengedrückt und in seiner Aktivität behindert wird, tragen Sie keine einengende Kleidung.
- Nehmen Sie nicht so viele Nahrungsmittel mit einem hohen Säuregehalt (z.B. Zitrusfrüchte) zu sich.
- Lernen Sie, Ihren Stress zu mindern bzw. besser damit umzugehen.

Der ganzheitliche Ansatz

Verdauungsbeschwerden entstehen als Folge Ihres Lebensstils, Ihrer Ernährungsgewohnheiten, Ihres Stresspegels, aus genetischen Gründen und aufgrund der Einnahme bestimmter Medikamente. Bevor man einen Behandlungsplan entwirft, sollten all diese Aspekte gründlich beleuchtet werden. Dies geschieht in einem ganzheitlichen Erstgespräch. Auf der Basis solcher Informationen können Behandlungen aus unterschiedlichen Disziplinen vorgeschlagen werden. Veränderungen bei den Ernährungsgewohnheiten und Yogahaltungen, die darauf abzielen, das Verdauungssystem zu stärken, können dabei unterstützen. Medikamente, die eine gute Verdauung gewährleisten und die Funktionsstörungen beheben können, werden ebenfalls vorgeschlagen.

Homöopathie
Für die Behandlung übermäßiger Säureproduktion können homöopathische Medikamente wie Nux Vomica, Pulsatilla, Carbo Veg. und China eingesetzt werden.

Naturheilkunde
Naturheilkundliche Behandlungen Vamana Dhouthi, Hüftbäder und Bauchwickel helfen, Verdauungsbeschwerden zu lindern.

Ayurveda
Ayurvedische Behandlungen wie Choorna Swedam und Medikamente wie Hinguvachadi Gulika, Indukantham Kashayam, Jeerakarishtam und Pippalyasavam können verschrieben werden.

Yoga
Yoga Asanas wie Padahastasana, Vakrasana, Chandra Nadi Prayanama und Entspannungstechniken bringen das Verdauungssystem wieder in Ordnung.

Ernährung
- Achten Sie auf regelmäßige Essenszeiten.
- Mindern Sie Ihren Konsum fett- oder ölhaltiger Lebensmittel, gegrilltes Essen, gebratenes Essen und Fast Food.
- Die Mahlzeiten sollten in kleine Portionen aufgeteilt werden, die für den Magen leichter zu verdauen sind.

- Die beste Ernährung gegen Verdauungsbeschwerden sind frisches Obst und frische Gemüse, besonders solche, die einen hohen Anteil an Ballasstoffen haben. Stellen Sie sicher, dass Sie möglichst wenige säurehaltige Früchte, wie etwa Zitrusfrüchte, zu sich nehmen.
- Versuchen Sie, eine Diät aus biologischen vollwertigen Lebensmitteln zu sich zu nehmen, wie etwa Früchte, Gemüse, Vollkorn, Fleisch, Nüsse, Hülsenfrüchte, Eier und Joghurt.
- Meiden Sie kohlensäurehaltige Getränke und koffeinhaltige Getränke wie Kaffee.
- Essen Sie bevorzugt Nahrungsmittel, die Flüssigkeit enthalten, und essen Sie weniger trockene Nahrungsmittel.

Hausmittel

- Einen Tag vollständig zu fasten ist eine wirkungsvolle Methode, Ihre Verdauung zu verbessern. Eine Fastenwoche nur mit Früchten, Fruchtsäften und gedämpftem Gemüse ist ebenfalls sehr zu empfehlen.
- Zitronensaft in warmem Wasser dreimal am Tag getrunken verbessert Ihre Verdauung.
- Kleine Stücke Ingwer, mit Salz bestreut, 5 – 10-mal vor den Mahlzeiten gekaut, regt Ihre Verdauung an.
- Nehmen Sie zu gleichen Teilen: Ingwer, gemahlen, schwarzen Pfeffer, gemahlen, Pfefferminzblätter, getrocknet, Asafötida, Anissamen, Koriandersamen, Kreuzkümmel, Fenchel und einfaches Salz. Im Mörser vermischen, so dass ein feines Pulver entsteht. Nehmen Sie einen Teelöffel dieses Pulvers, in Wasser gelöst, zweimal täglich nach den Mahlzeiten ein.
- Buttermilch, nach den Mahlzeiten eingenommen, verbessert Ihre Verdauung. Gerösteter Kreuzkümmel und ein wenig Salz in der Buttermilch erhöht noch ihre Wirksamkeit.
- Wasser trinken bringt Ihnen unmittelbar Erleichterung bei Beschwerden wie Blähungen, einem aufgeblähten Bauch und Sodbrennen.
- Essen Sie einen halben Teelöffel Anissamen, um Ihre Verdauung anzuregen.
- Ein Teelöffel Ingwersaft, vermischt mit einer viertel Tasse warmem Wasser, kann zwei- bis dreimal täglich eingenommen werden. Ein Teelöffel Zitronensaft mit einer Prise Salz, dieser Mischung hinzugefügt, macht sie noch wirksamer.
- Kombinieren Sie einen Teelöffel Zitronensaft, einen Teelöffel Ingwersaft und zwei Teelöffel Honig, vermischen Sie das Ganze und trinken Sie es.

- Einen Teelöffel Kreuzkümmel in warmes Wasser geben, abseihen und trinken.
- Den Saft von einem Teelöffel Korianderblätter auspressen, Salz hinzugeben und diese Mischung zweimal täglich trinken. Koriandersaft ist auch hilfreich, wenn man ihn in frische Buttermilch gibt und diese Mischung trinkt.
- Trinken Sie eine Stunde nach einer Mahlzeit ein Glas Zimtwasser.
- Kräuter wie Ingwer, Lavendel, Himbeerblätter und Kamille sind bekannt dafür, dass sie Magenprobleme lindern. Bereiten Sie daraus einen Kräutertee.
- Tropfen Sie Pfefferminzessenz in Wasser und trinken Sie die Mischung alle drei Stunden. Pfefferminzsaft kann auch mit Honig und Zitronensaft vermischt werden, um Ihre Verdauung anzuregen.
- Mischen Sie 5-6 indische Basilikumblätter (Tulsi), einen viertel Teelöffel Salz und einige schwarze Pfefferkörner in drei Esslöffel Joghurt und mixen Sie diese Mischung gut durch. Danach einnehmen. Viermal täglich wiederholen, eine Woche lang, und Ihr Magenproblem wird in den meisten Fällen behoben sein.
- Um Verdauungsprobleme zu beseitigen, ist es wichtig, dass Sie ein wenig Sport treiben. Schon ein leichter Spaziergang nach Ihren Mahlzeiten kann Wunder wirklich.
- Gehen Sie wenigstens einmal am Tag eine halbe Stunde schnell und kraftvoll spazieren. Machen Sie morgens ein wenig geeigneten Frühsport, um Ihren Stoffwechsel auf Touren zu bringen.
- Treiben Sie jedoch nie Sport unmittelbar nach Ihren Mahlzeiten.

Übermäßige Magensäure

Gunita Sahni ist Kreativ-Direktorin bei einer führenden Fernsehshow in Mumbai. Sie ist Ende 20 und ist bis spät in die Nacht damit beschäftigt, Aufnahmen zu machen und Schauspielkollegen und Techniker zu überwachen, damit alles perfekt abläuft. Sie weiß, dass es in der heutigen hektischen Fernsehwelt ausschlaggebend ist, dass sie ständig gute Bewertungen für ihre Show bekommt, damit die Produzenten zufrieden sind und das Geld weiter fließt. Ihr Schlaf ist unregelmäßig, manchmal mehr, oft weniger, meist in den Drehpausen. Was ihre Ernährung betrifft, so ist der Fastfood-Imbiss um die Ecke der Studios im Laufe der Jahre ihre Hauptanlaufstelle für ihre Mahlzeiten geworden.

Im vergangenen Jahr kam sie zu uns, da sie Bauchbeschwerden und Schmerzen im Unterleib hatte. Sie erzählte mir, dass sie schon länger unter Übelkeit und Blähungen leide und klagte über einen ständigen bitteren Geschmack im Mund. Wenn der Schmerz sehr stark wurde, dann wurde er begleitet von Erbrechen und Appetitverlust. Ihr Zustand verschlimmerte sich jedes Mal, wenn sie scharf gewürztes Essen, Hühnchen und Fleisch zu sich nahm. Kalte Milch zu trinken verbesserte ihre Beschwerden für kurze Zeit – ansonsten musste sie zweimal täglich ein spezielles Medikament einnehmen, um überhaupt durch den Tag zu kommen. Sie war vollständig in ihrem Stress gefangen.

Immer wenn es in den Schilderungen ein Thema von schlechtem Schlaf oder Alkohol gibt, dann ist die Wahrscheinlichkeit einer Übersäuerung im Körper groß. Nach einer kurzen Sitzung mit Gunita merkte ich schon, dass ihr unregelmäßiges Essverhalten aufgrund ihres hektischen Arbeitsalltags und ihr unzureichender Schlaf die Hauptgründe für ihr Problem waren. Ich veränderte also ihre Ernährung und verordnete ihr leicht umzusetzende Veränderungen ihres Lebensstils, die sowohl ihrem Tagesablauf wie auch ihrem Körper entgegenkamen. Und innerhalb von ein paar Monaten, in denen sie auch homöopathische Medikamente bekam und Entspannungs- und Atemübungen machte, wurde ihre Übersäuerung besser.

Gründe

- Fehlfunktion des Verdauungssystems
- Exzessiver Alkoholkonsum
- Übersäuerung entsteht auch, wenn man entweder seinen Magen über zu lange Zeit ohne Nahrung lässt oder wenn man das Frühstück auslässt.
- Fettreiche Nahrungsmittel wie Schokolade begünstigen die Reaktion.
- Schwangerschaft, Alterungsprozesse, Übergewicht
- Fastfood oder ölhaltige frittierte Nahrungsmittel können zu Sodbrennen führen.
- Aspirin und entzündungshemmende Medikamente
- Falsche Ernährungsgewohnheiten
- Falsch zusammengestellte Nahrungsmittel
- Vergiftete oder belastete Nahrungsmittel
- Unregelmäßiges Essen
- Zu viele saure oder stark gewürzte Speisen
- Exzessiver Konsum von Tee, Kaffee und säurehaltigen Getränken

- ❖ Rauchen
- ❖ Verbreitet bei Leberpatienten, besonders bei Leberzirrhose.
- ❖ Infektion mit Helicobacter Pylori (verursacht Magengeschwüre u.ä.)
- ❖ Mehr essen, als man verdauen kann
- ❖ Psychische Faktoren wie Spannung, Unruhe, Depression und Ärger können eine solche Säurereaktion im Körper auslösen.

Symptome

- ❖ ein brennendes Gefühl oder Schmerz im Magen, eine oder zwei Stunden nach der Nahrungsaufnahme
- ❖ Ständige Hungerattacken
- ❖ Ständiger Schmerz im Oberbauch
- ❖ Blähungen, Übelkeit und manchmal Erbrechen
- ❖ Bitterer Geschmack im Mund
- ❖ Sodbrennen – charakterisiert durch einen tiefsitzenden, brennenden Schmerz in der Brust hinter dem Brustbein
- ❖ Er stellt sich nach den Mahlzeiten ein und wird begleitet von einer Zunahme des Bauchdrucks, so, als hätte man Gewichte hochgehoben.
- ❖ Halstrockenheit bei manchen Menschen
- ❖ Husten aufgrund von Säurerückfluss, der eine Reizung im Halsbereich hervorruft. In schweren Fällen kann dies auch ein chronisches Entzündungsgefühl im Hals hervorrufen.

Arten

Im Ayurveda kann Amalpitta, die Hyperazidität, von zwei Arten sein. Die erste nennt man Urdhawaga Amalpitta (mit aufwärts gerichtetem Druck, etwa in die Speiseröhre). Die Symptome von Urdhawaga Amalpitta beinhalten ein Erbrechen von grüner, gelber oder leicht rot gefärbter saurer Flüssigkeit, die von Schleim gefolgt wird; dieses Erbrechen geschieht während der Verdauung der Nahrung oder wenn der Magen vollständig leer ist und gelegentlich bitteren oder säuerlichen Geschmack im Mund vermittelt, es gibt Blähungen und ein brennendes Gefühl im Hals und im Oberbauch, Kopfschmerzen, ein Hitzegefühl, Appetitverlust und kreisförmiges Jucken mit zahlreichen kleinen Pickelchen auf der Haut.

Der zweite Typus der übermäßigen Säureentwicklung ist Adhoga Amalpitta (mit nach unten gerichtetem Druck, der Organe wie den Zwölffingerdarm betrifft). Die Symptome dieser Störung sind Durst, ein brennendes Gefühl, Ohnmacht, Schwindelgefühle, Wahnvorstellungen, Durchfall, gelegentlicher Druck in der Brust, Hautausschläge, schlechte Verdauung, Schwitzen und eine gelbliche Haut.

Vorbeugung

Viele von uns haben schon der Versuchung nachgeben und sind zu einer Pizzeria gefahren, wo man zwei mittlere Pizzas mit einer unbegrenzten Menge kohlensäurehaltiger Getränke im Angebot findet. Übersäuerung im Körper ist eine weit verbreitete Störung, die oft ihre Ursache im Stress aufgrund unseres Lebensstils hat. Eine schlechte Ernährung und Schlafmangel machen sie noch schlimmer. Aber andererseits können ganz einfache Veränderungen in unserem Lebensstil die Übersäuerung mindern oder sogar ganz beseitigen.

- ❖ Lassen Sie die kohlensäurehaltigen Getränke stehen. Und auch die Kaffeetasse. Entscheiden Sie sich stattdessen für einen Kräutertee.
- ❖ Nehmen Sie Ihre letzte Tagesmahlzeit zwei oder drei Stunden, bevor Sie zu Bett gehen, ein. Lange Pausen zwischen den einzelnen Mahlzeiten zu machen, ist ein weiterer Grund für Säureüberschuss. Nehmen Sie kleine, aber häufige Mahlzeiten zu sich. Kauen Sie gut, wenn Sie essen. Die Speichelflüssigkeit, die so entsteht, hilft dabei, die Nahrung durch die Speiseröhre zu befördern, wodurch Sodbrennen vermindert wird. Schauen Sie möglichst auch kein Fernsehen und lesen Sie auch keine Bücher oder Zeitungen, während Sie essen.
- ❖ Essen Sie viel Gemüse wie Zucchini, Bohnen, Kürbis, Kohl, Karotten und Frühlingszwiebeln.
- ❖ Vorbeugung bedeutet vor allem, alle bekannten ursächlichen Faktoren wie Alkohol, scharf gewürztes Essen, Medikamente wie Steroide oder entzündungshemmende Mittel zu vermeiden. Patientinnen mit einer hochgradig nervösen und emotionalen Gemütsverfassung und solche in Jobs mit extremem Stress brauchen psychotherapeutische Unterstützung. Nichtvegetarische Lebensmittel zu meiden, ist auch sinnvoll, wenn man die Symptome einer Übersäuerung vermindern will. Und ein gemäßigter Lebensstil mit entspannenden Pausen kann erheblich dazu beitragen, dass sich ein Übermaß an Magensäure oder auch Magengeschwüre gar nicht erst bilden.

- Versuchen Sie, diejenigen Nahrungsmittel zu identifizieren, die dazu beitragen, dass sich zu viel Magensäure bildet, da diese von Mensch zu Mensch unterschiedlich sein können. Nahrungsmittel, die scharf gewürzt, salzig und säurehaltig sind, sollten überhaupt vermieden werden.
- Rauchen und Alkoholkonsum sollen eingestellt werden, um die Säuremengen im Magen und in der Speiseröhre in Harmonie zu halten.
- Essen Sie regelmäßig und befolgen Sie gesunde Ernährungsrichtlinien.
- Seien Sie sehr vorsichtig, wenn Sie Gewichte heben, da dadurch die Bauchregion unter zusätzlichen Stress gerät, was zu Verdauungsproblemen führen kann.

Der ganzheitliche Ansatz

Der Ansatz besteht darin, das Verdauungssystem zu korrigieren, die Säuresekretion zu regulieren, die Magenschleimhäute zu stärken und Ernährungsumstellungen vorzunehmen, um die Bildung von Magengeschwüren zu verhindern.

Homöopathie

Homöopathische Medikamente wie Nux Vomica, Pusatilla, Carbo Veg. oder China helfen bei übermäßiger Säure.

Naturheilkunde

Naturheilkundliche Behandlungen wie Bauchwickel oder Schlammpackungen in der Bauchregion oder an den Nieren helfen bei Säureüberschuss.

Ayurveda

Ayurvedische Medikamente helfen bei der Behandlung der Säure und stärken die Konstitution eines Menschen.

Behandlungen wie Snehapanam, Virechanam, Vasti und Medikamente wie Sankha Bhasma, Amrutharishtam, Indukantham Kashayam und Madiphala Rasayanam helfen.

Yoga

Streckende Übungen und Yoga Asanas Padahastasana, Vakrasana und Chandra Nadi Pranayama können Säureüberschuss vermindern.

Ernährung

- Essen Sie Früchte wie Äpfel, Wassermelonen und Bananen. Meiden Sie gebratene Nahrungsmittel, Pickles und scharfes und stark gewürztes Essen. Essen Sie regelmäßig und pünktlich. Trinken Sie viel Wasser. Lassen Sie keine Mahlzeit aus. Nehmen Sie viele Gemüsesorten in Ihre Ernährung auf. Essen Sie eher leichte Mahlzeiten, die es Ihrem Verdauungssystem leicht machen, das Essen, das Sie zu sich nehmen, schnell zu verdauen.
- *Gewohnheiten:* Rauchen und Alkoholgenuss sollten eingestellt werden.

Sport

Gehen Sie jeden Morgen mit schnellem Schritt eine halbe Stunde spazieren.

Hausmittel

- Trinken Sie Buttermilch, das vermindert übermäßige Säurebildung. Fügen Sie der Buttermilch, wenn Sie das mögen, auch noch Ingwer hinzu.
- Essen Sie Quark zu Reis, wenn möglich, jeden Tag.
- Trinken Sie morgens ein Glas kalte Milch, das hat eine kühlende Wirkung auf den Magen.
- Pfefferminzsaft ist ebenfalls ein gutes Heilmittel, wenn Sie übermäßige Säure bilden.
- Wenn erhältlich: Trinken Sie den Saft einer frischen (grünen) Kokosnuss auf nüchternen Magen.
- Bananen überziehen die Schleimhäute des Magens mit einer schützenden Schicht und lindern übermäßige Säure.
- Amla kann Ihnen helfen, überschüssige Säure zu vermindern.
- Morgens Basilikumblätter oder Gurken zu essen, hilft Ihnen, die Säurebildung zu senken.
- Auch konzentrierter Zitronensaft hilft dabei. Zitronen enthalten Kalium, das Säure vermindert und die Verdauung unterstützt.
- Einen halben Esslöffel schwarzer gemahlener Pfeffer, vermischt mit Steinsalz, zweimal täglich, bringt die Säurebildung auf ein tolerables Maß.
- Meiden Sie Gebratenes, Pickels, scharfe Gewürze, Essig oder Schokolade.
- Trinken Sie viel Wasser, wenigstens acht Gläser täglich.
- Wenn Sie unter akutem Sodbrennen leiden: Trinken Sie ein Glas kalte Milch.
- Gegen Gastritis (akute Magenverstimmung): Nehmen Sie ein Glas voll Wasser

und fügen Sie einen Esslöffel Triphala (eine Mischung aus drei ayurvedischen Kräutern) hinzu, lassen Sie die Mischung auf die Hälfte reduzieren und filtern Sie sie durch. Diese Abkochung vermischen Sie mit einem Esslöffel voll Honig oder Ghee (geklärte Butter) und nehmen Sie sie ein.

- Trinken Sie Wasser, in dem Sie Koriandersamen oder Kreuzkümmelsamen eingeweicht haben – sehr wirksam gegen zu viel Säure.

Magengeschwüre

Shweta, eine Hausfrau in den 30ern, die in Dwarka in New Delhi wohnt, liebt scharf gewürzte Speisen. Ihre Speisekammer ist ständig wohlsortiert und enthält unter anderem große Mengen Kartoffelchips. Mahlzeiten ohne eine großzügige Menge roten Chilli sind für sie nicht vollständig, und die wiederholten Klagen ihres Ehemannes, doch etwas weniger scharf zu kochen, treffen bei ihr auf taube Ohren. Shweta kümmert sich nicht um die Nebenwirkungen zu scharf gewürzten Essens, darauf zu verzichten, ist für sie undenkbar. Dann, eines Tages, merkt sie schockiert, dass in ihrem Stuhlgang Blut ist. Dies war ein Wendepunkt für Shweta. Sie entschloss sich, die Situation ernst zu nehmen, und kam zu mir, um sich behandeln zu lassen.

Shweta machte sich große Sorgen, als sie zu mir kam. Das Blut in ihrem Stuhl zu entdecken, hatte sie mit einem Schlag aus ihrem Zustand von Unbekümmertheit herauskatapultiert, und sie war nun bereit, alles zu tun, um ihren Körper wieder in Ordnung zu bringen. Sie klagte über starke Magenschmerzen, Blähungen, eine belegte Zunge, Aufstoßen und Halsentzündung. Schon einige homöopathische Medikamente jedoch zusammen mit einigen Beratungen konnten ihr Magengeschwür erheblich vermindern.

Ursachen

- Der unmittelbare Grund für Magengeschwüre ist die Zerstörung der Magen- oder Darmschleimhaut durch Salzsäure, eine Säure, die normalerweise in den Verdauungssäften des Magens vorkommt.
- Eine Infektion mit dem Bakterium Helicobactor Pylori soll eine wichtige Rolle bei der Entstehung von Geschwüren im Magen und im Zwölffingerdarm spielen.

Helicobactor Pylori kann durch kontaminiertes Wasser und befallene Nahrungsmittel von Mensch zu Mensch weitergegeben werden.

- ❖ Eine Verletzung der Magenschleimhaut und eine Schwächung der Schleimhautabwehr können ebenfalls für Magengeschwüre verantwortlich sein. Übermäßige Absonderung von Salzsäure, genetische Veranlagung und psychischer Stress sind weitere wichtige Faktoren, die zur Bildung und Verschlechterung von Zwölffingerdarmgeschwüren beitragen können.
- ❖ Dauergebrauch von entzündungshemmenden Medikamenten wie Aspirin
- ❖ Rauchen
- ❖ Exzessiver Alkoholgebrauch
- ❖ Falsche Ernährung, unregelmäßige oder ausgelassene Mahlzeiten
- ❖ Stress verursacht keine Magengeschwüre, kann aber dazu beitragen, dass sie entstehen können.
- ❖ Chronische Erkrankungen wie Lebererkrankungen, Emphyseme und rheumatische Arthritis vergrößern die Anfälligkeit für Magengeschwüre.

Symptome

Das Hauptsymptom für ein Magengeschwür ist ein brennendes oder nagendes Gefühl in der Magengegend, das mindestens 30 Minuten bis drei Stunden anhält. Dieser Schmerz wird oft als Hunger fehlinterpretiert. Er tritt gewöhnlich im Oberbauch auf. Bei manchen Menschen zeigt sich der Schmerz unmittelbar nach einer Mahlzeit, bei anderen tritt er erst Stunden nach einer Mahlzeit auf. Manche Menschen wachen nachts vor Schmerzen auf. Der Schmerz vermindert sich, wenn man Milch trinkt, isst, sich ausruht oder säurebindende Medikamente zu sich nimmt. Weitere Symptome können sein:

- ❖ Appetitverlust
- ❖ Gewichtsabnahme
- ❖ Menschen, die an einem Geschwür im Zwölffingerdarm leiden, nehmen möglicherweise zu, weil der Mensch mehr isst, um den Schmerz zu vermindern.
- ❖ Wiederholtes Erbrechen, Blut im Stuhl und Anämie

Arten

Geschwüre im Verdauungsbereich können in fünf verschiedenen Arten vorkommen.

- Die erste ist das Magengeschwür, das sich im Magen bildet.
- Die zweite Art ist das Geschwür im Zwölffingerdarm.
- Die dritte Art der Geschwüre ist das Speiseröhrengeschwür, das am unteren Ende der Speiseröhre auftritt. Speiseröhrengeschwüre kommen oft zusammen mit starkem, sauren Aufstoßen kombiniert vor, was GERD genannt wird.
- Die vierte Art ist ein blutendes Geschwür, das innere Blutungen als Folge von Nichtbehandeln hervorruft.
- Und zuletzt gibt es das widerspenstige Geschwür, das erst nach mindestens drei Monaten Behandlung geheilt werden kann.

Vorbeugung

- Essen Sie regelmäßig, lassen Sie keine Mahlzeiten aus.
- Meiden Sie stark gewürzte oder saure Nahrungsmittel.
- Meiden Sie das Rauchen und zu viel Alkohol.
- Trinken Sie Tee oder Kaffee nie auf leeren Magen.
- Gehen Sie auf gute Weise mit Ihrer Stressbelastung um. Für einen Menschen, der an Magengeschwüren leidet, ist es ausschlaggebend, dass er niemals zu viel, aber auch nie zu wenig essen sollte. Es sollte immer ein gesundes Mittelmaß bei der Nahrungsaufnahme geben. Sehr häufig essen Menschen, wenn sie in Eile sind, und dann kauen sie ihr Essen nicht richtig durch.
- Eine weitere wichtige Vorbeugungsmaßnahme besteht darin, dass man wissen sollte, wie man mit solchen Situationen umgeht. Stellen Sie sicher, dass Sie mehr Rohkost wie frische Früchte oder grünes Blattgemüse in Ihren Speiseplan aufnehmen. Vermindern Sie die Menge aufgenommenen Koffeins, essen Sie weniger Zitrusfrüchte und trinken Sie keine kohlesäurehaltigen Getränke. Vermeiden Sie, zu rauchen und Alkohol zu trinken.

Der ganzheitliche Ansatz

Der ganzheitliche Ansatz besteht darin, das Verdauungssystem wieder in Ordnung zu bringen, die Absonderung von Säure zu regulieren, die Magenschleimhaut zu stärken und solche Veränderungen in der Ernährung vorzunehmen, mit denen die Geschwüre heilen und ein Wiederauftreten in der Zukunft verhindert werden kann.

Homöopathie

Homöopathische Medikamente wie Nux Vomica, Argentum Nitricum, Anacardium, Kalium Bichromicum, Phosphorus und Graphites sind einige der Konstitutionsmittel, die bei Geschwüren im Verdauungstrakt gegeben werden können.

Naturheilkunde

Naturheilkundliche Entspannungstechniken, Hüftbäder und Bauchwickel können die Heilung von Geschwüren im Verdauungstrakt unterstützen. Übungen mit langem, tiefen Atmen helfen dabei, Stress abzubauen. Vor allem aber muss die Patientin lernen, wie sie ihre Sorgen mindern und ausgeglichen bleiben kann. Trinken Sie wenigstens 6-8 Gläser Wasser am Tag. Tee aus Bockshornkleesamen ist sehr wirkungsvoll in der Behandlung von Magengeschwüren.

Ayurveda

Nach der Lehre des Ayurveda haben Magengeschwüre oft mit einem Ungleichgewicht in Pitta zu tun. Die Behandlung bezieht sich darum auf Ernährungs- und Gewohnheitsumstellungen, die darauf abzielen, Pitta wieder ins Gleichgewicht zu bringen. Behandlungen wie Vasti und Virechanam sind dabei sehr hilfreich, ebenso Abhyanga-Massagen oder der Stirnguss. Innere Medikamente wie Kashayams oder medizinisch behandelte, geklärte Butter werden ebenso verschrieben.

Yoga

Yogasanas wie Chandra Nadi Pranayama oder Brahmari Pranayama sind hilfreich.

Hausmittel

- Der Saft der Wintermelone ist hilfreich, wenn man ihn morgens auf nüchternen Magen trinkt.
- Lassen Sie die Blätter der Bael-Frucht 20 Minuten in warmem Wasser einweichen und trinken Sie sie auf nüchternen Magen. Oder essen Sie morgens eine voll ausgereifte Bael-Frucht.
- Bananen neutralisieren die Magensäure und vermindern so das Auftreten von Magengeschwüren.

- Kohl ist als ein weiteres, sehr nützliches Hausmittel in der Behandlung von Magengeschwüren. Kochen Sie dafür Kohl in Wasser, kochen Sie das Wasser ein, bis nur noch die Hälfte seiner ursprünglichen Menge vorhanden ist und nehmen Sie es zweimal täglich zu sich.

Verstopfung

Von Verstopfung war wahrscheinlich jeder von uns zur einen oder anderen Zeit schon einmal betroffen. Nehmen Sie den Fall von Rachita Sodhi, einer in Delhi beheimateten Modedesignerin, deren fashionable Bekleidungsboutique im Hauz-Khas-Viertel die Aufmerksamkeit der urbanen Elite auf sich gezogen hat. Sie hat sich kürzlich von ihrem Mann getrennt und lebt zusammen mit ihrer zweijährigen Tochter. Wenn die Schickeria der Hauptstadt sich in ihrem Laden drängt, ist sie so beschäftigt, wie man als erfolgreiche Frau nur sein kann. Aber nur Rachita weiß, welchen Preis ihr Erfolg hat, eine solche Boutique den ganzen Tag zu führen – besonders während der Saison der Festlichkeiten, wenn jeder eins ihrer Modellkleider geliefert haben will und die Arbeit in den Himmel steigt. Ständig die Schneider zu überwachen, die ihre Kleider herstellen, ist integraler Bestandteil ihres Arbeitsalltags.

Aber neben der intelligenten, erfolgsgewohnten Geschäftsfrau gibt es auch eine andere Rachita – die Rachita, die sich aufgrund ihrer Verstopfung jeden zweiten Tag auf der Toilette die Augen aus dem Kopf weint. Als wir uns trafen, erzählte mir Rachita, dass sie schon als Kind unter Verstopfung gelitten habe. Sie klagte darüber, stets einen überaus harten Stuhlgang zu haben, wie schmerzhaft es war, ihn aus ihrem Körper zu pressen, und wie dies nicht selten zu Blutungen aus ihrem Anus führte. Als ich mir ihre Ernährungsgewohnheiten anschaute, erkannte ich, dass die Verstopfung meist auftrat, wenn sie Fleisch oder kohlehydrathaltige Nahrung zu sich genommen hatte, außerdem nach ihrer Menstruation. Zusätzlich zu ihrer Verstopfung litt sie unter einem Zittern der Hände. Sie war sehr leicht reizbar und ihr Blutdruck schoss oft sehr in die Höhe. Außerdem war sie übergewichtig.

Da sie kürzlich geschieden worden war, machte sie sich Sorgen und litt unter Ängsten, die sie nicht schlafen ließen. Sie bekam homöopathische und ayurvedische Medikamente und wir buchten psychotherapeutische Beratungsstunden, um besser mit der Trennung umgehen zu können. Ihr Zustand verbesserte sich allmählich und sie macht unter meiner Betreuung weiter mit der Behandlung.

Verstopfung ist dadurch definiert, dass man weniger als drei Stuhlgänge pro Woche hat. Aber selbst Menschen, die täglich Stuhlgang haben, dies aber nur unter Problemen tun können, behaupten, dass sie verstopft sind. Bei Verstopfung sind die Stühle gewöhnlich von harter Beschaffenheit, trocken, klein und schwer auszuscheiden. Manche Menschen, die unter Verstopfung leiden, finden es schmerzhaft, überhaupt Stuhl auszuscheiden, und erleben häufig Anstrengung, Blähungen und ein Völlegefühl im Bauch.

Manche Menschen glauben nur, dass sie unter Verstopfung leiden, obwohl sie eigentlich regelmäßig Stuhlgang haben. Eine intensive medizinische Untersuchung mit körperlichen Tests könnte das Einzige sein, was an Diagnostik notwendig ist, bevor der Arzt eine Behandlung vorschlagen kann.

Verstopfung ist ein Symptom, keine Krankheit. Beinahe jeder erlebt dann und wann einmal Verstopfung, und normalerweise ist der Hintergrund dafür eine falsche Ernährung. Meist ist die Verstopfung nur vorübergehend und nicht wirklich besorgniserregend. Wenn man ihre Hintergründe, die Vorbeugungsmöglichkeiten und die Behandlungsformen verstanden hat, wird man meist Linderung oder Heilung finden.

Ursachen

Um zu verstehen, weshalb jemand Verstopfung bekommt, ist es hilfreich zu wissen, wie der Dickdarm, der Kolon, arbeitet. Während sich die Nahrung durch den Kolon bewegt, zieht dieser Wasser aus der Nahrung, während sich die Abfallprodukte sammeln, die dann als Stuhl ausgeschieden werden. Muskelkontraktionen im Kolon schieben den Stuhl dann zum Darmausgang, dem Rektum. Wenn der Stuhl das Rektum erreicht hat, ist er fest, denn das meiste Wasser aus dem Nahrungsbrei ist absorbiert worden.

Zu einer Verstopfung kommt es, wenn der Kolon zu viel Wasser aus der Nahrung zieht oder wenn die Muskelkontraktionen des Kolons zu langsam oder zu träge sind, wodurch der Stuhl sich zu langsam durch den Kolon bewegt. Als Folge davon kann er hart und trocken werden. Die häufigsten Ursachen für Verstopfung sind folgende:

- Unzureichende Mengen von Ballaststoffen in der Ernährung
- Unzureichende Trinkmengen
- Mangel an körperlicher Bewegung
- Medikamente

Die am häufigsten anzutreffenden Gründe aus dieser Liste sind schlechte Ernährung und Bewegungsmangel. Andere Hintergründe sind Medikamente, Reizdarmsyndrom, Missbrauch von Abführmitteln und einige Erkrankungen. Medikamente, die Verstopfung hervorrufen können, sind:

- Schmerzmittel (besonders Narkotika (Betäubungsmittel))
- Säurebinder, die Aluminium und Kalzium enthalten
- Blutdrucksenker (vor allem die Kalziumkanalblocker)
- Medikamente gegen Parkinson
- Krampflöser
- Antidepressiva
- Eisen-Nahrungsergänzungsmittel
- Entwässerungsmedikamente

Weitere Gründe können sein: Verengungen im Darm, Narbengewebe, Divertikulose, Geschwüre, kolorektale Verengungen, Hirschsprungerkrankung oder Krebs. Sie alle können den Dickdarm oder das Rektum zusammenpressen und verengen und so Verstopfung verursachen.

Folgen

Manchmal kann eine Verstopfung Komplikationen nach sich ziehen. Diese Komplikationen können sein: Hämorrhoiden, die durch die Anstrengung entstehen, den Stuhl aus dem Darm zu pressen, oder Analfissuren – tropfenförmige Ausstülpungen aus der Haut des Anus –, die entstehen, wenn der harte Stuhl den Schließmuskel zu sehr dehnt. Als Folge davon kann es zu Darmbluten kommen, was sich als hellrote Streifen auf der Oberfläche des Stuhls zeigt.

Manchmal führt die Anstrengung beim Pressen auch dazu, dass sich ein kleines Stück Darm aus der Analöffnung hinauspresst. Diese Erkrankung, auch unter der Bezeichnung Analprolaps bekannt, kann zu einer Schleimabsonderung aus dem Anus führen. Wenn man die Gründe für den Prolaps beseitigt, meist das Pressen oder auch einen Husten, ist das Problem meist schnell wieder eingedämmt. Mehr an Behandlung ist meist nicht nötig.

Verstopfung kann auch zu einer solchen Menge harten Stuhls führen, dass der Dickdarm und das Rektum ganz gefüllt sind und die normale schiebende Tätigkeit des Kolon nicht ausreicht, um den Stuhl hinauszubefördern. Diese Störung, unter der Bezeichnung Fäkaleinklemmung bekannt, kommt meist nur bei Kindern oder alten Menschen vor.

Gründe

- Mangel an Ballaststoffen in der Ernährung: Ballaststoffe, sowohl die löslichen als auch die unlöslichen, kommen in Früchten, Gemüsen und Getreiden vor und können vom Körper nicht verdaut werden. Lösliche Ballaststoffe lösen sich leicht in Wasser auf und bilden eine weiche, gelartige Struktur im Dünn- und Dickdarm. Unlösliche Ballaststoffe passieren den Darm beinahe unverändert. Die Masse und die weiche Beschaffenheit der Ballaststoffe helfen dabei, harten, trockenen Stuhl gar nicht erst entstehen zu lassen, der sich sonst im Darm nur schwer weiterbewegt.
- Flüssigkeiten machen den Darm geschmeidig und den Stuhl weicher und voluminöser, sodass die Stuhlgänge weicher und leichter werden. Menschen, die Probleme mit Verstopfung haben, sollten täglich viel Flüssigkeit zu sich nehmen. Flüssigkeiten jedoch, die Koffein enthalten, wie Kaffee oder Cola-Getränke, werden die Symptome eher verschlimmern, da sie eine Dehydrierung (Entwässerung) im Darm verursachen. Alkohol ist ein weiterer Stoff in Getränken, der Dehydrierung verursacht.
- Mangel an körperlicher Bewegung wird als einer der Gründe gesehen, warum Verstopfung so oft bei älteren Menschen vorkommt.
- Veränderungen im Leben oder im Alltagsablauf
- Schwangerschaft
- Reisen
- Altern kann die Regelmäßigkeit des Stuhlgangs ebenso beeinflussen, denn ein langsamerer Stoffwechsel verursacht weniger Darmbewegungen und mindert den Muskeltonus.
- Abführmittelmissbrauch: Obwohl Menschen anfangs Erleichterung verspüren, wenn sie ein Abführmittel genommen haben, müssen sie gewöhnlich die Dosierung im Laufe der Zeit erhöhen, da der Körper sich an die Abführmittel gewöhnt und sie schließlich braucht, um überhaupt noch Darmbewegungen zu produzieren. Als Folge davon können Abführmittel süchtig machen.
- Menschen, die den Drang zum Stuhlgang unterdrücken, können irgendwann aufhören, das Bedürfnis danach überhaupt zu spüren, was zu Verstopfung führen kann. Kinder können den Toilettengang verschieben, weil sie eine stressige Erziehung in dieser Richtung bekommen haben oder weil sie ihr Spiel nicht unterbrechen wollen. Erwachsene ignorieren den Drang aufgrund von emotionalem Stress oder weil sie zu beschäftigt sind.

- Erkrankungen: Krankheiten, die Verstopfung hervorrufen, können neurologische Störungen sein, Stoffwechselerkrankungen oder Drüsenerkrankungen sowie systemische Störungen, die das Organsystem beeinträchtigen.
- Neurologische Erkrankungen wie Multiple Sklerose oder Parkinson, chronischer idiopathischer Pseudo-Darmverschluss, Gehirnschlag und Verletzungen der Wirbelsäule.
- Stoffwechsel- und Drüsenerkrankungen sind beispielsweise Diabetes, Harnvergiftung, Hyperkalzämie, schlechte glykämische Kontrolle und eine Unterfunktion der Schilddrüse.
- Systemische Störungen beinhalten Amyloidentartung, Lupus und Sklerodermie.
- Probleme mit dem Dickdarm und dem Rektum wie Darmverengung, Divertikulose, Tumore oder kolorektale Verengung, Hirschsprung Erkrankung oder Darmkrebs können den Darm zusammendrücken, komprimieren oder verengen und so Verstopfung verursachen.

Symptome

- Erwachsene mit Verstopfung spüren möglicherweise ein Völlegefühl, Kopfweh, harte Stühle, Schwierigkeit, den Stuhl weiterzubewegen, und manchmal Blutungen beim Weiterbewegen des Stuhls.
- Kinder mit Verstopfung strengen sich beim Stuhlgang an, sie weinen oder ziehen die Beine zum Bauch oder biegen den Rücken durch, während sie Stuhlgang haben.

Arten

Die beiden Arten der Verstopfung sind die idiopathische Verstopfung und die funktionelle Verstopfung. Ein Reizdarm, dessen vorherrschendes Symptom die Verstopfung ist, wird separat behandelt. Die Ursachen der idiopathischen Verstopfung sind unbekannt. Die funktionelle Verstopfung bedeutet, dass die Verdauung eigentlich gesund ist, aber nicht in gesunder Weise arbeitet. Die funktionelle Verstopfung ist oft die Folge von schlechten Ernährungsgewohnheiten und eines ungesunden Lebensstils. Sie kommt sowohl bei Erwachsenen wie auch bei Kindern vor und ist am meisten bei Frauen verbreitet.

Wann sollten Sie zum Arzt gehen?

Sie sollten zum Arzt gehen, wenn Ihre Hausmittel versagen und wenn Sie folgende Symptome an sich feststellen:

- *Verstopfungssymptome im Bauch:* Wenn Sie Verstopfungssysmptome wie Krämpfe oder Bauchschmerzen haben, ist es möglich, dass sie eine Blockade oder eine fäkale Einklemmung bekommen haben. Diese Einklemmung bildet sich gewöhnlich am Grund Ihres Darms und Ihres Rektums. Je länger die fäkale Einklemmung anhält, desto ernsthafter und intensiver sind die Verstopfungssymptome. Toxine und Bakterien werden anfangen, in den Körper zurückzufließen und können dort ernsthafte Infektionen verursachen.
- *Blutende Verstopfungssymptome:* Verstopfungssymptome, die Blut im Stuhl zeigen, können auch durch rektales Bluten verursacht werden. Rektales Bluten kann durch Fissuren verursacht worden sein, die oft das Ergebnis von trockenem, hartem Stuhl sind, der das Analgewebe beim Stuhlgang zu sehr auseinanderzieht. Blut im Stuhl ist eins der Verstopfungssymptome, das von einem Arzt begutachtet werden sollte, da es auch ein Symptome für Polypen oder auch für Darmkrebs sein kann.

Vorbeugung

Obwohl die Behandlung von der Ursache, der Stärke der Beschwerden und der Dauer der Verstopfung abhängt, werden in den meisten Fällen Änderungen in den Ernährungsgewohnheiten und des Lebensstils ausreichen, um die Symptome zu lindern und zu verhindern, dass sie wieder auftreten.

- Ernährung: Eine Ernährung mit einer ausreichenden Menge an Ballaststoffen führt zu einem weichen Stuhl in ausreichender Menge. Nahrungsmittel wie Vollkorngetreide und Müsli mit Kleie, frisches Obst und Gemüse wie Spargel, Rosenkohl, Kohl und Karotten sind reich an Ballaststoffen. Auch weiße und andere Bohnen enthalten viele Ballaststoffe. Menschen, die oft unter Verstopfung leiden, sollten sich zurückhalten, wenn sie Nahrungsmittel wie Eiscreme, Käse, Fleisch und weiterverarbeitete Lebensmittel zu sich nehmen.
- Nahrungsergänzung: Eine Nahrungsergänzung mit Magnesium und größere Mengen Vitamin C haben eine mild abführende Wirkung auf den Körper.

- Trinken Sie viel Wasser, besonders, wenn Sie zusätzlich Ballaststoffe zu sich nehmen.
- Änderungen im Lebensstil: Veränderungen, die Sie unterstützen können, um eine Verstopfung zu behandeln und ihr vorzubeugen, sind das Trinken von Frucht- und Gemüsesäften oder klaren Suppen, täglich Sport zu machen und ausreichend Zeit vorzusehen, um in Ruhe zur Toilette zu gehen. Zusätzlich sollte der Drang zum Stuhlgang keinesfalls ignoriert werden.
- Täglich Sport treiben
- Das Stress-Niveau senken: Das hilft dem Körper, sich zu entspannen. Dies kann ebenfalls dem Kolon helfen, sich zu entspannen.

Der ganzheitliche Ansatz

Der ganzheitliche Ansatz beinhaltet vor allem Ernährungsveränderungen, bei denen eine ballaststoffreiche Ernährung in die Nahrungsaufnahme eingeführt und ein geeigneter Lebensstil angenommen wird. Naturheilkundliche Therapien wie Einläufe, Hüftbäder, Darmspülungen und lokale Bauchmassagen, Nierenpackungen und Schlammanwendungen können Verstopfung heilen helfen. Yogatechniken wie Shanka Prakshalana, bauchbezogene Asanas, Mudras und Bandhas zusammen mit ayurvedischen Medikamenten bewirken ebenso eine ganze Menge.

Homöopathie

Die Philosophie der Homöopathie betont, dass man einen aktiven und gesunden Lebensstil befolgen sollte, während sie Krankheiten behandelt. Die Verschreibungen hängen von den Symptomen sowie den verursachenden Faktoren der Verstopfung ab. Medikamente wie Nux Vomica, Bryonia, Alumina, Magnesium Muriaticum sind einige der Medikamente, die nützlich sind, um Verstopfung zu behandeln.

Vor allem Nux Vomica ist ein gutes Heilmittel gegen Verstopfung, wenn man unter einem unbefriedigten Gefühl leidet. Bryonia andererseits ist gut für eine Art Verstopfung, bei der man harte Stühle hat, die trocken und schwierig im Darm zu bewegen sind. Calcarea Carb. und Silicea sind andere Heilmittel gegen eine hartnäckige Verstopfung. Sie sollten jedoch nur in Zusammenarbeit mit einem homöopathischen Arzt eingenommen werden.

Naturheilkunde

Behandlungen wie Hüftbäder oder Bauchkompressen sind hilfreich, um Verstopfung zu lindern. Einfach nur Wasser zu trinken kann auch schon helfen. Die Naturheilkunde glaubt daran, dass eine Veränderung der Lebensgewohnheiten ebenso wie Übungen – vor allem Yoga – die Verdauung regulieren kann.

1. Einläufe: Einläufe mit klarem Wasser sind das schnellste Heilmittel gegen Verstopfung. Sie werden gewöhnlich eingesetzt, um eine hartnäckige Verstopfung zu lindern.
2. Darmspülungen
3. Hüftbäder: Dabei sitzt die Patientin in einer Badewanne, wobei das Wasser Raumtemperatur haben sollte, und taucht die Körperbereiche zwischen den Rippen und den Oberschenkeln in das Wasser.
4. Bauchpackungen und Kompressen entweder mit Schlamm oder mit kaltem Wasser, die auf den Bauch aufgetragen werden.

Ayurveda

Dem Ayurveda zufolge wird eine Verstopfung vor allem durch eine Steigerung des Vata-(Luft-)Doshas verursacht. Aber auch ein übermäßiges Pitta und Kapha kann in manchen Fällen die Verstopfung verursachen. Ayurveda-Ärzte können spezielle ayurvedische Medikamente und Behandlungen verschreiben, beispielsweise solche, die Vata regulieren oder die Ölhaltigkeit verbessern. Dazu gehören Abhyanga-Massagen, Vasti, Hüftbäder mit Kräutern und Medikamente, die die Verdauung und Ausscheidung fördern wie Triphala, Kalyanagulam, Manibhadragulam, Hingutriguna Tailam, Gandharvahasta Tailam, Gandharvahastadi Kashayam oder Chiruvilwadi Kashayam, die alle eingesetzt werden.

Eine Diät mit einem hohen Anteil an Ballaststoffen, ölhaltigen Nahrungsmitteln und leichtverdaulichen Gerichten wird empfohlen.

Yoga

Asanas, die nützlich sind, um Verstopfung zu heilen: Vajrasana, Vakrasana, Ushtrasana, Pawanmuktasana, Baddha Konasana und Makarabhyasa.

Ernährung

Die Ernährung sollte Vollkornprodukte beinhalten, Mehl mit Kleie, Gemüse mit einem hohen Anteil an Ballaststoffen wie Papayas, Melonen und Trockenfrüchte wie Datteln, Feigen, Trockenpflaumen oder schwarze Rosinen.

Hausmittel

- Guaven und Guavensamen enthalten viele Ballaststoffe. Sie können also helfen, Verstopfung zu beseitigen.
- Essen Sie Früchte wie Birnen, Weintrauben, Orangen und ihren Saft sowie Papayas, um die Verstopfung zu beheben.
- Nehmen Sie ein Glas Milch, fügen Sie dem ein wenig Zucker oder Honig zu und trinken Sie diese Mischung zweimal täglich.
- Ein weiteres Hausmittel für regelmäßige Stuhlgänge ist der Verzehr von Rosinen. Weichen Sie 6-8 Rosinen in heißem Wasser ein. Zerquetschen Sie sie, wenn sie abgekühlt sind und nehmen Sie sie dann zu sich.
- Ingwertee ist ein wirkungsvolles Hausmittel gegen Verstopfung. Er verstärkt die Darmperistaltik.
- Nur wenn Sie gar nicht anders können: Lassen Sie sich in der Apotheke ein natürliches Abführmittel geben.
- Fügen Sie Ihrer Ernährung Spinat hinzu.

Anorexie

Ich habe einmal eine Patientin mit dem Namen Tanya behandelt, die gekommen war, weil sie angeblich hängende Brüste hatte. Von ihren Kindertagen an hatte Tanya extrem auf ihr Aussehen geachtet und nicht erlaubt, dass sie auch nur ein Kilo mehr wog, als sie es schön fand. Auch ihre Freundinnen beobachteten ihre Figur genau und achteten darauf, ob sie auch genug abnahm und dünn genug blieb. Sie heiratete, als sie gerade einmal 20 Jahre alt war, und wurde schon bald darauf mit einer kleinen Tochter gesegnet.

Sie arbeitete hart daran, nach der Geburt möglichst schnell ihre Figur wiederzubekommen, die sie vor der Schwangerschaft hatte. Eine Frau, die gerade Mutter geworden ist, sollte sich wenigstens ein paar Monate lang schonen, aber Tanya wollte davon nichts wissen, für sie ging es nur darum, möglichst schnell wieder dünn zu werden. Dies richtete schließlich einen verheerenden Schaden in ihrem Körper an. Sie hatte nach der Geburt zugenommen und dann wieder abgenommen, weil sie intensiv Sport machte und sich auf eine strenge Diät setzte. Sie litt unter Vaginalblähungen und Kopfschmerzen. Homöopathische Medikamente, eine gute psychotherapeutische Beratung, Brustübungen und Yoga waren nötig, um ihre Beschwerden zu lindern.

Da Anorexie vor allem eine psychische und Verhaltens-Störung ist, befürworte ich dringend eine gute psychologische Beratung, um eine völlige Heilung zu erzielen. Der geistige Aspekt der Anorexie ist das Hindernis für den Behandlungsweg. Freunde und die Familie müssen solchen Patientinnen eine starke emotionale Unterstützung geben.

Gründe

Anorexie kann aufgrund einer Mischung von sozialen, emotionalen und biologischen Faktoren auftreten:

- Psychische Faktoren: Menschen mit Anorexie sind meist Perfektionisten und solche, die Bestleistungen bringen wollen. Sie konzentrieren sich darauf, anderen zu gefallen und fühlen sich innerlich hilflos und unglücklich. Mangelndes Selbstwertgefühl kombiniert mit Perfektionismus kann die Mischung sein, die jemand auf den Weg der Anorexie bringen kann.
- Soziale Faktoren: Die Gesellschaft und auch viele Familien üben Druck aus, möglichst dünn zu sein, was zu Anorexie beitragen kann.
- Biologische Gründe: Man hat herausgefunden, dass Anorexie manchmal familiär weitergegeben wird.

Symptome

- Ausgeprägter Gewichtsverlust
- Angst davor, dick zu werden, selbst wenn man schon untergewichtig ist
- Verleugnung, hungrig zu sein, zwanghaftes Kalorienzählen
- Exzessives Sporttraining
- Häufiges Wiegen
- Verstopfung
- Trockene, bleiche Haut
- Verlust von Durchhaltevermögen
- Verdünnung der Haare aufgrund der Mangelernährung
- Ohnmachtsanfälle

Wann sollten Sie einen Arzt aufsuchen?

Gehen Sie zum Arzt, wenn Sie selbst oder ein Mitglied Ihrer Familie die folgenden Symptome zeigt:

- Schneller Gewichtsverlust
- Sehr geringe Nahrungsaufnhame und ständiges Reden über Gewicht und Gewichtsprobleme oder die äußere Erscheinung
- Sich selbst als übergewichtig ansehen und das Gefühl haben, eine Diät machen zu müssen, auch wenn andere Menschen sagen, dass man dünn aussieht
- Ausbleiben oder Unregelmäßigkeiten in der Menstruation
- Das Bedürfnis haben, viel Sport zu machen, sich selbst keine Zeit geben, gesund zu werden oder sich auszuruhen, wenn man sich verletzt hat oder erschöpft ist

Vorbeugung

- Vermitteln Sie Ihren Kindern ein positives Körpergefühl, vor allem Mädchen.
- Achten Sie sorgfältig auf die Teenager. Ermutigen Sie sie, aktiv zu sein.
- Wenn ein Kind zu Ihnen kommt, um über seine Ängste und Sensibilitäten zu sprechen, seien Sie aufmerksam und nicht abwertend.
- Reden Sie selbst nicht abwertend über den Körper anderer Menschen, machen Sie keine Witze darüber.

Ganzheitlicher Ansatz

Ganzheitliche Behandlungsansätze zielen darauf ab, den Körper, den Geist und die Seele zu heilen. Eine gesunde Lebensführung, geeignete Ernährungspläne und sportliche Aktivitäten führen zu einem Wohlgefühl und einer Heilung von Essstörungen.

Homöopathie

Homöopathische Medikamente Lycopodium, Natrium Muriaticum, Nux Vomica oder Arsenicum Album sind einige der Konstitutionsmittel, die gegeben werden können, um die Anorexie zu behandeln.

Naturheilkunde
Naturheilkundliche Behandlungen wie Wirbelsäulenbäder, Kopf- und Nacken-Akupressur, Fußreflexzonenbehandlungen und Augenpackungen helfen dabei, die Anorexie zu behandeln.

Ayurveda
Die ayurvedische Behandlung der Anorexie zielt darauf ab, eine Gewichtszunahme zu erreichen und das abwegige Denken über das eigene Körperbild zu korrigieren, das zu dieser Erkrankung gehört. Es ist auch wichtig, Komplikationen vorzubeugen, die zu dieser Störung gehören, die manchmal sehr ernsthaft oder sogar lebensbedrohlich sein können. Ayurvedische Medikamente verbessern den Appetit und helfen gleichzeitig, die aufgenommene Nahrung auch wieder gut zu verdauen. Heilsame Aktivitäten wie Yoga und Meditation können den Patientinnen helfen, sich zu konzentrieren und in ihrem Kampf gegen diese zerstörerische Erkrankung ruhig zu bleiben.

Yoga
Yoga-Asanas sollten grundlegende Stretching-Übungen beinhalten, dazu Pranayamas wie Brahmari und Meditationsübungen.

Hausmittel
- Nehmen Sie 2 oder 3 Nelken und kochen Sie sie zusammen mit einer Tasse Wasser. Fügen Sie dieser Mischung den Saft einer halben Limette zu und teilen Sie die Zubereitung in zwei Hälften. Trinken Sie dies zweimal am Tag.
- Nehmen Sie täglich zum Frühstück 2 oder 3 Orangen oder ein Glas Orangensaft zu sich, um den Appetit anzuregen.
- Auch Äpfel sind bei Anorexie nützlich. Essen Sie täglich zwei frische Äpfel. Im Magen gibt es Enzyme, die für die Nahrungsverdauung nötig sind. Die anregenden Inhaltsstoffe von Äpfeln stimulieren den Enzymfluss und fördern so eine gute Verdauung.
- Mischen Sie Ingwer und Limettensaft und geben Sie der Mischung ein wenig Steinsalz zu. Stellen Sie diese Mischung drei Tage in die Sonne. Ein Teelöffel dieser Mischung nach jeder Mahlzeit wird die Arbeit der Verdauung erleichtern.

DR. MATHAIS TIPPS

- Vorbeugung ist das A und O bei der Anorexie. Meiden Sie deshalb die Aufnahme von ölhaltigem oder stark gewürztem Essen.
- Machen Sie sich leichte Sportübungen zur Gewohnheit. Sich zu bewegen, wird Ihre Verdauung anregen und Ihrem Verdauungssystem helfen, alle Vitamine und Mineralstoffe aus der Nahrung in den Körper zu ziehen.
- Bringen Sie Ihren Körper zu seinem natürlichen Gleichgewicht zurück. Nehmen Sie eine gute Kombination verschiedener Gemüse und frischer Früchte zu sich. Wenn Ihr Körper einmal seine normale Gesundheit wiedergefunden hat, wird die Heilung sehr viel schneller voranschreiten.

Bulimie

Ashna Tewari möchte gerne an einem Schönheitswettbewerb teilnehmen. Da sie erst 16 Jahre alt ist, hofft sie, dass ihr Alter ihr keinen Strich durch die Rechnung machen wird. Als sie mit dem Taxi zur Hauptverwaltung des Schönheitswettbewerbes fährt, trägt sie eine neue Schicht Lippenstift auf, den sie heimlich gekauft hat. Ihr knappes schwarzes Kleid zusammen mit den Netzstrümpfen sind genug, um den Wachtposten über ihr Alter zu täuschen und sie einzulassen. Da sie vor den Wertungsrichtern aber ihr Alter nicht nachweisen kann, wird sie schließlich abgewiesen.

In einem Land, in dem schon junge Mädchen mit Bildern von Size-Zero-Heldinnen gefüttert werden, ist Bulimie ein weitverbreitetes Problem. Diese Mädchen, in der Regel Teenager, sind so besessen von ihrem Körperbild und ihrem Gewicht, dass sie nicht erkennen, dass dies genau den gegenteiligen Effekt auf ihr soziales, emotionales und körperliches Wohlbefinden haben wird.

Patientinnen wie Ashna kommen häufig in meine Klinik. Eine Dame insbesondere kam zu mir, weil sie unter Verdauungsstörungen, Magenschmerzen und Darmbeschwerden litt. Sie betonte immer wieder, wie hässlich sie sich fand und wie sie die Art ihres Aussehens hasste, obwohl niemand irgendeinen Fehler an ihrem körperlichen Aussehen entdecken konnte. Als ich sie weiter befragte und untersuchte, stellte sich heraus, dass ihr Hals ganz geschwollen war, so, als sei er zerkratzt worden. Sie gab schließlich zu, dass sie unter Bulimie litt. Der Behandlungsansatz zusammen mit homöopathischen Konstitutionsmitteln und einer psychotherapeutischen Beratung half ihr schließlich, ihr Leben nach und nach wieder zu normalisieren.

Ursachen

- Bulimie entsteht, wenn ein Mensch mit seinem Aussehen unzufrieden ist und sich das nach und nach verstärkt. Sie kann zusammen mit einer psychischen Störung wie Depression, zwanghaft-impulsivem Verhalten, einer Suchterkrankung oder selbstverletzendem Verhalten, einer posttraumatischen Störung oder einigen Persönlichkeitsstörungen vorkommen.
- Es können auch genetische Dispositionen eine Rolle spielen, wenn man Bulimie entwickelt, die meist durch stressreiche oder traumatische Lebenserfahrungen ausgelöst wird. Beispielsweise haben manche Bulimie-Patientinnen eine Kindheit gehabt, in der es heftige familiäre Probleme mit viel Streit und Kritik zu Hause gab. Manche Bulimie-Patientinnen sind auch als Kind sexuell missbraucht worden.
- Eine Chemikalie mit dem Namen Serotonin, die in gewissen Gehirnbereichen vorkommt, soll etwas mit Bulimie zu tun haben. Einer oder mehrere der genannten Faktoren oder auch noch weitere, nicht bekannte Faktoren, können zu einem niedrigen Serotoninspiegel führen.

Symptome

- Unkontrolliertes Essen
- Striktes Diäthalten
- Fasten
- Heftiges Sporttreiben
- Erbrechen oder Abführmittelmissbrauch sowie die Einnahme von Entwässerungstabletten, um Gewicht zu verlieren
- Ständige Sorgen über das Körpergewicht
- Depression oder Stimmungsschwankungen
- Gefühl, keine Kontrolle zu haben
- Geschwollene Lymphdrüsen in Gesicht und Hals
- Schwäche und Erschöpfung

Arten

Es gibt zwei Arten von Bulimie. Die erste ist der Erbrechens-Typ, bei der ein Mensch regelmäßig selbst ein Erbrechen herbeiführt oder Einläufe durchführt sowie Abführmittel und/oder Entwässerungstabletten nimmt.

Der zweite Typus ist der Nicht-Erbrechens-Typ, bei dem die Patientin fastet oder intensiv Sport macht, um ihr Gewicht zu kontrollieren, bei dem sie aber nicht regelmäßig erbricht.

Wann sollten Sie einen Arzt aufsuchen?
Sie sollten einen Arzt konsultieren, wenn das Kind Anzeichen eines Kontrollverlustes beim Essen zeigt oder wenn es heimlich isst, ungewöhnlich große Mengen Nahrung zu sich nimmt, zwischen Zeiten des Fastens und des Überessens hin- und herwechselt oder wenn es besessen ist von seinem Aussehen.

Vorbeugung

Eine frühzeitige Behandlung ist der beste Weg, um ein Fortschreiten der Erkrankung zu verhindern. Erwachsene in der Familie müssen den Teenagern und Kindern dabei helfen, ein gesundes Körperbild zu entwickeln und eine positive Haltung zu gewinnen.

Der ganzheitliche Ansatz

Bulimie erfordert einen ganzheitlichen Behandlungsansatz. Psychotherapeutische Beratung, Familientherapie oder kognitive Verhaltenstherapie, um die Beziehung zur Ernährung, zum Essen und zu sportlichen Aktivitäten zu verändern, sowie gesunde Ernährungspläne sind notwendig und vermitteln einen ganzheitlichen Ansatz, um den ganzen Menschen zu behandeln. Sie sind sehr nützlich, um sowohl eine körperliche wie auch eine geistige Heilung herbeizuführen.

Homöopathie

Homöopathische Medikamente wie Passiflora Incarnata beruhigen den Geist und die Nerven. Hypericum Perforatum, das Johanniskraut, ist sehr erfolgreich eingesetzt worden, um Depression zu behandeln, wenn sie zusammen mit einer Essstörung auftritt. Einige andere Medikamente, die hier eingesetzt werden können, sind Argentum Nitricum, Ignatia, Natrium Muriaticum, Pulsatilla und Staphysagria.

Naturheilkunde

Naturheilkundliche Behandlungen wie die Aurikulatherapie, Bauchwickel, Hüftbäder und eine gute Ernährungsberatung können helfen, die Bulimie zu überwinden.

Ayurveda

Ayurvedische Behandlungen wie der Stirnguss, Thalam, die Abhyanga-Massage oder Nasyam sind bei Bulimie hilfreich.

Meditation hilft, die Gedanken zum Stillstand zu bringen und die Aufmerksamkeit in eine ruhige und zentrierte Form zu bringen.

Yoga

Suryanamaskar, der Sonnengruß, und andere Asanas wie Ardha Chakrasana, Ustrasana, Padahastasana, Vakrasana oder Bhujangasana helfen dabei, schlanke, lange Muskeln zu entwickeln, die ihrerseits die Körperdefinition verbessern und jemandem, der ein positives Körperbild braucht, ein besseres Körpergefühl geben können.

Ernährung

- Ernährungsberatung: Bulimiepatientinnen brauchen Nahrungsergänzungsmittel wie Vitamin B-complex und Vitamin C.
- Bulimiepatientinnen haben oft einen Zinkmangel, und Zink ist ein wichtiges Mineral, das der Körper braucht, damit die Hormonversorgung und die Enzymfunktion unproblematisch ablaufen. Nahrungsmittel mit einem hohen Zinkgehalt sind Sellerie, Spargel, Borretsch, Feigen, Kartoffeln und Auberginen.

Hausmittel

- Nehmen Sie Ihre Mahlzeiten zusammen mit Ihrer Familie ein.
- Ein gutes Hausmittel gegen Bulimie sind Orangen. Sie fördern die Verdauung. Menschen mit Bulimie fühlen sich oft aufgebläht und schwer, nachdem sie gegessen haben. Das führt häufig zum Erbrechen und weiterer Krankheit. Orangen können an dieser Stelle den Teufelskreis unterbrechen, da sie den Prozess der Peristaltik im Darm erhöhen und so die verdaute Nahrung schneller durch den

Verdauungstrakt schieben. Probieren Sie auch, Orangen zu essen, vielleicht in Salaten oder Desserts.

- Trinken Sie viel Wasser, da dies die Verdauung beschleunigt.

DR. MATHAIS TIPPS

- Halten Sie sich an Ihren Behandlungsplan. Lassen Sie keine Therapiesitzungen ausfallen und versuchen Sie, nicht von Ihren Ernährungsplänen abzuweichen, selbst wenn Sie sich dabei unwohl fühlen.
- Achten Sie darauf, dass Sie wirklich die für Sie richtige Ernährung bekommen. Sprechen Sie mit Ihrem Arzt über geeignete Vitamine und Mineralien, die Sie zusätzlich einnehmen sollten.
- Lernen Sie die Bulimie kennen. Wissen über die eigene Erkrankung kann einen Menschen stärken und ihn motivieren, sie zu überwinden.
- Isolieren Sie sich nicht von Familienmitgliedern, die sich Sorgen um Sie machen, und auch nicht von Freunden, die wollen, dass Sie wieder gesund werden.
- Gehen Sie freundlich mit sich selbst um. Widerstehen Sie der Versuchung, sich oft zu wiegen oder in den Spiegel zu schauen.

Fettleibigkeit (Adipositas)

Adipositas ist ein medizinischer Begriff, der bedeutet, dass sich die Menge an Körperfett so vermehrt hat, dass sie ein für die Gesundheit bedenkliches Ausmaß erreicht hat, was zu einer verminderten Lebenserwartung und/oder zu zunehmenden Gesundheitsproblemen führt. Menschen werden als stark übergewichtig betrachtet, wenn ihr Body Mass Index (BMI) über dem Wert von 30 kg/m2 liegt – ein Maß, das entsteht, wenn man sein Gewicht in Kilogramm durch das Quadrat der eigenen Größe in Metern teilt. Übergewicht vergrößert die Wahrscheinlichkeit des Auftretens verschiedener Krankheiten, insbesondere Herz-Kreislauf-Erkrankungen, Typ-2-Diabetes, Schlaf-Apnoe, bestimmte Krebsformen und Osteoarthritis.

Einer der schmerzlichsten Aspekte des starken Übergewichts ist wahrscheinlich das emotionale Leid, das es verursacht. Hinzu kommt, dass viele Menschen so übergewichtige Menschen zu Unrecht als gefräßig, faul oder beides ansehen. Wobei immer mehr Forschung zeigt, dass diese Annahmen falsch sind. Übergewichtige Menschen sehen sich oft mit Vorurteilen konfrontiert – bei der Arbeit, in der Schule, bei der Suche nach einem Arbeitsplatz oder in gesellschaftlichen Situationen. Gefühle des Zurückgewiesenwerdens, der Scham oder Depression sind sehr weit verbreitet.

Nehmen Sie beispielsweise den Fall von Arnaba Dasgupta. Die 31-jährige Autorin aus Kalkutta hatte immer schon ein Gewichtsproblem. Ganz gleich, wie sorgsam sie ihre Nahrung auswählte, wie viel Sport sie auch machte – das Gewichtsproblem blieb bestehen. So sehr, dass sie nach einer Weile das Sportmachen aufgab und den Dingen einfach ihren Lauf ließ. Übergewichtig zu sein, ist nun einfach Teil ihres Alltags – sie hat Probleme, die richtige Kleidung zu finden, muss sich auf der Straße immer wieder Bemerkungen über ihr Gewicht anhören, hat keine Kontrolle über ihr Essverhalten und erlebte kürzlich, dass ein neues Buch, das sie geschrieben hatte, fast nicht veröffentlicht wurde, weil der Herausgeber sagte, sie würde sich nicht gut auf dem Cover machen. Hinzu kam, dass der Arzt ihr kürzlich eröffnete, dass sie hohen Blutdruck hatte und am Rande einer Diabetes stand.

Als Arnaba zu mir kam, war sie, abgesehen von ihren Gesundheitsproblemen, auch ziemlich deprimiert. Ihre dauernden Kämpfe gegen ihr Körpergewicht hatten sie emotional belastet und sie war unfähig, selbst wieder aus diesem Loch herauszukommen. Ich verbrachte viel Zeit damit, mit ihr zu sprechen, ihre Lebensgeschichte, ihre Arbeitsgestaltung und ihren Lebensstil zu verstehen, was zusammengenommen ein Schlüsselaspekt ist, wenn man Übergewicht behandeln will.

Adipositas ist ein zu großer Anteil an Körperfett. Ein Mensch wird dann als übergewichtig betrachtet, wenn er oder sie mehr als 20 Prozent mehr wiegt als der Durchschnitt der Bevölkerung. Der am meisten verbreitete Index für Übergewicht ist der so genannte Body Mass Index, der BMI. Ein Mensch wird als ziemlich übergewichtig betrachtet, wenn der BMI zwischen 25 und 29,9 liegt, wenn er dieses Maß überschreitet, also über 30 liegt, wird er oder sie als schwer übergewichtig angesehen.

Ursachen

Zu Fettleibigkeitt kommt es, wenn ein Mensch mehr Kalorien aufnimmt, als er verbrennen kann. Bei manchen Menschen bedeutet dies, dass sie schlicht zu viel essen und sich zu wenig bewegen. Aber es gibt auch andere Faktoren, die beim Übergewicht eine wichtige Rolle spielen. Diese können sein:

- Alter: Wenn Sie älter werden, nimmt die Fähigkeit ihres Körpers, Nahrung zu verstoffwechseln, ab und Sie benötigen nicht mehr so viele Kalorien, um Ihr Gewicht zu halten. Das ist der Grund dafür, dass manche Menschen bemerken, dass sie nach ihrem 40. Geburtstag an Gewicht zulegen, obwohl sie dieselbe Kalorienmenge aufnehmen wie bisher und auch genauso viel Sport machen wie mit 20.
- Geschlecht: Frauen tendieren dazu, öfter übergewichtig zu sein als Männer. Männer haben eine höhere Stoffwechselrate in Ruhe (was bedeutet, dass sie auch in Ruhe mehr Energie verbrennen als Frauen), deshalb brauchen sie mehr Kalorien, um ihr Körpergewicht aufrechtzuerhalten. Die Stoffwechselrate von Frauen nimmt darüber hinaus ab, wenn sie die Wechseljahre hinter sich haben. Das ist der Hauptgrund dafür, dass Frauen nach den Wechseljahren oft zunehmen.
- Gene: Übergewicht (wie auch das Dünnsein) tendiert dazu, familiär weitergegeben zu werden.
- Umweltfaktoren: Obwohl die Gene bei manchen Fällen von Übergewicht eine wichtige Rolle spielen, ist die Umwelt von Menschen auch wichtig. Umweltfaktoren schließen auch Lebensgewohnheiten ein, was ein Mensch beispielsweise isst und wie aktiv er oder sie ist.
- Körperliche Aktivität: Aktive Menschen verbrauchen mehr Kalorien als weniger aktive, um ihr Gewicht zu halten. Hinzu kommt, dass körperliche Aktivität dazu tendiert, den Appetit übergewichtiger Menschen zu vermindern, während sie gleichzeitig die Tendenz des Körpers erhöht, vor allem Fett als Energiequelle zu verstoffwechseln.
- Psychische Faktoren: Psychische Faktoren beeinflussen die Essgewohnheiten und das Übergewicht ebenfalls. Manche Menschen essen als Antwort auf negative Gefühle wie Langeweile, Trauer und Ärger. Menschen, die Schwierigkeiten mit ihren Gewicht haben, sehen sich manchmal mit mehr emotionalen und psychologischen Themen konfrontiert: Etwa 30 Prozent der Menschen, die eine Psychotherapie wegen eines ernsthaften Gewichtsproblems aufsuchen, haben Schwierigkeiten mit Heißhungerattacken. Während einer solchen Attacke essen diese Menschen große Mengen an Nahrung und haben dabei das Gefühl, die Menge des Essens nicht kontrollieren zu können.
- Krankheit: Obwohl nicht so verbreitet, wie manche glauben, gibt es einige Krankheiten, die übergewichtig machen. So sind es beispielsweise Hormonerkrankungen wie Hypothyreose (eine Unterfunktion der Schilddrüse), Depression und einige seltene Krankheiten des Gehirns, die dazu führen können, dass man zu viel isst.

- Manche Medikamente wie Steroide und manche Antidepressiva können zu einer exzessiven Gewichtszunahme führen.
- Sitzender Lebensstil: Sitzende Menschen verbrauchen weniger Kalorien als Menschen mit einem aktiven Lebensstil.
- Exzessive Nahrungsaufnahme: Übergewicht kommt oft durch übermäßig viel Essen, besonders wenn die Nahrung einen hohen Fettanteil enthält.
- Endokrine Störungen: Krankheiten wie Hypothyreose, Insulinresistenz, polyzystisches Eierstocksyndrom oder das Cushingsyndrom können an der Entstehung von Übergewicht beteiligt sein.
- Medikamente, die mit einer Gewichtszunahme in Verbindung gebracht werden, sind einige Antidepressiva, krampflösende Mittel oder Medikamente gegen Diabetes.
- Manche Hormone wie die „Anti-Baby-Pille" und die meisten Corticosteroide können eine Gewichtszunahme fördern. Eine Gewichtszunahme kann auch durch einige Medikamente gegen Blutdruck oder durch manche Antihistamine entstehen.
- Ein guter Umgang mit dem Gewicht ist ausschlaggebend für einen Langzeiterfolg bei Übergewicht. Das erste Ziel des Umgangs mit Übergewicht sollte darin bestehen, die Umstände zu ändern, die zum Übergewicht führen, und das Risiko zu vermindern, Folgeerkrankungen zu erleiden. Ein guter Umgang bedeutet, ein Gleichgewicht in den drei ausschlaggebenden Elementen der Lebensführung herzustellen: Ernährungsgewohnheiten, körperliche Aktivität und Verhaltensänderungen.

Wann sollten Sie zum Arzt gehen?
Sie sollten Ihren Arzt anrufen, wenn Sie in Bezug auf Ihr Übergewicht irgendwelche Gefühle oder psychologische Probleme entwickeln und wenn Sie Hilfe brauchen, um abzunehmen. Wenn Ihr BMI bei 30 oder höher liegt, dann sind Sie definitiv übergewichtig. Sie sollten mit Ihrem Arzt darüber sprechen, wie Sie abnehmen können, da Sie wirklich ein großes Risiko eingehen, Gesundheitsprobleme zu entwickeln.

Komplikationen durch Übergewicht

Wenn Sie starkes Übergewicht haben, dann ist es wahrscheinlicher, dass Sie eine Menge potenziell ernsthafter Gesundheitsprobleme entwickeln, darunter:

- hohe Cholesterin- und Triglyzerid-Werte
- Typ-2-Diabetes
- hohen Blutdruck
- Stoffwechsel-Syndrom – eine Kombination aus hohem Blutzucker, hohem Blutdruck, hohen Triglyzeriden und hohem Cholesterin
- Herzkrankheiten
- Hirnschlag
- Krebs, darunter Gebärmutterkrebs, Gebärmutterhalskrebs, Eierstockkrebs, Brustkrebs, Dickdarmkrebs, Rektumkrebs und Prostatakrebs
- Schlafapnoe, eine potenziell gefährliche Schlafstörung, bei der die Atmung wiederholt aussetzt
- Depression
- Gallenblasenerkrankungen
- Gynäkologische Probleme wie Unfruchtbarkeit oder unregelmäßige Perioden
- Erektile Dysfunktion und Störungen der sexuellen Gesundheit aufgrund von Ablagerungen von Fett, das die Genitalarterien verengt oder ganz blockiert
- eine Fettleber, die nicht von Alkohol verursacht wird und eine Störung ist, bei der sich in der Leber Fett aufbaut, was eine Entzündung oder Vernarbung verursachen kann.
- Arthritis
- Hautprobleme und schlechte Wundheilung

Lebensqualität

Wenn Sie stark übergewichtig sind, dann wird Ihre Lebensqualität im allgemeinen auch schlechter sein. Sie werden möglicherweise nicht in der Lage sein, Dinge zu tun, die Sie normalerweise ganz problemlos tun könnten und die Ihnen Spaß machen. Sie haben vielleicht Probleme, an Familienunternehmungen teilzunehmen. Sie vermeiden vielleicht sogar, in die Öffentlichkeit zu gehen. Es könnte auch sein, dass Sie sich Diskriminierungen gegenübersehen.

Themen im Zusammenhang mit Übergewicht können Ihre Lebensqualität in der Vielzahl von Arten und Weisen beeinflussen, darunter:

- Depression
- Bewegungseinschränkungen
- körperliches Unbehagen
- sexuelle Probleme

- Scham
- soziale Isolation

Vorbeugung

Fettleibigkeit ist, wie auch alle damit zusammenhängenden Erkrankungen, im Großen und Ganzen zu verhindern. Eine unterstützende Umgebung und Hilfe von Freunden sind ausschlaggebend, um die Wahlmöglichkeiten eines Menschen zu beeinflussen, eine gesunde Ernährung zu bevorzugen oder gerne Sport zu treiben, wodurch man schon vorsorgen kann, damit eine Fettleibigkeit gar nicht erst entsteht. Auf individueller Ebene können Menschen

- die Energieaufnahme durch gesättigte Fette einschränken
- den Konsum von Obst und Gemüsen erhöhen, ebenso von Hülsenfrüchten, Vollkorngetreiden und Nüssen
- die Zuckeraufnahme begrenzen
- regelmäßig Sport treiben
- eine Energiebalance erreichen
- die Verfügbarkeit gesunder Nahrungsmittel sichern und sich Unterstützung suchen, um auch am Arbeitsplatz regelmäßig Sport zu treiben.

Der ganzheitliche Ansatz

Aufgrund der komplexen Natur der Fettleibigkeit ist ein ganzheitlicher Ansatz meist das beste Mittel, um mit dieser Art Übergewicht umzughen. Das Ungleichgewicht in der Gesamtkonstitution des Patienten ist meist die Wurzel des Übels, der Erkrankung und der Dysfunktion, die sich auch im Körpergewicht ausdrückt. Deshalb sollte eine Behandlung darauf abzielen, das Wohlbefinden des Menschen insgesamt wiederherzustellen, da sich dies letztlich auch auf das Thema Gewicht erstreckt. Ganzheitliche Behandlungen des starken Übergewichts bedeuten, einen gesunden Umgang in der Lebensführung herzustellen sowie dynamisches Yoga und Sport zu treiben.

Veränderungen in der Ernährung, Stressverminderungs- und Entgiftungsprogramme (Panchakarma und naturheilkundliche Therapien), homöopathische und ayurvedische Medikamente sowie Akupunktur zielen darauf ab, die Wurzel der Fettleibigkeit zu entdecken und zu verändern, den Stoffwechsel anzukurbeln, die Verdauung zu regulieren, die Ausscheidung zu erhöhen und Stressquellen zu reduzieren.

Ein wohlorganisiertes Yogaprogramm zusammen mit einer Detox-Diät, die vor allem aus Flüssigkeiten, Obst und Gemüsen besteht, erhöht den Stoffwechsel und hilft, Gewicht zu verlieren.

Welche Diät infrage kommt, ist abhängig von den individuellen Bedürfnissen und kann erst nach einer sorgfältigen Körperuntersuchung festgesetzt werden. Dann hilft sie dabei, das Gewichtsproblem dauerhaft in den Griff zu bekommen.

Homöopathie

Homöopathie kann Ihnen nicht nur helfen, Gewicht zu verlieren, sondern auch, Ihren Stoffwechsel, Ihr Verdauungssystem und Ihr grundlegendes Körpersystem zu verbessern. Aber diese homöopathischen Mittel müssen ganz individuell verordnet werden, aufgrund Ihrer ganz einzigartigen Symptome, die Sie aufweisen. Es gibt eine Menge von Gründen für exzessives Übergewicht, darunter eine Unterfunktion der Schilddrüse, genetische Faktoren und hormonelles Ungleichgewicht. Die dem Übergewicht zugrundeliegenden Gründe müssen mit Hilfe einer homöopathischen Anamnese sorgfältig analysiert werden, sodass die Medikamente entsprechend verordnet werden können.

Naturheilkunde

Die Naturheilkunde betrachtet Fettleibigkeit weniger als ein Ernährungsproblem als vielmehr als ein Problem eines darunterliegenden Ungleichgewichts, das korrigiert werden muss. Hierbei geht es um Veränderungen in den Lebensgewohnheiten, die einen nachhaltigen Langzeiterfolg sicherstellen. Menschen beizubringen, was und wie sie essen sollen, wie und welchen Sport sie machen können und wie sie sich entspannen oder selbst innerlich nähren können, und zwar sowohl körperlich wie auch emotional, ist ausschlaggebend für eine erfolgreiche Behandlung. Behandlungen wie Tiefengewebsmassagen, Unterwassermassagen, Dampfbäder, türkische Bäder, Bäder mit Spitzwegerich und Schlammbäder helfen dabei, das Gewicht zu reduzieren.

Ayurvedische sowie homöopathische Medikamente zielen darauf ab, die Wurzel der Erkrankung zu behandeln, und werden parallel dazu verordnet. Ernährungsveränderungen sowie ein striktes Sportprogramm helfen ebenfalls. Kohlehyrate und Fette sollten reduziert werden, die Ernährung sollte vor allem aus Gemüsen, Proteinen, Fisch und Hühnchen ohne Haut bestehen.

Ayurveda

Behandlungen wie Choorna Swedam und Udvarthanam vermindern Kapha und mobilisieren die Fette im Körper. Teekshna Vasti sind sehr wichtig. Ayurvedische Medikamente wie Varnadi Kashayam, Guggulutiktha Kashayam, Yavaloha Choornam, Kokum Extrakt, Vidangam, Devadaru und Yavam sind besonders hilfreich.

Schlaf während des Tages sollte strikt vermieden werden. Andere ayurvedische Behandlungen wie Patrapotala Swedam und Dhanyamlaswedam helfen dabei, Gewicht zu verlieren und Muskeln aufzubauen.

Gallensteine

Wussten Sie schon, dass Frauen zweimal so oft Gallensteine entwickeln wie Männer? Ja, das ist wirklich wahr!

Ein Übermaß an Östrogen durch Schwangerschaften, eine Hormonersatztherapie und Geburtenkontrolle durch die „Pille" erhöhen alle das Cholesterin in der Galle und vermindern die Gallenbewegung, was zu Gallensteinen führen kann.

Nehmen Sie den Fall von Mrs. Sodhi. Seitdem ihr Mann einen Job als Pilot bei einer internationalen Airline angenommen hatte, konnte sie nachts nicht mehr schlafen. Die Arbeitsbelastung und das Zeitmanagement der Familie waren wesentlich angenehmer gewesen, solange er auf Inlandsflügen eingesetzt war. Aber nun sah sie ihn manchmal tagelang überhaupt nicht mehr.

Als sie zu mir in die Klinik kam, erzählte mir Mrs. Sodhi, dass sie schon im Jahr 2008 die Diagnose Gallensteine erhalten hatte. Sie klagte über einen aufgeblähten Bauch, Aufstoßen, und Schmerzen in der Region der Schulterblätter. Ein gestörter Schlaf, Unruhe und Kopfschmerzen waren weitere Symptome. Sie klagte ebenso über Schmerzen im unteren Rücken und litt unter extremer Lethargie und Müdigkeit. Als wir sie weiter befragten, sagte sie uns, dass ihr Ehemann früher schon oft unterwegs gewesen war und sie es schwer fand, all die Verantwortlichkeiten der Familie allein zu tragen. Sie bekam homöopathische und ayurvedische Medikamente und ihr Zustand verbesserte sich im Verlauf der nächsten vier Monate nach und nach.

Ursachen

Faktoren, die zur Bildung von Gallensteinen beitragen, und zwar besonders zu den Cholesterinsteinen, sind vor allem:

- weibliches Geschlecht
- Familiengeschichte: Gallensteine kommen häufig in Familien vor, was auf eine mögliche genetische Disposition hinweist.
- Gewicht: Klinische Studien zeigen, dass selbst ein geringfügiges Übergewicht das Risiko zur Bildung von Gallensteinen vergrößert. Der wahrscheinlichste Grund dafür ist, dass die Menge von Gallensalz dadurch vermindert wird, sodass es zu einem Übermaß an Cholesterin führt. Zu viel Cholesterin verhindert eine gute Entleerung der Gallenblase. Übergewicht ist ein wichtiger Risikofaktor für Gallensteine, besonders bei Frauen.
- Diät: Eine Ernährung, die reich an Fetten und Cholesterin und niedrig an Ballaststoffen ist, erhöht das Risiko für Gallensteine durch das erhöhte Cholesterin in der Galle und die Verminderung der Entleerung der Gallenblase.
- Schneller Gewichtsverlust: Da der Körper während längerer Fastenperioden und während eines schnellen Gewichtsverlustes – den so genannten „Blitzdiäten" – Fett verstoffwechselt, sondert die Leber zusätzliches Cholesterin in die Galle ab, was die Bildung von Gallensteinen verursachen kann. Hinzu kommt, dass die Galle sich nicht ordnungsgemäß entleert.
- Alter: Menschen über 60 entwickeln häufiger Gallensteine als jüngere Menschen. Wenn Menschen altern, tendiert der Körper dazu, mehr Cholesterin in die Galle abzusondern.
- Cholesterinsenkende Medikamente: Medikamente, die das Cholesterin im Blut senken, erhöhen in Wirklichkeit die Menge an Cholesterin, die in die Galle ausgestoßen wird. Dadurch steigt wiederum das Risiko für Gallensteine.
- Diabetes: Menschen mit Diabetes leiden generell unter einem hohen Fettsäuregehalt im Blut, der Triglycerid genannt wird. Diese Fettsäuren können das Risiko für Gallensteine deutlich erhöhen.

Symptome

- Gallensteine können jahrelang vorhanden sein, ohne dass man sie spürt. Diese Gallensteine werden „stumme Steine" genannt und erfordern keine Behandlung.
- Die Symptome beginnen sich zu zeigen, wenn die Steine einmal eine gewisse Größe erreicht haben.
- Die Betroffene leidet oft unter enormem Schmerz im rechten Oberbauch, begleitet von Übelkeit und Erbrechen, was ungefähr 30 Minuten bis mehrere Stunden anhält.

- ❖ Die Patientin kann auch einen entsprechenden Schmerz zwischen den Schulterblättern oder unter der rechten Schulter spüren.
- ❖ Oft kommt es zu solchen Attacken nach einem besonders fetthaltigen Essen, sie treten vor allem nachts auf.
- ❖ Weitere Symptome sind Völlegefühl im Bauch, Unfähigkeit, fetthaltige Nahrungsmittel zu vertragen, Aufstoßen, Gasentwicklung und Verdauungsstörungen.

Arten

Auf der Basis ihrer Zusammensetzung kann man Gallensteine in folgende Arten aufteilen:

- ❖ Cholesterinsteine: Das Cholesterin wird in der Galle als Lösung gespeichert, da es sich an Gallensäuren und Phospholipide bindet. Hier produziert die Leber übermäßige Gallenflüssigkeit, was zu einem Cholesterinüberschuss führt.
- ❖ Die Pigmentsteine sind kleine, dunkle Steine, die aus Bilirubin und Kalziumsalzen bestehen, die man in der Galle findet. Sie werden aufgrund einer bakteriellen oder parasitären Infektion im Gallenbaum gebildet.
- ❖ Gemischte Steine: Gemischte Gallensteine enthalten typischerwseise 20-80 Prozent Cholesterin. Weitere vorkommende Inhaltsstoffe sind Kalziumkarbonat, Phosphat, Bilirubin und andere Gallenpigmente. Durch ihren Anteil an Kalzium sind sie oft röntgenografisch sichtbar.

Wann sollten Sie einen Arzt aufsuchen?

Sie sollten sofort zum Arzt gehen, wenn Sie die folgenden Symptome aufweisen:

- ❖ Schmerzen im rechten Oberbauch, der rechten Flanke oder der rechten Schulter, die mehr als fünf Stunden anhalten
- ❖ Übelkeit und Erbrechen
- ❖ Fieber, auch nur leichtes, oder Schüttelfrost
- ❖ Gelbliche Hautfarbe oder gelbliche Tönung der Bindehaut
- ❖ Lehmfarbener Stuhl
- ❖ Appetitverlust

Vorbeugung

- Halten Sie ein gesundes Körpergewicht. Ein plötzlicher Gewichtsverlust oder eine plötzliche Gewichtszunahme vergrößern das Risiko für Gallensteine.
- Essen Sie regelmäßig ausgewogene Mahlzeiten. Lassen Sie keine Mahlzeiten aus. Essen Sie viel Vollkorn und Ballaststoffe. Essen Sie Nahrungsmittel, die viel Kalzium enthalten, wie Milchprodukte und grünes Blattgemüse. Begrenzen Sie Ihre Aufnahme gesättigter (tierischer) Fette und von Nahrungsmitteln mit einem hohen Cholesterinanteil.
- Treiben Sie regelmäßig Sport.

Der ganzheitliche Ansatz

Ein ganzheitlicher Ansatz mit Ayurveda, Yoga, homöopathischen Medikamenten und einer entsprechenden Diät kann das Problem auf eine nichtinvasive Weise lösen. Die Hauptrolle dabei spielt Wasser. Trinken Sie eine ausreichende Menge warmes Wasser.

Homöopathie

Homöopathische Medikamente wie Chelidonium oder Colocynthis können die Gallensteine auflösen. Um eine Neubildung zu verhindern, muss man geeignete Konstitutionsmittel nehmen. Bei schweren Fällen, wie bei einer akuten Gallenblasenentzündung mit hohem Fieber, Schmerzen und Empfindlichkeit, sind Medikamente wie Belladonna oder Dioscorea (Yamswurzel) von großer Wichtigkeit. Homöopathische Medikamente sind sehr wirksam, um Schmerzen zu mindern – sowohl akute Schmerzen als auch die bei einer chronischen Gallenblasenentzündung, bei der es ebenso zu Schmerzen kommt.

Naturheilkunde

Naturheilkundliche Behandlungen wie Bauchwickel oder örtlich begrenzte Schlammpackungen um den Bauch, Hüftbäder und Magen-Leber-Wickel helfen bei Gallensteinleiden.

Ayurveda

Eine Vielzahl von Kräutern, die unter Bezeichnungen wie Cholekinetika oder Choleretika bekannt sind, werden als sehr nützlich bei der Vorbeugung von Gallensteinen in der traditionellen ayurvedischen Medizin angesehen. Cholekinetika sind Kräuter, die die Gallenblase stimulieren, sich zusammenzuziehen, während Choleretika die Leber stimulieren, mehr Galle auszuschütten. Beide Handlungen können helfen, das Risiko zur Bildung von Gallensteinen zu mindern. Gelbwurz, Zitrusfrüchte, getrockneter Ingwer, schwarzer Pfeffer, lange Paprika und Asafoetida fallen unter diese Kategorie.

Apatarpana (Fasten), Langhana (eine sehr leichte Ernährung) and Virechana (eine milde Form der Reinigung) sind einige der therapeutischen Anwendungen, die gewöhnlich empfohlen werden, um eine solche Behandlung durchzuführen.

Yoga

Chandra Nadi Pranayama und Entspannungstechniken sind sehr gut für Gallenblasenbeschwerden, zusammen mit Asanas wie Vakrasana, Baradwajasana, Pawanmuktasana, Ardha Matsyendrasana und Salabhasana.

Hausmittel

- Trinken Sie täglich 8-10 Gläser Wasser, um den Wassergehalt der Gallenblase aufrechtzuerhalten.
- Sie brauchen viel Vitamin C, um Cholesterin in Gallensäure zu verwandeln. Der Theorie zufolge soll eine solche Umwandlung das Risiko von Gallensteinen mindern. Konsumieren Sie deshalb viele vitamin-C-haltige Früchte wie Amla oder Zitrusfrüchte.
- Legen Sie einen Wickel mit Rizinusöl um Ihre Gallengegend. Nehmen Sie dazu eine Tasse voll Rizinusöl und tauchen Sie ein Flanelltuch hinein. Legen Sie dann das vollgesogene Tuch über Ihre Gallengegend und decken Sie sie mit Plastikfolie ab. Über die Plastikfolie legen Sie bitte ein Heizkissen und lassen dies eine halbe Stunde lang liegen. Tun Sie dies einen Monat täglich, danach 3x wöchentlich, wobei Sie die Anzahl der Wickel bei einem akuten Schmerzanfall wieder steigern können.

DR. MATHAIS TIPPS

- Niemals zu viel essen.
- Vermeiden Sie abgepacktes Essen und Essen mit Konservierungsstoffen.
- Treiben Sie täglich Sport.
- Halten Sie einen gesunden Lebensstil aufrecht.
- Essen Sie täglich viel Obst.

Sieben Eigenschaften eines guten ganzheitlichen Arztes

1. Er widmet Ihnen viel Zeit.

Der ganzheitliche Arzt wird Ihnen viele Fragen über Ihre Familie, über Ihr Gesellschaftsleben und Ihr emotionales Leben stellen und sorgsam auf Ihre Antworten achten. Er wird versuchen, Ihre Art der Lebensführung zu verstehen, ebenso Ihre Essgewohnheiten. Viele Krankheiten haben ihren Ursprung in einem emotionalen Trauma, einer unglücklichen Ehe, einer schlechten Arbeitsstelle, ungesunden Essgewohnheiten oder einem ungesunden Lebensstil.

2. Er zieht die Verbindung von Geist und Seele in Betracht.

Statt Ihre Beschwerden als reine Kopfgeburten abzutun, versteht er den Geist als überaus machtvolles Organ, das sowohl heilen als auch krank machen kann. Er versteht die Rolle, die Meditation, psychotherapeutische Beratung und Spiritualität im Heilprozess spielen können.

3. Er hilft Ihnen, die Selbsthilfekräfte Ihres Körpers zu nutzen.

Er versteht, dass nicht er der Heiler ist, sondern dass Ihr Körper und Ihr Geist dies tun. Sie haben die Macht dazu in Händen. Er gibt Ihnen lediglich Ratschläge und hilft Ihnen, Ihre eigene Heilkraft anzuregen.

4. Er nennt Ihnen eine Auswahl von Behandlungsmöglichkeiten.

Er erzählt Ihnen, wie viele verschiedene Behandlungsmöglichkeiten es gibt, statt anzunehmen, dass es nur einen einzigen richtigen Weg gibt. Er bietet Ihnen seine Empfehlungen, respektiert und unterstützt jedoch Ihre eigene Wahl, sollten Sie beide unterschiedlicher Meinung sein. Er hat einen offenen Geist und ist sich bewusst, dass es durchaus verschiedene Medizinsysteme, Modalitäten und Therapieformen gibt, die einem Menschen helfen können, gesund zu werden, und er kann Sie deshalb auf der Basis dieses Wissens in die richtige Richtung lenken.

5. Er wird die positiven Aspekte Ihres Zustandes hervorheben.
Statt Ihnen über Statistiken zu berichten, die es zu Ihrem Zustand gibt, wird Ihr ganzheitlicher Arzt annehmen, dass die Geschwindigkeit und die Wahrscheinlichkeit Ihrer Heilung genauso individuell sind wie Sie selbst und dass es keinen Grund gibt, anzunehmen, dass Sie nicht geheilt werden können, selbst wenn die Statistiken sagen, dass nur ein Mensch unter tausend gesund werden kann.

6. Er lebt selbst den Lebensstil, den er predigt.
Statt in einem Medizinsystem zu leben, das von Ärzten fordert, ihr Schlafbedürfnis zu überwinden, keinen Sport zu machen, sich ungesund zu ernähren und ihr spirituelles Leben zu vernachlässigen, wird der ganzheitliche Arzt sich auf sinnvolle Weise gut ernähren, Sport sowohl seiner Gesundheit wie auch seiner Freude zuliebe treiben, sich Zeit nehmen zu meditieren und über den Patienten nachdenken und das Beste für ihn tun.

7. Er ist ehrlich.
Ein ganzheitlicher Arzt ist ehrlich und sagt, was er tun kann und was nicht. Er erklärt dem Patienten die positiven Möglichkeiten, aber auch die Grenzen der unterschiedlichen Medizinsysteme und rät ihm, den bestmöglichen Weg und die richtige Kombination der Behandlungen zu wählen, die der Patient nehmen sollte. Er ist auch bereit, den Patienten zu einem anderen Arzt zu überweisen.

Bharadvajasana

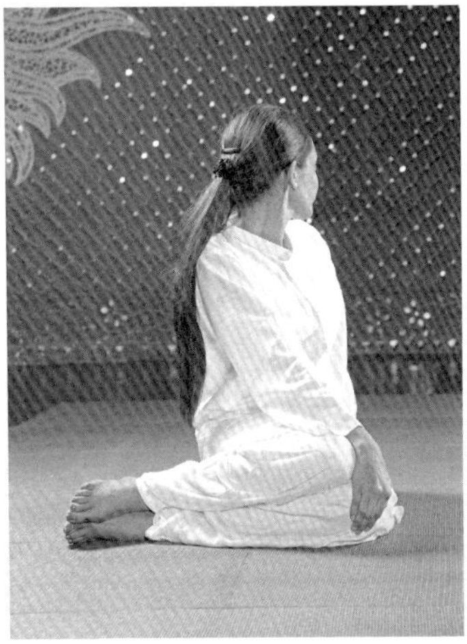 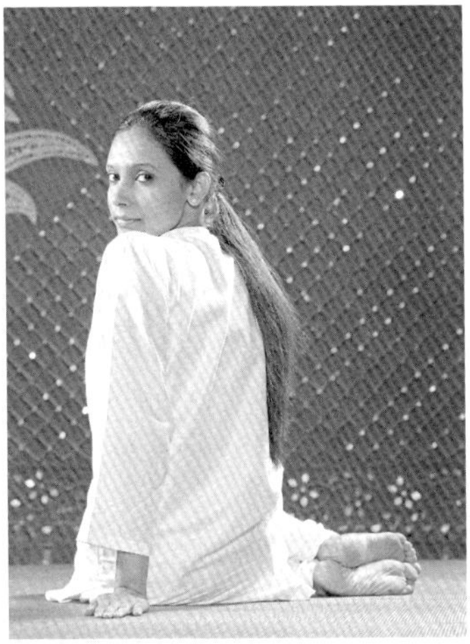

- Setzen Sie sich mit ausgestreckten Beinen hin.
- Beugen Sie dann die Beine in den Knien, sodass das rechte Knie auf dem linken liegt und der rechte Knöchel auf dem linken Knöchel.
- Legen Sie die rechte Hand auf das linke Knie.
- Setzen Sie die linke Hand hinter Ihren Rücken auf den Boden, so nah wie möglich an die Wirbelsäule, um sie zu stützen und sie aufrecht zu halten.
- Beim Ausatmen drehen Sie Ihren Kopf nach hinten und schauen Sie rückwärts.
- Sie werden eine Streckung in den Schultern, im Nacken und in den Hüften spüren, außerdem einen leichten Druck im Unterbauch und in der Beckenregion.
- Beim Einatmen drehen Sie Ihren Kopf wieder nach vorn.
- Lassen Sie erst Ihre rechte Hand los, dann die linke.
- Strecken Sie nun Ihr rechtes Bein und lassen Sie dann auch das linke los.
- Wiederholen Sie die Übung auf der anderen Seite.

Wirkung:

- Stärkt die Beckenmuskulatur.
- Tonisiert die Gebärmutter und das gesamte reproduktive System.

Bhujangasana (Kobra)

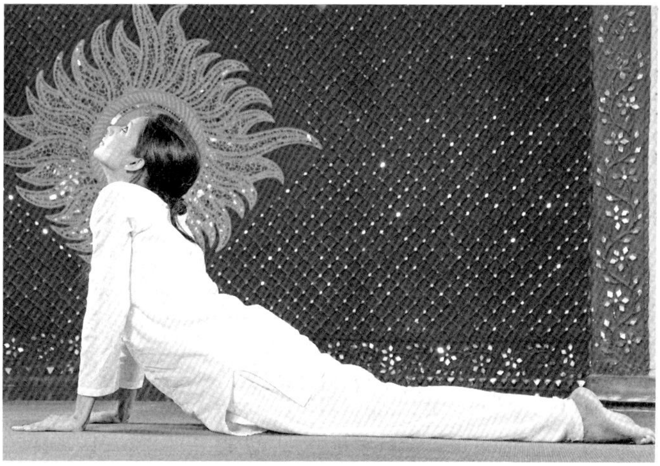

- Legen Sie sich mit geschlossenen Beinen auf den Bauch, die Handflächen auf den Boden aufgesetzt neben Ihre Brust.
- Lassen Sie das Kinn den Boden berühren. Mit dem Einatmen beginnen Sie, das Kinn zu heben, außerdem die Brust und den Bauch bis zum Bauchnabel.
- Atmen Sie normal und spüren Sie den Druck in Ihrem mittleren Rücken.
- Atmen Sie normal und halten Sie die Position einige Atemzüge lang.
- Dann, zusammen mit einer Ausatmung, kommen Sie hinunter, wobei Sie als Erstes Ihr Kinn und Ihre Brust auf den Boden auflegen.
- Entspannen Sie die Hände, halten Sie die Beine ein wenig auseinander und lassen Sie alles los.

Wirkung:

- Bhujangasana stärkt die Schultern und den mittleren Rücken.

Brahmari Pranayama

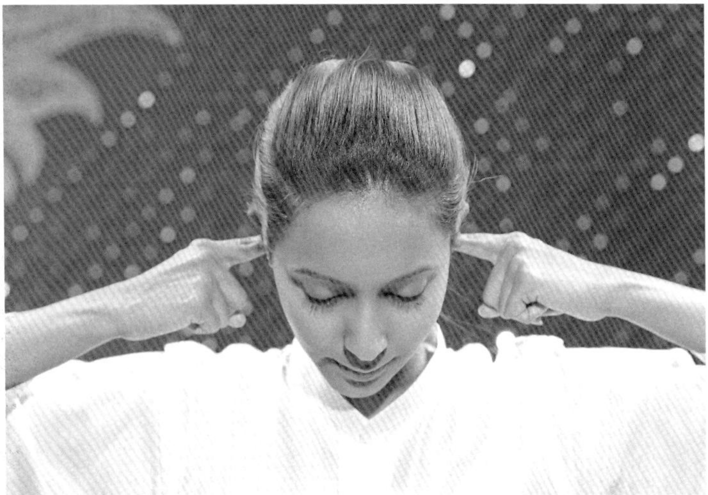

- Brahmari bedeutet den Klang, den eine männliche Biene macht, um eine weibliche Biene anzuziehen.
- Dieses Pranayama wird deshalb so genannt, weil wir genau diesen Klang herzustellen versuchen. Während der Praxis gibt es Klänge, die erzeugt werden, und diese klingen im Gehirn wieder. Es ist nachgewiesen worden, dass diese Schwingungen eine Vervielfältigung der grauen Zellen im Gehirn hervorrufen. Das verstärkt die Konzentrationsfähigkeit, die Gedächtnisleistung und die Intelligenz.
- Atmen Sie deshalb bitte durch die Nasenlöcher ein. Verschließen Sie die Ohren mit einem passenden Finger. Während Sie ausatmen, senken Sie den Kopf auf die Kehle und machen Sie dabei einen summenden Laut im Rachen. Einatmend heben Sie Ihren Kopf wieder und beginnen Sie von vorn.
- Üben Sie 9-27 Atemzüge lang.

Chandra Nadi Pranayam

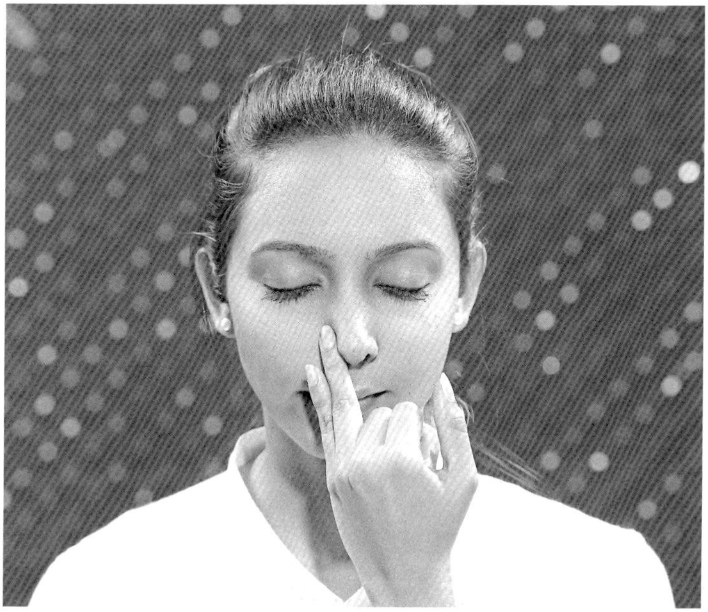

- Atmen Sie nur durch das linke Nasenloch ein und aus, wobei Sie das rechte Nasenloch vollkommen verschließen. Diese Atemmeditation sollten Sie nur dann praktizieren, wenn es keine dagegensprechenden Symptome gibt.

Wirkung:

- Gut in Fällen von Bluthochdruck, Reizbarkeit, übermäßigen Hungerattacken und Säureüberschuss sowie bei Unruhe.

Kapitel 3

Das Kreislaufsystem

Das Kreislaufsystem besteht aus dem Herzen und den Blutgefäßen, also den Arterien, den Venen und den Kapillaren. Die Funktion des Kreislaufsystems besteht darin, sicherzustellen, dass ausreichend sauerstoffhaltiges Blut in die Zellen, die Gewebe und die Organe des Körpers gebracht wird. Die Blutgefäße transportieren das unreine Blut aus den Körper-Systemen heraus, lassen es mit Hilfe der Lungen und des Herzens mit Sauerstoff anreichern und reinigen und bringen es dann wieder zurück in die Organe und Systeme des Körpers. Das Kreislaufsystem umfasst auch noch die Lymphbahnen, die die Giftstoffe zur Ausscheidung abtransportieren und die die Lymphe zu den Organen bringen, was ein besonders wichtiger Bestandteil des Abwehrsystems des Körpers ist.

Aber es gibt viele Störungen, die das Kreislaufsystem plagen. Lassen Sie uns einen Blick auf die wichtigsten werfen.

Cholesterin

Wenn Sie glauben, Sie wären die Einzige, die von zu hohen Cholesterinwerten geplagt ist, sollten Sie weiterlesen! Eine Studie aus dem Jahr 2011, die von einer Kette von Kliniken aus Anlass des Welt-Herz-Tages durchgeführt wurde, zeigte, dass Männer zwischen 25 und 45 Jahren in Ahmedabad alarmierend hohe Cholesterin- und Triglyzeridwerte aufwiesen, was einer der Hauptrisikofaktoren für eine Herzerkrankung ist. Von diesen hatten 25 Prozent hohe oder abnormal hohe Werte derselben Stoffe im Blut. Diese Ergebnisse sind alarmierend, denn eine Studie, die vom südasiatischen Gesundheitszentrum unter asiatischen Männern durchgeführt wurde, zeigte, dass die Hälfte aller Herzinfarkte in diesem Bevölkerungsanteil in einem Alter unter 50 Jahren vorkamen und 25 Prozent sogar bei Männern unter 40.

Tatsächlich haben Ärzte auch schon bei jungen Männern ein höheres Risiko für Herzinfarkte festgestellt, besonders bei Männern zwischen 20 und 49.

Zu Hyperlipidämie (zu hohen Cholesterinwerten) kommt es aufgrund verschiedener Faktoren. Die Faktoren, die dazu beitragen, können entweder vererbt oder erworben sein. Sie könnten die Folge ungesunder Ernährungsgewohnheiten und eines stressigen Alltags, von Stoffwechselerkrankungen oder einer Fehlfunktion der Schilddrüse sein. Der Anstieg der Lipide verursacht eine ernsthafte Bedrohung des Kreislaufsystems. Er kann das Herz betreffen, das Gehirn und andere lebenswichtige Organe.

Ein Cholesterinwert von mehr als 200 mg/dl, ein Triglyzeridwert von über 100 mg/dl, ein LDL (Lipoprotein mit niedriger Dichte) von mehr als 70 mg/dl und ein HDL-Wert (Lipoprotein mit hoher Dichte) unter 30 mg/dl werden alle als Risikofaktoren eingeschätzt und zusammengenommen als Hyperlipidämie bezeichnet.

Frauen nach den Wechseljahren tendieren dazu, Hyperlipidämie zu entwickeln. Im Allgemeinen wird der Stoffwechsel nach den Wechseljahren aufgrund der hormonellen Veränderungen träger. Vor allem der Fettstoffwechsel wird davon betroffen. Gleichzeitig ist dies die Zeit, in der Frauen dazu tendieren, weniger aktiv zu sein, was zu der Störung zusätzlich beiträgt. Als Folge davon entwickelt sich eine Dyslipidämie. Manchmal wird dies auch von einer Schilddrüsenunterfunktion und einer Diabetes begleitet.

Das Ganze könnte weitgehend unter Kontrolle gebracht werden, wenn man sich richtig ernähren und den richtigen Sport machen würde – wenigstens, wenn der zu der Erkrankung beitragende innere Themenkomplex nicht zu groß ist.

Vorbeugung

- Essen Sie kein stark gewürztes und nur fettarmes Essen, vor allem grünes Blattgemüse, Gemüse und Obst. Dies alles hilft Ihnen, die Cholesterinwerte zu senken.
- Trinken Sie ausreichende Mengen Wasser.
- 3-4 Knoblauchzehen auf nüchternen Magen zu essen reduziert die Triglyzeride.
- Vermeiden Sie rotes Fleisch, Schellfisch und Krustentiere, Eigelb und Cashewnüsse. Nehmen Sie viele Omega-3-Fettsäuren auf, indem Sie viele Samen und

Nüsse essen, wie Alfalfa, Sonnenblumenkerne, Kürbiskerne, Leinsamen und Nüsse wie Mandeln, Walnüsse und Pistazien, die alle das Herz und das Nervensystem schützen.

- Alkohol zu vermeiden, hilft sehr dabei, die Fette zu kontrollieren. Regelmäßiger Sport ist ein Muss, um das Fett zu reduzieren und auch um die Arterien zu stärken und ein gutes Kreislaufsystem zu etablieren. Regelmäßiges Spazierengehen und Yoga, Atemmeditationen und Meditation im Allgemeinen helfen, die Cholesterinwerte zu kontrollieren.

Der ganzheitliche Ansatz

Vom ganzheitlichen Ansatz her betrachtet achten wir darauf, den Stoffwechsel durch eine Leberentgiftung und Balancierung der Hormonausschüttung zu verbessern und wieder in Ordnung zu bringen, was durch verschiedene Therapien aus unterschiedlichen Medizinsystemen und zusätzlich eingenommene Medikamente geschieht. Auch Veränderungen in der Lebensführung werden empfohlen.

Behandlungen wie Leberwickel, Bauchkompressen, Hüftbäder und Schlammbäder helfen, das Cholesterin zu kontrollieren. Diät ist ein integraler Bestandteil der Naturheilkunde und man kann seine Cholesterinwerte gut unter Kontrolle bringen, wenn man eine Zeitlang nur Rohkost, Obst und Säfte zu sich nimmt.

Homöopathie

Aurum met., Cholestrinum und Konstitutionsmittel, die für die Patienten passen, werden verschrieben.

Ayurveda

Medikamente, die Knoblauch enthalten, Gelbwurz, Langpfeffer, schwarzen Pfeffer und Amla werden verschrieben, um die Cholesterinwerte zu kontrollieren.

Blutdruckprobleme

Wenn die jüngsten Untersuchungen Recht haben, dann leidet bereits mehr als ein Drittel aller jungen Menschen an zu hohem Blutdruck. Das kommt einem sicherlich schockierend vor, denn die meisten meinen, dass Blutdruckprobleme vor allem im höheren Lebensalter vorkommen.

Ursachen

Die Hauptgründe dafür sind Vererbung, Stress, ein sitzender Lebensstil, Übergewicht, Rauchen und schlechte Essgewohnheiten.

Symptome

Bluthochdruck ist meist nicht fühlbar, obwohl es manchmal zu Herzrasen, Hinterhauptkopfschmerz, Übelkeit, Schwindel oder Brustschmerzen kommen kann.

Arten

Blutdruck kann als zu hoch oder zu niedrig bezeichnet werden, je nach Vorkommen bei Kontrollgruppen, vor allem im Hinblick auf Alter, Geschlecht, Tageszeit, Gene und Bevölkerungsdurchschnitt. Obwohl ein Wert von 120/80 als normaler Blutdruck bezeichnet wird, kann dies nicht verallgemeinert werden. Ein dauerhafter diastolischer Druck (der untere Messwert) von über 90 mm hg und ein dauerhafter systolischer Druck (der obere Messwert) von über 140 mm hg wird im Allgemeinen als Bluthochdruck bezeichnet. Entsprechend gilt ein Druck von weniger als 80 mm hg im diastolischen Bereich und 100 mm hg im systolischen Bereich als niedriger Blutdruck.

Hypertension, der Bluthochdruck, ist ein weit verbreitetes Gesundheitsproblem. Er ist ein wichtiger Risikofaktor sowohl für koronare Herzkrankheiten als auch für das Auftreten von Schlaganfällen. Einige der Komplikationen der Hypertension sind Angina Pectoris und andere Störungen wie Herzbeschwerden, Hirnschlag und Lähmung.

Der ganzheitliche Ansatz

Homöopathie

Medikamente, die den Geist beruhigen und das Herz stärken, werden verschrieben. Darunter sind Natrium Muriaticum 200, Aurum Met., Rauwolfia Q und Belladona.

Naturheilkunde
Hydrotherapie-Behandlungen wie feuchte Kompressen, Brustwickel, Schlammbäder, Wirbelsäulenbäder und Eisapplikationen im Nacken und in der Wirbelsäule sind sehr hilfreich.

Ayurveda
Ayurvedische Behandlungen zielen meist darauf ab, das belastete Herz und das Nervensystem zu entstressen und zu stärken. Die Behandlungen schließen den Stirnguss (Sirodhara) und Thalam ein. Abhyanga, Padabhyanga, Choorna Swedam usw. werden verabreicht, um den Kreislauf zu verbessern und die Blutgefäße zu stärken. Spezialbehandlungen, die die Herzfunktion verbessern, werden im Bedarfsfall gegeben.

Yoga
Asanas, Pranayamas, Entspannungstechniken, Yoga Nidra und Atemübungen mit langem, tiefen Atem helfen, das Prana ins Gleichgewicht zu bringen, das Herz und die Lungen zu stärken und das Nervensystem zu entspannen und zu stärken.

Akupressur und Reflexzonenmassage
Sie sind besonders hilfreich, da sie übermäßige Anspannung und eingeklemmte Nerven lösen, während sie gleichzeitig die inneren Organe stärken.

Akupunktur
Wird verabreicht, um den Schlaf zu fördern und den Geist zu entspannen.

Diät
Es sollte immer zunächst eine genaue Anamnese über die jeweiligen Ernährungsgewohnheiten erstellt werden, bevor man eine Ernährungsberatung vornimmt, um das Herz zu stärken und die Blutgefäße zu kräftigen. Winterkürbissaft, Rote-Bete-Suppe, Haferwasser, Kokosnusswasser und Wegerichsaft sowie der Saft der Blätter des Trommelstockbaums können angewandt werden, um den Blutdruck zu senken.

Herzklopfen

Herzklopfen ist etwas, das die meisten von uns beinahe täglich erleben. Es entsteht aufgrund einiger möglicher Störungen in den Herzklappen, aufgrund von Stress, Unruhe oder Panik oder als Folge von hormonellen Veränderungen, die vor allem in den Wechseljahren vorkommen.

Um sie richtig behandeln zu können, müssen wir die Ursache der Störung verstehen. Yoga, Pranayama und Meditation helfen sehr, das Herzklopfen zu kontrollieren, da sie auf die Unruhe und das Stressniveau einwirken. Sie verbessern auch den Kreislauf und stärken die Muskeln und Nerven, was sich auch auf das Herz auswirkt und so das Herzklopfen vermindert.

Der ganzheitliche Ansatz

Homöopathie

Aconit C 30, Digitalis C 30, Cactus C 30, and Gelsemium C 200 können alle das Herzklopfen vermindern.

Naturheilkunde

Brustwickel und Wirbelsäulenbäder können ebenfalls Herzklopfen eindämmen.

Ayurveda

Behandlungen, die die Muskeln und Nerven stärken, den Kreislauf verbessern und den Stress senken, werden bei Herzklopfen verordnet. Dazu gehören der Stirnguss (Sirodhara), die Vierhand-Massage Abhyanga, Hrid Vasti und Thalam. Innere Medikamente sind Kräuter wie Arjuna, Rauwolfia, Phylanthus Niruri (Bhoomiamlaki), and Borhevia Diffusa (Punarnava).

Ernährung bei verschiedenen Störungen

Hypothyreose (Unterfunktion der Schilddrüse)

Empfohlen:
Biologische Nahrung, Vollkorn, viel Obst und Gemüse, gute Versorgung mit Meeresfrüchten und anderen Proteinquellen. Lebensmittel wie Thunfisch, brauner Reis, Paranüsse und Lachs können das notwendige Selen bereitstellen. Fisch, Linsen und Milchprodukte mit einem niedrigen Fettgehalt, da diese einen hohen Tyroxingehalt besitzen, weiter Grüner Tee, Nahrungsmittel mit vielen Ballaststoffen, Kokusnussöl, Wasser und andere jodhaltige Nahrungsmittel.
Verboten: Soja und Sojaprodukte, Kohl, Blumenkohl, Brokkoli, Rosenkohl

Diabetes

Empfohlen:
- Brot und Mehlspeisen: Roggenbrot, Weizenprotein
- Fleisch und Geflügel: Mageres Rindfleisch, Kalb, Lamm, , Kaninchen, Hühnchen, in Stücken oder als Hackfleisch, gekocht und gedämpft. Magerer Schinken, Rindfleisch-Wurst, fettarmes Schweinefleisch
- Fisch und Meeresfrüchte: Fettarm, gebacken, gedämpft und gelegentlich auch gebraten. Begrenzen Sie die Aufnahme von eingelegtem Hering und Fisch in Konserven.
- Eier: 1 ganzes Ei oder 2 Eiweiße werden empfohlen
- Milchprodukte: Milch, Joghurt, Kefir, Hüttenkäse (mit geringem Fettgehalt), Käse.
  Verboten: Käse aus gesüßtem Rahm, Sahne
- Fette und Öle: Butter und Pflanzenöl.
  Verboten: Fleischfett und Ölmischungen zum Frittieren
- Cerealien, Pasta und Hülsenfrüchte: Porridge aus Hafer, Gerste, Buchweizen, Hirse.
  Verboten: Maisgries, Nudeln, Reis. Begrenzen Sie die Aufnahme von Erbsen, sie sollten wie Kohlehydrate behandelt werden.

- Gemüse: Kohlarten, Salat, Kürbis, Gurken, Tomaten, Auberginen
  Verboten: Marinierte und gepickelte Gemüsesorten.
- Suppen: Magere Fleischbrühe, Fischsuppen, Pilzbrühen mit Kartoffeln, Gemüse, Kohlsuppen, Rote-Bete-Suppe
- Früchte und Desserts, Kuchen: Süßsaure Früchte in jeder Form, Beeren
  Verboten: Weintrauben, Rosinen, Datteln, Feigen, Bananen, Zucker, Honig, Marmelade, Süßigkeiten, Eiscreme
- Getränke: Tee, Kaffee, Kakao, Milch ohne Zucker, ungesüßter Saft von frischen Früchten und Beeren, Tomatensaft
  Verboten: Süßer Fruchtsaft und Saft von Beeren (Weintrauben usw.), gesüßte kohlensäurigehaltige Getränke

Bluthochdruck

Empfohlen:

- Wasserlösliche gel-bildende Ballaststoffe wie Hafermüsli, Apfelpektin, Flohsamen, Guarkernmehl.
- Nehmen Sie 1-3 Esslöffel einer Kräutermischung, die die Masse des Stuhls vergrößert, wie beispielsweise Ingwer, Fenchelsamen, Bockshornkleesamen.
- Eine Ernährung, die reich an kaliumhaltigen Früchten und Gemüsen ist, wie Bananen, Orangen, Aprikosen, Avocados, Erdbeeren, Kartoffeln, Tomaten, Gurken, Kohl, Blumenkohl, Paprika, Auberginen, Sprossen, Gelbwurz, Petersilie, Spinat, Brokkoli und Thunfisch.
- Viele essenzielle Fettsäuren – Sellerie, Knoblauch, Zwiebelen und Karotten.

Arthritis

Empfohlen:

- Ananas: Rheumatoide Arthritis verursacht eine Entzündung an den Punkten, an denen die Gelenke sich berühren. Ananas enthält Bromelain, das die Produktion von Prostaglandinen vermindern kann, die einer der Hauptfaktoren für die Entstehung von Gelenkentzündungen ist.
- Ingwer: Nehmen Sie Ingwer und Möhrensaft sowie Apfelsaft, trinken Sie diese Mischung. Sie wird die Arthritis reduzieren, denn sie wirkt genau wie ein Antibiotikum, um die Entzündung zu senken.

- Amlabeeren: Amla hilft gegen die Gelenkentzündungen und sie wirkt auch gegen die Gelenkabnutzung (Achtung: Verzehren Sie nur frische Beeren oder den Saft, keine Konserven).
- Knoblauch: Hat einen entzündungshemmenden Effekt, der helfen kann, Infektionen im Körper aufgrund von Arthritis zu vermindern.
- Erdnüsse: Sie helfen zu Vorbeugung einer Fehlernährung und vaskulärer Komplikationen, indem sie die Menge der Gelenkflüssigkeit und der Gelkissen zwischen den Gelenken aufrechterhalten.
- Basilikum(Tulsi)-Tee: Ist der geeignete Ersatzstoff für Tee und Kaffee, denn er senkt die Schmerzen bei Arthritis.
- Pampelmusen: Senken das Niveau des Blutzuckers und der Kohlehydrate, die einer der Hauptgründe für Arthritis ist.
- Zitronentee: Besitzt eine entzündungshemmende Wirkung.
- Möhren: Arthritis wird hauptsächlich durch Verdauungsstörungen verursacht, und Möhren sind die beste Quelle für eine gute Verdauung, sodass die Entzündung von innen vermindert werden kann.
- Neem: Schlucken Sie junge Neemblätter. Sie vermindern nicht nur die Entzündung, sondern sind auch eine großartige Kur gegen Arthritis.
- Granatäpfel: Diese Früchte geben Ihnen innere Kraft, Entzündungen selbst zu bekämpfen, und sind auch ein kraftvolles Mittel gegen Arthritis.

Knochengesundheit

Empfohlen:

- Milch: Unsere Knochen brauchen Kalzium, um gesund und stark zu bleiben. Milch ist eine der Substanzen, die am meisten Kalzium enthält.
- Joghurt und Käse: Milchprodukte wie Joghurt und Käse sind die nächstbesten Nahrungsmittel für gesunde Knochen.
- Grünes Blattgemüse: Viele Gemüsesorten wie Chinakohl und Brokkoli sind großartige Kalziumspender, wobei sie zusätzlich auch die Proteine liefern, die man für gesunde und flexible Knochen braucht.
- Sojaprodukte: Kürzlich durchgeführte Studien haben gezeigt, dass Kalzium nicht der einzige Nährstoff ist, den man für starke Knochen braucht. Aus Pflanzen hergestellte Chemikalien, die man Isoflavone nennt, sind für die Knochendichte ebenso wichtig.

- Nüsse und Samen: Nüsse, wie Mandeln oder Pistazien, und Samen, wie Sonnenblumenkerne oder Seetang, sind hervorragende Kalziumlieferanten und besitzen zudem viele Mineralien, wie Eisen, Bor, Selen, Phosphor und Magnesium.

Verstopfung

Empfohlen:

- Dunkle Blattgemüse wie Spinat, Brokkoli und Blumenkohle, Auberginen, Sellerie, grüne Erbsen, Tomaten
- Getrocknete Erbsen und Bohnen wie z.B. Kidneybohnen, Limabohnen und Schwarzaugenbohnen, Kichererbsen und Linsen
- Getrocknete Früchte wie Aprikosen, Datteln, Pflaumen und Rosinen
- Beeren und Früchte wie Blaubeeren, Brombeeren, Himbeeren und Erdbeeren, Orangen, Äpfel mit Haut, Avocado, Kiwi, Mango und Birne
- Vollkorn wie Gerste, Popcorn, Mais und Vollkornreis
- Gekochte Cerealien wie Haferkleie, Porridge, Vollkornbrot und –brötchen

Gesunde Haare

Empfohlen:

- Lachs: Als eine hervorragende Proteinquelle ist Lachs voll gesunder Omega-3-Fettsäuren, ebenso Vitamin B 12 und Eisen. Essenzielle Omega-3-Fettsäuren werden benötigt, um die Gesundheit der Kopfhaut zu gewährleisten. Ein Mangel an Omega-3-Fettsäuren kann dazu führen, dass die Kopfhaut austrocknet und dass die Haare deshalb matt und müde aussehen. Nehmen Sie täglich 1-2 Esslöffel Leinsamen zu sich, wenn Sie Omega-3-Fettsäuren pflanzlichen Ursprungs vorziehen.
- Dunkelgrüne Gemüse: Spinat, Brokkoli oder Mangold sind eine exzellente Quelle für die Vitamine A und C, die Ihr Körper braucht, um Talg zu produzieren. Diese ölige Substanz, die von unseren Haarfollikeln hergestellt wird, ist der natürliche Haarconditioner unseres Körpers. Dunkelgrüne Gemüse schenken uns auch Eisen und Kalzium.
- Bohnen, wie z.B. Kidneybohnen, oder Linsen sollten ein wichtiger Teil unserer Haar-Versorgung sein. Nicht nur, dass sie eine hervorragende Proteinquelle sind, was das Wachstum der Haare anregt, sondern sie schenken uns auch Eisen, Zink

und Biotin für unsere Haargesundheit. Obwohl Biotinmangel selten ist, kann er dazu führen, dass wir sprödes Haar bekommen, das leicht bricht.

- Nüsse: Paranüsse sind die beste natürliche Quelle für Selen, ein wichtiges Mineral für die Gesundheit unserer Kopfhaut. Walnüsse können uns Alpha-Linolensäure schenken, eine Omega-3-Fettsäure, die dazu beitragen kann, dass unser Haar scheinend und gut kämmbar bleibt. Walnüsse sind auch eine hervorragende Quelle für Zink, ebenso wie Cashews, Pekannüsse und Mandeln. Ein Zinkmangel kann dazu führen, dass wir Haare verlieren, stellen Sie darum sicher, dass Sie regelmäßig Nüsse essen, wenn Ihr Haar gesund bleiben soll.
- Geflügel: Hühnchen und Puten haben vielleicht Federn, aber das qualitativ hochwerte Protein, das sie uns schenken, wird uns helfen, die Haargesundheit zu bekommen, nach der wir streben. Ohne das richtige Protein oder durch weniger hochwertiges Protein kann man dünnes, brüchiges Haar bekommen, während ein ausgeprägter Proteinmangel dazu führt, dass die Haarfarbe abnimmt.
- Eier: Wenn es um gesundes Haar geht, dann ist es egal, ob Sie Eier lieber als Rührei, als Spiegelei oder gekocht verzehren. Ganz gleich, wie Sie Ihre Eier zubereiten, sie sind eine der besten Proteinquellen, die Sie finden können. Sie enthalten Biotin und Vitamin B12, die ebenfalls wichtige Nährstoffe für die Schönheit Ihrer Haare sind.
- Vollkorn: Beißen Sie herzhaft in Vollkorn, etwa in ein Brot aus Vollkornweizen oder ein gesundes Vollkornfrühstück mit Müsli, dann haben Sie schon Ihre Tagesration an Zink, Eisen und den notwendigen B-Vitaminen zu sich genommen.
- Austern: Austern sind vielleicht eher als Aphrodisiaka bekannt, aber sie sind auch wichtig für die Haargesundheit.
- Milchprodukte mit niedrigem Fettgehalt: Milchprodukte mit niedrigem Fettgehalt wie entfettete Milch oder Joghurt sind großartige Kalziumquellen, ein wichtiges Mineral für das Haarwachstum. Sie enthalten darüberhinaus auch noch Molke und Kasein, zwei Quellen für hochwertiges Protein.
- Möhren sind eine hervorragende Quelle für Vitamin A, das für eine gesunde Kopfhaut ebenso sorgt wie für ein gutes Sehvermögen. Da eine gesunde Kopfhaut ausschlaggebend ist, wenn Sie gesundes, brillant scheinendes Haar Ihr Eigen nennen wollen, dann sollten Sie so weise sein, möglichst viele Karotten in Ihre tägliche Ernährung aufzunehmen.

Gesunde Haut

Empfohlen:

- Grüner Tee: Grüner Tee ist reich an Antioxydantien, die Entzündungen verringern und die Zellwände schützen. Es ist nachgewiesen worden, dass sie auch die Schäden durch Sonnenbrand und übermäßige Einstrahlung von ultraviolettem Licht vermindern, was wiederum das Risiko für Hautkrebs mindert. Grüner Tee ist ebenfalls reich an Polyphenolen – Stoffe, die die krebsverursachenden Freien Radikale auslöschen.
- Fettsäuren: Essen Sie viel Lachs, anderen fetten Fisch, Walnüsse oder Leinsamen. Lachs ist reich an essenziellen Fettsäuren und diese wiederum sind ein Schlüssel für eine gesunde Haut. Essenzielle Fettsäuren wie Omega-3-Fettsäuren unterstützen die Zellwände dabei, gesund zu bleiben, indem sie die schädlichen Stoffe aus den Zellen heraushalten, während sie gleichzeitig dafür sorgen, dass Nährstoffe aufgenommen werden und Abfallstoffe ausgeschieden werden. Omega-3-Fettsäuren reduzieren zudem die Produktion von entzündlichen Prozessen im Körper, die die Haut schädigen können. Eine zunehmende Aufnahme von Omega-3-Fettsäuren durch entsprechende Nahrungsmittel wie Lachs wird dazu beitragen, dass Ihre Haut schön, jung und gut durchblutet bleibt.
- Blaubeeren: Blaubeeren werden von Fachleuten für eine Quelle noch hochwertigerer Antioxydantien gehalten, die gegen Freie Radikale kämpfen, die die Hautzellen schädigen können.
- Möhren: Möhren sind eine hervorragende Quelle für Vitamin A, was ein notwendiger Nährstoff für die Hautgesundheit ist. Sie enthalten ebenfalls große Mengen an Antioxydantien, die verhindern, dass Freie Radikale die Haut schädigen. Vitamin A wird benötigt, die Hautzellen zu entwickeln und zu erhalten und ein Mangel an Vitamin A kann zu trockener Haut führen.
- Wasser: Trinken Sie viel Wasser – wenigstens das Minimum, das für Sie notwendig ist, denn dadurch wird Ihre Haut jung aussehen und gesund erscheinen. Wasser in koffeinhaltigen oder zuckerhaltigen Getränken zählt hierbei nicht, denn es muss reines, klares Wasser sein, nur das verjüngt die Hautzellen. Wasser hydriert die Hautzellen und hilft gleichzeitig dabei, dass Giftstoffe ausgeschieden und Nährstoffe besser aufgenommen werden. Wenn der Körper in ausreichendem Maß hydriert ist, dann schwitzt er leichter, was der Haut hilft, klar und rein zu bleiben.

Übergewicht

Empfohlen:

- Säfte von Zitrusfrüchten wie Zitronen, Grapefruits oder Orangen, Ananas, Erdbeeren, Wassermelone
- Gemüse wie Kohl und Kürbis, Brokkoli, Karotten, Blumenkohl, Sellerie, Gurken, grüne Bohnen, Salat, Zwiebeln, Radieschen, Spinat, Steckrüben, Linsen, Soja (Tofu), Sesamsamen usw. bringen hochwertige Ballaststoffe und unraffinierte komplexe Kohlehydrate in Ihren Körper, ebenso wie Vollkorn, mit dem der Körper sich schneller satt fühlt als mit raffinierten Kohlehydraten wie Zucker und Weißmehl.
- Essen Sie rohe oder nur leicht gekochte Gemüse.
- Konsumieren Sie Proteine mit niedrigen Mengen gesättigten Fetts, vor allem Hülsenfrüchte wie getrocknete Bohnen oder getrocknete Erbsen.
- Nichtvegetarier können Nahrungsmittel wie Pute oder Hähnchenbrust ohne Haut oder weißen Fisch verzehren.

Kopfschmerzen und Migräne

Empfohlen:

Unterstützen Sie sich mit einer Diät gegen Entzündungen:

- Vitamin D: ein Vitamin-D-Mangel ist weit verbreitet, selbst in Gegenden mit ausreichender Sonneneinstrahlung.
- Wenig Kohlehydrate – Stärke ist hyperglykämisch und eine Allergie gegen Getreidegluten ist inzwischen weit verbreitet.
- Pflanzenöle – Nur Olivenöl ist wirklich sicher, Butter ist besser.
- Fischöl – Omega-3-Fettsäuren können eine chronische Entzündung mindern.
- Meiden Sie alle Quellen für Maissirup mit hohem Fructose-Anteil (Glukose-Fructose-Sirup, ab 5 %)
- Gesättigte Fette – sicherer als mehrfach ungesättigte Fettsäuren, aber eine gefährliche Kalorienquelle!

Das Beste ist, eine ausgewogene Nahrung mit einem hohen Fischanteil und nicht weiterverarbeiteten Nahrungsmitteln zu sich zu nehmen. Das bedeutet eine große Bandbreite an Getreiden, Früchten und Gemüsen. Pfefferminze, Cayennepfeffer, Ingwer, Fisch und Fischöl, kalziumreiche Nahrungsmittel wie Spinat, Brokkoli und Mangold sowie Nahrungsmittel, die reich an Magnesium sind, wie Spinat, Hafermehl, Weizen oder Knoblauch, sind zu empfehlen.

Dhanurasana (Bogenposition)

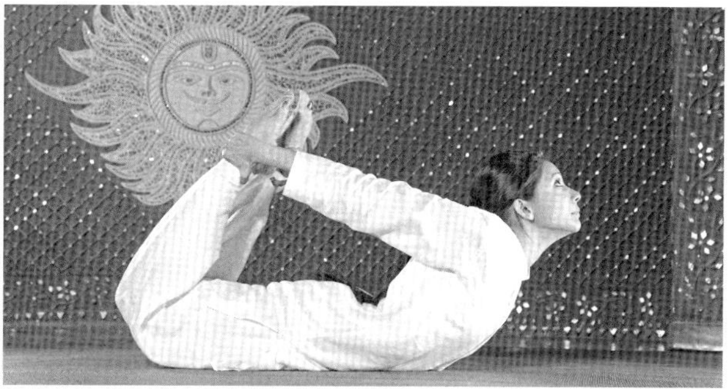

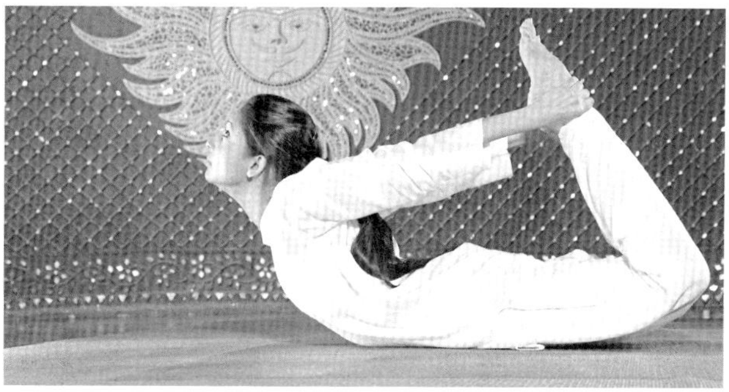

- Legen Sie sich auf Ihren Bauch, die Beine aneinander, das Kinn auf den Boden, die Hände neben die Brust mit den Handflächen nach unten.
- Beugen Sie die Beine und Knie, bringen Sie Ihre Füße in die Nähe des Pos.
- Halten Sie Ihre Knöchel mit den jeweiligen Händen (Sie können auch die Zehen halten, wenn dies angenehm für Sie ist).
- Einatmend heben Sie Ihr Kinn und Ihre Brust sowie Bauch und Oberschenkel nach oben, geben Sie Ihrem Körper die Form eines Bogens.
- Halten Sie die Position mit normalem Atem.
- Lassen Sie den Körper beim Ausatmen langsam sinken. Entspannen Sie die Beine und die Hände.

Ellenbogen-Bewegungen

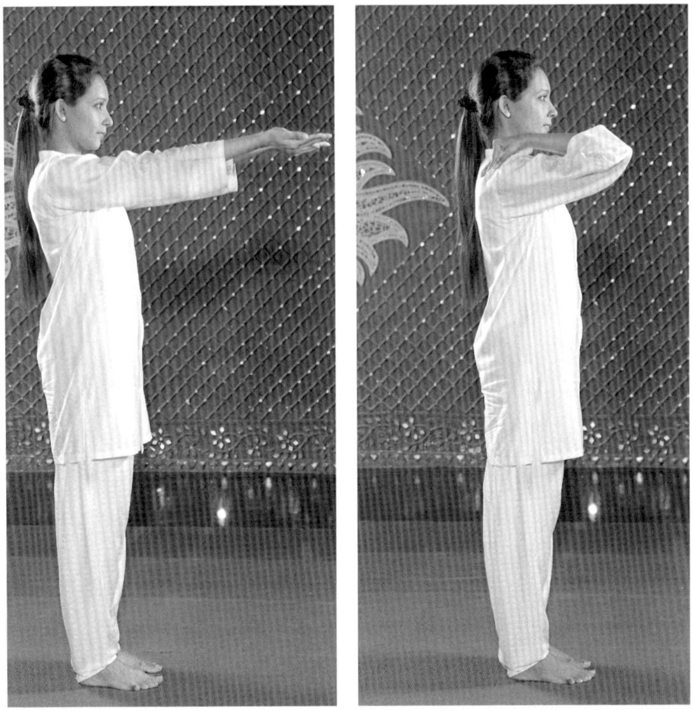

- Strecken Sie die Arme nach vorne aus, parallel zum Boden.
- Mit einer Einatmung beugen Sie den Ellenbogen und mit der nächsten Ausatmung strecken Sie den Arm wieder.
- Sie fühlen die Veränderungen im Ellenbogen, im Bizeps und im Trizeps-Muskel.

Fingerbewegungen

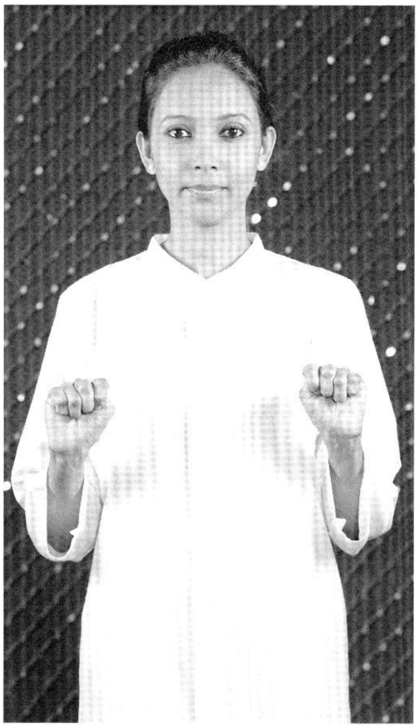

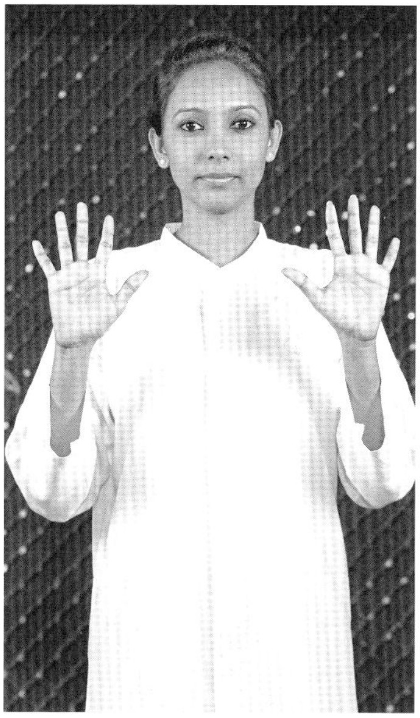

- Halten Sie die Hände vor der Brust, machen Sie einatmend eine feste Faust und öffnen Sie die Hände kraftvoll beim Ausatmen.
- Spüren Sie, wie die Spannung aus Ihrem gesamten Oberkörper sich löst.

Gomukhasana (Kuhgesicht)

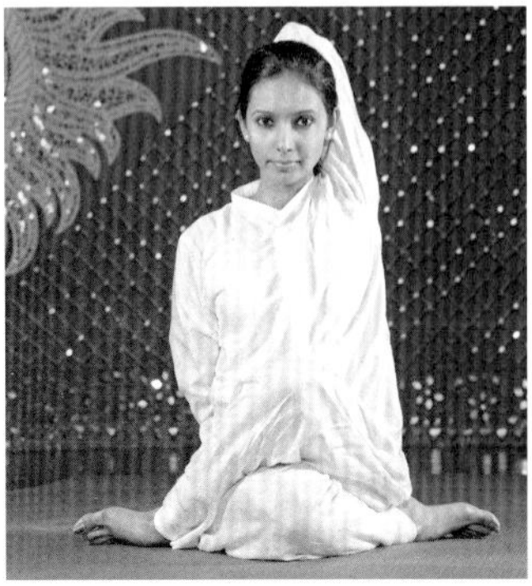

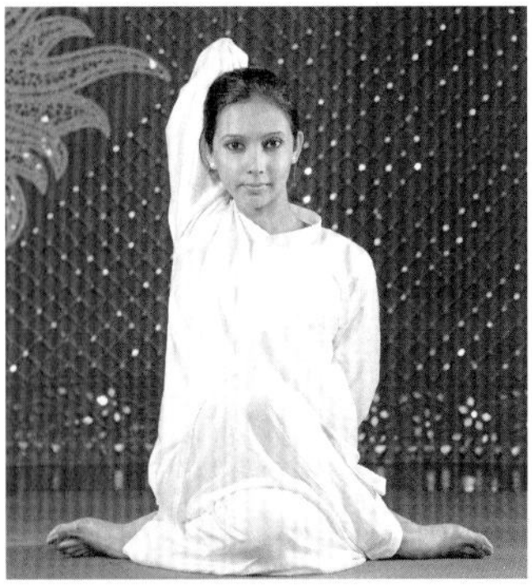

- Sitzen Sie mit ausgestreckten Beinen.
- Beugen Sie das rechte Bein und setzen Sie es unter den linken Oberschenkel.
- Nun kreuzen Sie das linke Bein über das rechte, sodass das linke Knie auf das rechte Knie gelegt wird.
- Beim Einatmen legen Sie die linke Hand über die Schulter und die rechte Hand unter die Schulter, um hinter Ihrem Rücken die Finger zusammenzuführen. Wenn dies nicht gelingt, halten Sie die Position, wo immer es sich angenehm anfühlt.
- Stellen Sie sicher, dass Ihr Nacken aufgerichtet ist.
- Fühlen Sie die Streckung in Ihrem gesamten Rücken, in den Schultern, Hüften und Oberschenkeln.
- Beim Ausatmen lösen Sie zunächst die linke Hand, dann die rechte. Lösen Sie dann das linke Bein und danach das rechte.
- Entspannen Sie mit ausgestreckten Beinen.
- Nun üben Sie auf der anderen Seite: Legen Sie das linke Bein unter das rechte und das rechte Knie auf das linke. Nehmen Sie die rechte Hand hoch und legen Sie sie über die Schulter, die linke Hand unter die Schulter, versuchen Sie die Hände zusammenzuführen.
- Halten Sie die Position einige Atemzüge lang mit normaler Atmung.
- Lassen Sie dann erst die Hände los und danach entspannen Sie die Beine.
- Entspannen Sie dann den gesamten Körper.

Wirkung:

- Diese Asana stärkt eine gute Haltung. Sie verbessert die Verdauung und löst Verspannungen im Nacken und im Rücken.

KAPITEL 4

Krebserkrankungen

Brustkrebs

Brustkrebs ist eine Krebserkrankung, die im Brustgewebe beginnt. Die Brüste entwickeln sich in der Pubertät. Die Größe und Form der Brüste variieren, je nach der individuellen Körperform und der Vererbung. Die Entwicklung der Brust ist Teil der Vorbereitung des weiblichen Körpers auf ein sexuelles Leben, auf die Fortpflanzung und auf das Stillen.

Selbstuntersuchung der Brüste

Es kann angeborene Probleme mit den Brüsten geben, wie beispielsweise umgekehrte Brustwarzen oder behaarte Brüste. Diese können durch medizinische Behandlungen korrigiert werden, aber oft auch durch einfache Hausmittel wie regelmäßige Massagen.

Im Allgemeinen können im Zusammenhang mit der Menstruation bestimmte Brustsymptome auftreten, wie eine Schwere der Brüste oder eine besondere Empfindlichkeit. Wenn man zu diesen Zykluszeiten die Brust sanft palpiert, dann kann man auch kleine Zysten finden. Sie können wehtun oder auch nicht. Sie tendieren aber dazu, im Zyklusverlauf wieder zu verschwinden. Das geschieht vor allem bei Frauen, die zu fibrösen Brüsten neigen.

Abgesehen von und unabhängig vom Zyklusverlauf sollten Sie zu einer Gynäkologin gehen, wenn Ihre Brüste schmerzhaft sind oder Zysten bilden.

Eine Brustuntersuchung jedoch können Sie selbst regelmäßig durchführen. Sie hilft bei einer Frühdiagnose auch von ernsthaften Erkrankungen.

Sie können dabei mit folgenden Schritten vorgehen:

Schritt 1: Beginnen Sie damit, dass Sie Ihre Brüste in einem Spiegel betrachten. Halten Sie dabei die Schultern aufrecht und Ihre Arme auf den Hüften.
Danach sollten Sie Ausschau halten:

- Haben die Brüste ihre normale Form, ihre normale Größe und ihre normale Farbe?
- Sind die Brüste in etwa gleich groß, ohne sichtbare Schwellung oder Veränderung?

Wenn Sie eine der folgenden Veränderungen sehen können, weisen Sie bitte einen Arzt darauf hin:

- Dellen, Zusammenziehen oder Ausbeulungen der Haut
- Eine Brustwarze hat sich in ihrer Position verändert oder sich eingezogen.
- Rötung, Reizung, Ausschlag oder Schwellung der Brust.

Schritt 2: Heben Sie nun die Arme und halten Sie Ausschau nach denselben Veränderungen.

Schritt 3: Während Sie vor dem Spiegel stehen, schauen Sie nach, ob irgendeine Flüssigkeit aus einer oder beiden Brustwarzen austritt (sie könnte wässrig, milchig oder gelblich sein oder wie Blut aussehen).

Schritt 4: Nun spüren Sie Ihre Brüste durch, während Sie sich hinlegen, nehmen Sie die rechte Hand, um Ihre linke Brust zu fühlen, und dann die linke, um die rechte Brust zu fühlen. Berühren Sie Ihre Brust mit einer festen, aber sanft gleitenden Bewegung, mit den Spitzen der ersten Finger Ihrer Hand, halten Sie dabei die Finger flach und zusammen. Machen Sie kreisförmige Bewegungen, wie ein Zwei-Euro-Stück.

Spüren Sie so die gesamte Brust durch, von oben nach unten, von einer Seite zur anderen – vom Schlüsselbein bis zum Zwerchfell, von Ihren Achselhöhlen bis zum Brustbein.

Entwickeln Sie nach und nach Ihr eigenes Muster, um die gesamte Brustregion abzutasten. Sie können beispielsweise mit der Region um die Brustwarze beginnen, dann in größeren und noch größeren Kreisen fortfahren, bis Sie die äußeren Kanten der Brust erreichen. Sie können auch Ihre Finger vertikal auf und ab bewegen, oder in Reihen, so, als ob Sie einen Rasen mähen würden. Dieser Auf- und-Ab-Ansatz scheint bei den meisten Frauen am besten zu funktionieren. Stellen Sie sicher, dass Sie das gesamte Gewebe von vorne bis hinten in Ihrer Brust durchtasten: von der Oberhaut bis zum Gewebe direkt darunter. Tasten Sie dort mit nur einem ganz leichten Druck. Erkunden Sie dann das Gewebe in der Mitte Ihrer Brust, wobei Sie einen mittleren Druck einsetzen, und mit festem Druck untersuchen Sie das Tiefengewebe im Hintergrund der Brüste. Wenn Sie dieses Tiefengewebe erreicht haben, sollten Sie in der Lage sein, Ihre Rippen zu spüren.

Schritt 5: Fühlen Sie Ihre Brüste noch einmal durch, während Sie sitzen oder stehen. Viele Frauen mögen es am liebsten, Ihre Brüste zu untersuchen, wenn die Haut nass oder schlüprig ist, deshalb tun sie es am liebsten in der Dusche. Stellen Sie jedoch sicher, dass Sie Ihre gesamte Brust untersucht haben, wobei Sie den Angaben im vorherigen Schritt folgen.

Nach der Selbstuntersuchung zögern Sie nicht, zu einem Facharzt oder -ärztin zu gehen, wenn Ihnen Zweifel gekommen sind, damit weitere Untersuchungen, wie Ultraschall, Mammografie usw., gemacht werden können.

Ursachen und Risikofaktoren

Risikofaktoren, die Sie nicht beeinflussen können:

- Alter und Geschlecht – Ihr Risiko, Brustkrebs zu bekommen, nimmt mit fortschreitendem Alter zu. Die meisten fortgeschrittenen Brustkrebsfälle werden bei Frauen entdeckt, die älter als 50 sind. Die Wahrscheinlichkeit, an Brustkrebs zu erkranken, ist bei Frauen100x höher als bei Männern.
- Familiengeschichte mit Brustkrebs – Es könnte auch sein, dass Sie ein höheres Brustkrebsrisiko haben, wenn eine ihrer nahen Verwandten eine Krebserkrankung hatte: Brustkrebs, Eierstockkrebs, Gebärmutterkrebs oder Darmkrebs. Etwa 20-30 Prozent der Brustkrebspatientinnen haben eine Familiengeschichte mit dieser Erkrankung.
- Gene – Manche Menschen haben Gene, die sie dazu neigen lassen, Brustkrebs zu entwickeln.
- Menstruationszyklus – Frauen, die früh ihre Periode bekommen haben (vor ihrem 12. Geburtstag) oder die spät ihre Wechseljahre bekamen (nach dem 55. Geburtstag), weisen ein höheres Brustkrebsrisiko auf.

Andere Risikofaktoren sind:

- Alkohol –Mehr als 1-2 Gläser Alkohol pro Tag kann Ihr Brustkrebsrisiko erhöhen.
- Kinder: Frauen, die nie geboren haben oder ihre Kinder erst nach ihrem 30. Geburtstag bekamen, haben ein erhöhtes Brustkrebsrisiko. Mehr als einmal schwanger gewesen zu sein oder eine Schwangerschaft in jungem Alter reduziert Ihr Brustkrebsrisiko.
- Hormonersatztherapie – Sie haben ein erhöhtes Brustkrebsrisiko, wenn Sie einige Jahre lang eine Östrogen-Hormonersatztherapie durchgeführt haben.

Symptome

Brustkrebs im Frühstadium zeigt meist keine Symptome. Deshalb sind auch regelmäßige Brustuntersuchungen so wichtig. Wenn der Krebs wächst, dann können die Symptome folgende sein:

- Knoten in der Brust oder Knoten in den Achselhöhlen, die hart sind, unregelmäßige Ecken haben und normalerweise nicht wehtun.
- Veränderungen in der Größe, Form oder im Gefühl in Ihrer Brust oder Brustwarze – Sie spüren vielleicht eine Rötung, Schwellung oder Dellen in der Brust, die aussehen wie Orangenhaut.
- Ihre Brustwarze sondert Flüssigkeit ab – blutig, klar oder gelblich, grün, vielleicht auch wie Eiter.

Symptome eines fortgeschrittenen Brustkrebses können folgende sein:

- Schmerzen in den Knochen
- Schmerzen oder Unbehagen in der Brust
- Hautgeschwüre
- Schwellungen in einem Arm (auf der Seite der krebsbefallenen Brust)
- Gewichtsverlust

Arten

Es gibt zwei Haupttypen von Brustkrebs:

- das duktale Brustdrüsenkarzinom, das in den Gängen beginnt, die die Milch von der Brust bis zur Brustwarze bringen. Die meisten Brustkrebsfälle sind solche Krebsarten.
- Das lobuläre Karzinom, das in Teilen der Brustdrüse selbst beginnt, die die Milch herstellen.
- In ganz seltenen Fällen kann der Krebs auch in anderen Teilen der Brust auftreten.

Brustkrebs kann invasiv oder nichtinvasiv sein. Invasiv bedeutet, dass der Krebs sich von den Milchkanälen oder dem Brustgewebe auf andere Bereiche der Brust ausgebreitet hat. Nichtinvasiv bedeutet, dass er das nicht getan hat. Nichtinvasiver Brustkrebs wird „in situ" genannt.

Wann sollten Sie zum Arzt gehen?
Wenn Sie in Ihrer Brust Veränderungen bemerken oder wenn die Brustwarze sich einzieht oder wenn Sie Knoten in Ihrer Brust entdecken oder wenn Ihre Brusthaut an irgendeiner Stelle beginnt, wie Orangenhaut auszusehen, oder wenn Ihre Brustwarzen irgendeine Flüssigkeit absondern, dann sollten Sie sofort und ohne Verzögerung einen Facharzt/-ärztin aufsuchen.

Anzeichen und Untersuchungen

MRT, PET, CT, Mammografie, Bluntuntersuchungen zu Krebsmarkern.

Vorbeugung

Eine regelmäßige Selbstuntersuchung der Brust und eine dauerhafte Achtsamkeit, ob irgendwelche Veränderungen geschehen, sind ausschlaggebend. Nach dem 40. Geburtstag sollte eine regelmäßige Mammografie vorgenommen werden. Im Falle erblicher Belastung auch vorher.

Komplikationen

Bei Krebsbehandlungen kann es zu Nebenwirkungen oder Komplikationen kommen – bei Bestrahlungen etwa sind eine zeitweilige Brustschwellung (Lymphödem) sowie Schmerzen in diesem Bereich möglich.

Das Lymphödem kann 6-8 Wochen nach der Operation oder Bestrahlung einsetzen. Es kann auch sehr langsam einsetzen, wenn Ihre unmittelbare Behandlung schon abgeschlossen ist. Es kann sein, dass die Symptome bis zu 18-24 Monate anhalten. Manchmal kann es Jahre dauern, ehe sich solche Symptome entwickeln.

Der ganzheitliche Ansatz

Der ganzheitliche Ansatz einer Krebsbehandlung fokussiert darauf, ganzheitliche Behandlungsformen mit westlicher Medizin wie Chemotherapie, Operation und Bestrahlung zu verbinden. Die moderne Krebsbehandlung hat sich in einem Ausmaß entwickelt, dass eine Frühdiagnose und spezielle Behandlungen sowie hochspezielle Tumormarker frühzeitig entdeckt werden können.

Unserer Erfahrung nach ist es in der Behandlung unterschiedlicher Krebsstadien für die Patientin immer besser, einen ganzheitlichen Ansatz einzuschlagen. Ein gutes Management in der Lebensführung, eine gute Ernährung, emotionale und psychologische Unterstützung und eine Spiritualität sind gleichermaßen wichtig für den Umgang mit dem Krebs. Bei einem sehr fortgeschrittenen Krebs können homöopathische und ayurvedische Behandlungen sehr wirksam sein, um die Nebenwirkungen von Bestrahlung und Chemotherapie zu mindern und das Immunsystem aufzubauen, sodass die Fähigkeit der Patientin gestärkt wird, den Krebs zu bekämpfen.

In den Frühphasen einer Krebserkrankung ist eine Kombination aus ganzheitlicher Medizin und westlicher Medizin sehr wirkungsvoll. Für eine Nachbehandlung der Krebserkrankung ist es sehr wichtig, sowohl homöopathische als auch ayurvedische Behandlungen vorzunehmen, um die Körperkonstitution zu verändern und der Möglichkeit eines Rezidivs vorzubeugen.

Jede Erkrankung, auch der Krebs, kann sich in dafür günstigen Bedingungen entwickeln. Diese günstigen Bedingungen sind ein verschlechtertes Immunsystem und körperlicher oder geistiger Stress. Auch wenn manche Menschen eine Prädisposition für bestimmte Erkrankungen haben, brechen diese oft nicht aus, wenn die Bedingungen ihren Ausbruch nicht begünstigen. Der Lebensstil trägt dazu bei, ob die

Situation einen Krankheitsausbruch begünstigt, beispielsweise, wenn man Giftstoffe akkumuliert. Diese Giftstoffe können sowohl materiell als auch geistig sein.

Durch einen ganzheitlichen Ansatz können wir das System entgiften und einen gesunden Lebensstil durch passende Ernährungsrichtlinien, Sport und Yoga aufbauen.

Homöopathie

Bryonia ist ein gutes Heilmittel bei einer Empfindlichkeit oder einem Hartwerden der Brüste. Phytolacca, Conium und Silicea können gegen Brustknoten eingesetzt werden. Ein Brustabzess kann mit Phytolacca, Silicea und Merc. Sol. behandelt werden. Diese Medikamente sollten in Absprache mit einem homöopathischen Arzt eingenommen werden.

Wenn eine Patientin operiert und anschließend bestrahlt und/oder mit Chemotherapie behandelt werden muss, gibt es dazu keine ganzheitliche Alternative außer der Vorbeugung und evtl. Ernährungsveränderungen. Die Behandlungen, die man hierzu verordnet, haben vor allem den Sinn, den Körper nach einer konventionellen Therapie wieder zu entgiften und das Immunsystem zu stärken.

Dies bedeutet, dass dabei Behandlungen aller Disziplinen sowie Medikamente eingesetzt werden.

Ernährung

- Wählen Sie Nahrungsmittel und Portionsgrößen, die ein gesundes Gewicht begünstigen.
- Wählen Sie Vollkornprodukte statt raffinierte Getreideprodukte.
- Essen Sie mindestens fünfmal am Tag Obst und Gemüse.
- Meiden Sie weiterverarbeitete Produkte und rotes Fleisch.
- Höchstens einmal pro Tag Alkohol trinken und nicht mehr als ein Getränk. Frauen mit einem Risiko für Brustkrebs sollten möglichst ganz auf Alkohol verzichten.

Gebärmutterhalskrebs

Der Krebs des Gebärmutterhalses beginnt im Gebärmutterhals, dem unteren Teil des Uterus (Gebärmutter), der sich am oberen Ende der Scheide öffnet. Gebärmutterhalskrebs entwickelt sich sehr langsam. Er beginnt mit einer präcanzerösen Erkrankung, die man Dysplasie nennt. Diese präcanzeröse Erkrankung kann mit einem PAP-Abstrich entdeckt werden und ist zu 100 Prozent behandelbar. Es kann Jahre dauern, ehe sich aus einem präcanzerösen Zustand ein Gebärmutterhalskrebs entwickelt. Die meisten Frauen, die eine Gebärmutterhalsdiagnose bekommen, haben schon jahrelang keinen PAP-Abstrich machen lassen oder haben sich nicht darum gekümmert, wenn sie einen abnormalen PAP-Abstrich hatten.

Ursachen

Beinahe alle Fälle von Gebärmutterhalskrebs werden von einem Virus verursacht, dem HPV (Humanes Papilloma-Virus). HPV ist ein weit verbreiteter Virus, der durch sexuelle Begegnungen übertragen wird. Es gibt viele verschiedene Formen von HPV. Manche Stämme führen zu Gebärmutterhalskrebs, andere zu Genitalwarzen, während wiederum andere überhaupt keine Beschwerden machen.

Die Sexualgewohnheiten und –muster einer Frau können ihr Risiko vergrößern, an Gebärmutterhalskrebs zu erkranken. Risikoreiche sexuelle Praktiken wie Sex in einem sehr frühen Alter, mehrere Sexualpartner, verschiedene Sexualpartner zur selben Zeit oder Sexualpartner, die hochrisikoreiche Sexualpraktiken bevorzugen, können das Risiko erhöhen.

Symptome

Die meiste Zeit verursacht ein Gebärmutterhalskrebs im Frühstadium keine Symptome. Symptome, die auftreten können, sind:

- ❖ Scheidenbluten zwischen den Menstruationen, nach dem Geschlechtsverkehr oder nach den Wechseljahren
- ❖ Kontinuierlicher Scheidenausfluss, der wässrig sein kann, blass, rosa, braun, blutig oder mit fauligem Geruch
- ❖ Menstruationen, die stärker werden und länger anhalten als normale Blutungen

Gebärmutterhalskrebs kann sich auf die Blase ausbreiten, auf den Darm, die Lungen und die Leber. Patientinnen mit Gebärmutterhalskrebs haben normalerweise keine Probleme, solange der Krebs nicht fortgeschritten ist oder sich ausgebreitet hat. Symptome eines fortgeschrittenen Gebärmutterhalskrebses können sein:

- Rückenschmerzen
- Knochenschmerzen oder Brüche
- Erschöpfung
- Verlust von Urin oder Stuhl durch die Vagina
- Beinschmerzen
- Appetitverlust
- Beckenschmerzen
- ein einziges, geschwollenes Bein
- Gewichtsverlust.

Anzeichen und Tests

Präcanzeröse Veränderungen des Gebärmutterhalses und Gebärmutterhalskrebs können mit bloßem Auge nicht wahrgenommen werden. Besondere Tests und Hilfsmittel sind nötig, um diese Erkrankung zu entdecken.

- Regelmäßige PAP-Abstriche können Anzeichen vermitteln, aber keine endgültige Diagnose liefern.
- Wenn abnormale Veränderungen gefunden werden, dann wird der Gebärmutterhals normalerweise unter Vergrößerung genau untersucht. Das wird Colposkopie genannt. Gewebsteilchen werden dabei chirurgisch entfernt (Biopsie) und zu weiteren Untersuchungen ins Labor gesandt.
- Eine Konusbiopsie kann auch vorgenommen werden.

Wenn die Frau mit Gebärmutterhalskrebs diagnostiziert wird, dann wird der Arzt weitere Tests veranlassen, um herauszufinden, wie weit der Krebs sich ausgebreitet hat. Das wird Stageing genannt. Diese Tests können einschließen

- Bruströntgen
- CT des Beckens
- Blasenspiegelung
- Intravenöses Pyelogramm (IVP)
- Becken-MRT

Vorbeugung

Praktizieren Sie sicheren Sex (mit Kondomen), das reduziert das Risiko für eine Infektion mit HPV und anderen sexuell-übertragbaren Krankheiten. Eine HPV-Infektion verursacht Genitalwarzen. Diese können manchmal kaum sichtbar sein, oder auch sehr groß (bis zu mehreren Zentimetern). Wenn eine Frau auf den Genitalien ihres Partners Warzen entdeckt, sollte sie mit diesem Mann keinen Sex haben.

Um das Risiko für Gebärmutterhalskrebs weiter zu vermindern, sollten Frauen die Zahl ihrer Geschlechtspartner reduzieren und Partner meiden, die an Sexualpraktiken mit hohem Risiko beteiligt sind.

Regelmäßige PAP-Abstriche können helfen, präcanzeröse Veränderungen zu entdecken, die dann behandelt werden können, bevor sie sich in Gebärmutterhalskrebs verwandeln. PAP-Abstriche finden auf effektive Weise solche Veränderungen heraus, müssen aber regelmäßig vorgenommen werden. Jährliche Gebärmutteruntersuchungen, einschließlich eines PAP-Abstriches, sollten beginnen, wenn eine Frau sexuell aktiv wird, oder aber auch bei einer nicht sexuell aktiven Frau ab 20.

Wenn Sie rauchen, hören Sie damit auf. Zigarettenrauch korreliert mit einem erhöhten Risiko für Gebärmutterhalskrebs.

Gebärmutterkrebs

Als die Hausfrau Arushi Mittal bemerkte, dass ihre Blutungen auch nach 20 Tagen nicht mehr aufhörten, wusste sie, dass irgendetwas nicht stimmte. Ein Ultraschall bestätigte ihre schlimmsten Befürchtungen – sie hatte Gebärmutterkrebs! Sie hatte schon seit langem Übergewicht und wog 80 Kilo bei einer Größe von 1,58 Meter. Übergewicht ist ein starker Risikofaktor für Gebärmutterkörperkrebs (den am häufigsten vorkommenden Krebs der Gebärmutter, der in der Innenhaut der Gebärmutter angesiedelt ist, die man „Endometrium" nennt), denn das Fettgewebe bei Frauen produziert eine große Menge Östrogen. Übergewichtige Frauen haben ein größeres Risiko als normalgewichtige Frauen, Krebs im Gebärmutterkörper zu entwickeln. Eine Ernährung, die reich an Fett ist, kann ebenfalls ein Risikofaktor sein.

Ursachen

Obwohl die genauen Gründe für Endometriose-Krebs nicht bekannt sind, scheint ein erhöhter Östrogenwert eine gewissen Rolle zu spielen. Östrogen unterstützt beim Bau des inneren Gebärmuttergewebes. Studien haben gezeigt, dass hohe Östrogenwerte bei Tieren dazu führen, dass die Gebärmutterschleimhaut exzessiv wächst und sich Krebs entwickelt.

Die meisten Fälle von Krebs der Gebärmutterschleimhaut werden im Alter von 60 bis 70 Jahren registriert, wenn es auch einige wenige Fälle gibt, die vor einem Lebensalter von 40 Jahren vorkommen. Kürzlich veröffentlichte Studien haben gezeigt, dass Unfruchtbarkeit die Gefährdung vergrößert, an einem solchen Krebs zu erkranken.

Risikofaktoren

Die folgenden Faktoren erhöhen Ihr Risiko für Endometriose-Krebs:

- Diabetes
- Östrogen-Ersatztherapie ohne den Einsatz von Progesteron
- Krankengeschichte von Endometriose-Polypen
- Unfruchtbarkeit (Unmöglichkeit, schwanger zu werden)
- Unregelmäßige Menstruationen
- Tamoxifen (ein Medikament, das bei Brustkrebs gegeben wird)
- Nie schwanger gewesen sein
- Übergewicht
- Polyzystisches Ovarialsyndrom (PCOS)
- Früher Beginn der Menstruation (vor 12 Jahren)
- Später Einsatz der Wechseljahre (nach 50 Jahren)

Damit verbundene Erkrankungen sind möglich:

- Darmkrebs oder Brustkrebs
- Gallenblasenerkrankungen
- Hoher Blutdruck

Symptome

Symptome für Endometriose-Krebs sind unter anderem:

- Unnormales Scheidenbluten, einschließlich Zwischenblutungen oder vereinzeltes Bluten nach den Wechseljahren
- Extrem lange, schwere oder häufige Scheidenblutungen nach dem 40. Geburtstag
- Schmerzen im Unterbauch oder Unterleibskrämpfe
- Dünnflüssiger weißer oder farbloser Ausfluss nach den Wechseljahren.

Anzeichen und Tests

Eine gynäkologische Untersuchung ist häufig normal, besonders in den Frühstadien der Erkrankung. Veränderungen in der Größe, Form oder dem Gefühl im Uterus oder in den Gebieten, die ihn umgeben, können erkannt werden, wenn die Krankheit schon weiter fortgeschritten ist.

Tests, die durchgeführt werden, können unter anderem sein:

- Eine Biopsie der Gebärmutterschleimhaut
- Eine Dilatation (Ausweitung) oder Kürettage (Ausschabung)
- PAP-Abstrich – kann den Verdacht auf Gebärmutterschleimhautkrebs erhärten, aber nicht diagnostizieren.

Wenn der Krebs entdeckt wird, dann müssen wahrscheinlich andere Untersuchungen durchgeführt werden, um festzustellen, ob er sich in andere Körperbereiche ausgebreitet hat. Das wird Stageing genannt.

Komplikationen

Komplikationen, die auftreten können: Anämie aufgrund des Blutverlustes. Eine Perforation (Durchlöcherung) der Gebärmutter kann in den Stadien D und C oder bei einer Biopsie der Gebärmutterschleimhaut auftreten. Es kann auch zu Komplikationen kommen, wenn die Gebärmutter entfernt wird, durch Bestrahlung oder Chemotherapie.

Vorbeugung

Es gibt keinen wirksamen Breitentest für den Krebs der Gebärmutterschleimhaut. Frauen mit irgendeinem der Risikofaktoren sollten sich engmaschig von ihrem Arzt begleiten lassen. Häufige gynäkologische Untersuchungen und Tests wie der PAP-Abstrich oder eine Biopsie der Gebärmutterschleimhaut sollten in einigen Fällen erwogen werden.

Frauen, die eine Hormonersatztherapie ohne Progesteronanteil machen oder die mehr als zwei Jahre Tamoxifen genommen haben, besitzen ein erhöhtes Risiko für Gebärmutterkrebs und sollten regelmäßig gynäkologisch untersucht werden, wobei ein PAP-Abstrich gemacht werden sollte.

Eierstockkrebs

Eierstockkrebs ist eine Krebserkrankung, die von den Eierstöcken ausgeht. Die Symptome sind oft nur sehr fein und können sein:

Unterleibsschmerzen, Schwierigkeiten beim Essen und häufiges Wasserlassen sowie Blähungen. All dies kann leicht mit anderen Krankheiten verwechselt werden.

Immer wieder habe ich gesehen, wie diese Krebsart von den Frauen unbemerkt verläuft. Sie müssen deshalb sehr sorgfältig auf die Anzeichen und Symptome dieser Krebsart achten, um sie frühzeitig zu bemerken. Ich erinnere mich an den Fall einer besonderen Patientin von mir – Neeta. Sie war eigentlich nur ständig müde und gestresst. Sie nahm in alarmierender Geschwindigkeit zu, aber wollte davon nichts wissen und nahm es nicht zur Kenntnis. Erst als Menschen um sie herum fragten, ob sie schwanger sei, fiel ihr auf, dass ihre Gewichtszunahme in der Tat unnormal war. Ein paar Routineuntersuchungen bestätigten, dass sie Eierstockkrebs im 2. Stadium hatte.

Die meisten (mehr als 90 Prozent) der Eierstockkrebsfälle werden als „Epithelkrebse" diagnostiziert und man glaubt, dass sie von der Oberfläche des Eierstockes ausgehen. Manche Forschungen jedoch weisen darauf hin, dass auch der Eileiter in manchen Fällen der Ursprung für den Eierstockkrebs ist. Da die Eierstöcke und die Eileiter so nahe beieinanderliegen, glaubt man, dass diese eigentlichen Eierstock-Krebszellen den Krebs der Eierstöcke nachahmen. Andere Arten können sich aus den Eizellen (Eizelltumore) und den sie unterstützenden Zellen bilden.

Ursachen

In den meisten Fällen ist der genaue Grund für eine Erkrankung der Eierstöcke unbekannt. Das Risiko, an einem Eierstockkrebs zu erkranken, scheint jedoch von mehreren Faktoren beeinflusst zu werden:

- Alter und Schwangerschaften: Ältere Frauen, die nie Kinder geboren haben, und solche, die eine Verwandte ersten oder zweiten Grades haben, die an dieser Krankheit erkrankt ist, haben ein erhöhtes Risiko.
- Die vererbten Formen des Eierstockkrebs können durch eine Genmutation verursacht worden sein (wahrscheinlich durch BRCA1 und BRCA2)
- Unfruchtbare Frauen und solche mit einer Krankengeschichte von Endometriose sowie diejenigen, die nach ihren Wechseljahren mit einer Hormonersatztherapie behandelt werden, weisen ein erhöhtes Risiko auf.

Eine Familiengeschichte mir Gebärmutterkrebs, Darmkrebs oder anderen Gastrointestinalen Krebserkrankungen kann ein Hinweis darauf sein, dass es ein Syndrom in der Patientin gibt, das man unter der Bezeichnung „Hereditäre nichtpolypöse Darmrektalkrebserkrankung (HNPCC, auch unter der Bezeichnung Lunch Syndrom bekannt) kennt und ein erhöhtes Risiko in sich trägt, Eierstockkrebs zu entwickeln.

Symptome

Meist gibt es keine ausgeprägten Symptome für Eierstockkrebs, jedenfalls nicht im Frühstadium, und wenn es sie gibt, dann sind sie nicht auffällig. In den meisten Fällen halten die Symptome einige Monate lang an, bevor man sie überhaupt bemerkt und dann diagnostiziert. Meist spürt man verstärkte Unterleibsschmerzen, Blähungen, Schwierigkeiten beim Essen und möglicherweise beim Wasserlassen. Wenn diese Symptome bei Ihnen erst kürzlich begonnen haben und häufiger vorkommen, dann sollte eine Diagnose in Erwägung gezogen werden.

Weitere Symptome können sein: aufgeblähter Unterbauch, Rückenschmerzen, Verstopfung, Müdigkeit und eine Reihe weiterer, unspezifischer Symptome, aber auch spezifischer Symptome wie Scheidenbluten oder ungewollter Gewichtsverlust. Es kann auch zu einem Aufbau von Flüssigkeit in der Bauchhöhle kommen.

Eierstockkrebs ist verbunden mit Alter, einer Familiengeschichte von Eierstockkrebs, Anämie, Unterleibsbeschwerden, Ausdehnung des Bauches, rektalen Blutungen, Blutungen nach den Wechseljahren, Appetitverlust und Gewichtsverlust.

Diagnose

- Die Diagnose des Eierstockkrebses beginnt mit einer gynäkologischen Untersuchung und einer ausführlichen körperlichen Untersuchung.
- Weiterhin ein Bluttest (für CA-125 und anderen Markern)
- Ein transvaginaler Ultraschall
- Die Diagnose muss mit einer Operation bestätigt werden, bei der die Bauchhöhle untersucht wird, Biopsien entnommen werden (Gewebeproben für eine ausführliche mikroskopische Analyse) und bei der nach Krebszellen in der Bauchflüssigkeit gesucht wird.

Konventionelle Behandlung

Die Behandlung beinhaltet normalerweise Chemotherapie und eine Operation, manchmal auch eine Bestrahlung.

Komplikationen

- Ausbreitung des Krebses auf andere Organe
- Fortschreitender Funktionsverlust anderer Organe.
- Flüssigkeit in der Bauchhöhle
- Darmverengungen

Die Krebszellen können sich auch an anderen (peritonealen) Bauchbereichen festsetzen, darunter der Gebärmutter, der Blase, dem Dickdarm, der Schleimhaut des Darmes und, relativ selten, in den Lungen.

Der ganzheitliche Ansatz bei Krebserkrankungen

Er zielt darauf ab, den Körper zu verjüngen und zu entgiften. Spezifische Immunförderer wie Weizengrassaft, Karottensaft, Entspannungstechniken wie Meditation, Asana, Pranayama, Reflexzonenmassagen, Akupressur, Beruhigung und eine

Behandlung immunstimulierender Akupunkturpunkte sowie Wassertherapie sind sehr hilfreich. Ayurvedische Medikamente unterstützen darin, Giftstoffe aus dem Körper zu lenken und die Funktionsfähigkeit der Organe aufrechtzuerhalten.

Eine gute, gesunde Lebensführung mit den Aspekten einer gesunden Ernährung, regelmäßigem Sport und Enthaltsamkeit von schlechten Gewohnheiten sowie eine regelmäßige Gesundheitsvorsorge können das Risiko einer Krebserkrankung bis zu einem gewissen Maß vermindern.

Die Behandlung einer Krebserkrankung durch den ganzheitlichen Ansatz ist vor allem unterstützend und begleitend. Allopathie ist hier die Wahl, um das Fortschreiten der Erkrankung einzudämmen. Aber da die Behandlungen wie die Chemotherapie und die Bestrahlung den Menschen vielfältigen chemischen Stoffen aussetzen, wird der Körper mit Giften vollgepumpt. Auch das Immunsystem wird zu einem Großteil geschwächt. Hier kann der ganzheitliche Ansatz wirksam sein, der eingesetzt werden kann, um den Körper wieder zu entgiften und so zu helfen, das Immunsystem wieder zu stabilisieren. Die gesunden Gewebe und Organe werden verjüngt, und das kann dazu beitragen, dass die Krankheit sich nicht auf die bisher gesunden Gewebe ausbreiten kann. Wir können den Menschen entstressen, der ja durch sehr schwere Zeiten gegangen ist, und zwar sowohl körperlich als auch emotional. Eine gute Beratung ist sehr wichtig, um eine positive Haltung einzunehmen und das Leben weiterzuleben, so gesund wie möglich.

Ayurvedische und homöopathische Medikamente können einem Fortschreiten der Erkrankung vorbeugen und Veränderungen im Körper rückgängig machen.

Homöopathie

Die Homöopathie bietet zwei Möglichkeiten, mit Krebsfällen umzugehen. Eine ist der konstitutionelle Ansatz, bei dem der Krebs in Remission gehen und die Metastasierung (die Ausbreitung der Krebserkrankung von einem Organ zum anderen) gestoppt werden kann. Medikamente wie Natrium Muriaticum, Sepia, Arsenicum Album und Thuja können dabei hilfreich sein. Der andere Ansatz ist der unterstützende Ansatz, wenn die Metastasierung bereits geschehen ist. Hier können Medikamente wie Kalium Brom, Arsenicum Album, Conium und Carbo Animalis der Patientin helfen.

Naturheilkunde

Das Ziel besteht hier darin, das System zu entgiften und das Immunsystem zu stärken, um das Fortschreiten der Erkrankung zu verhindern. Dies kann geschehen, indem man eine disziplinierte Diät, regelmäßige Stuhlgänge und bestimmte Übungen einsetzt, um die körperliche und geistige Gesundheit zu verbessern.

Ayurveda

Die Behandlungen sind unterstützend, schmerzmindernd, entstressend, entgiftend und immunstärkend. Der Stirnguss (Sirodhara) wird verabreicht, um die Emotionen zu klären, den Geist zu beruhigen und sich zu verjüngen. Choorna Swedam, Abhyanga, Navarakizhi, Pizhichil und andere spezifische Behandlungen werden durchgeführt, um evtl. Schwellungen und Unbehagen im Körper zu lindern, abgesehen davon, dass das Immunsystem und die innere Stärke verbessert werden.

Behandlungen wie Nasya, Vasti oder Virechanam werden empfohlen, um das gesamte System zu entgiften. Medikamente in Form von Tabletten, Kapseln und Abkochungen werden verschrieben, die das Immunsystem stabilisieren, den gesamten Körper stärken und das Fortschreiten der Krankheit aufhalten.

Yoga

Im allgemeinen helfen Yogapositionen dabei, den Körper gesund zu halten. Sie spielen keine besondere Rolle bei der Vorbeugung gegen Krebserkrankungen.

Diät

Idealerweise sollte die Patientin Nahrungsmittel, die Phytoöstrogene wie Soja und Sojaproduke enthalten, sowie Leinsamen und Yamswurzel, Fenchel und Alfalfa von ihrem Speiseplan streichen.

Erkrankungen, die mit ganzheitlicher Medizin gut behandelbar sind:

Kreislaufsystem
- Anämie
- Angina Pectoris
- Aneurysma
- Arteriosklerose
- Frostbeulen
- Vergrößerte Milz
- Gangrän (Wundbrand)
- Herzversagen
- Hypertension (Bluthochdruck)
- Leukämie
- Niedriger Blutdruck
- Herzklopfen
- Raynaud-Krankheit
- Krampfadern

Atemwege
- Asthma
- Katarrhe
- Chronische Bronchitis
- Gemeine Erkältung
- Husten
- Emphysem
- Heuschnupfen
- Schluckauf
- Hyperventilation
- Grippe
- Lungenkrebs
- Rippenfellentzündung
- Lungenentzündung
- Luftröhrenentzündung
- Tuberkulose

Geist und Nervensystem
- Unruhe
- Depression
- Benommenheit
- Hirnhautentzündung
- Epilepsie
- Ohnmachten
- Kopfschmerzen
- Unsicherheit
- Schlafstörungen
- Gedächtnisverlust
- Meningitis
- Migränen
- Multiple Sklerose (MS)
- Neuralgien
- Zwänge und Besessenheit
- Parkinson
- Phobien
- Verletzungen durch wiederholte Bewegungsabläufe
- Gürtelrose
- Stress
- Gehirnschlag

Verdauungssystem
- Analfissuren
- Blinddarmentzündung

- Bierbäuche
- Leberzirrhose
- Verstopfung
- Morbus Crohn
- Durchfälle
- Krebserkrankungen des Verdauungstrakts
- Flatulenz und Blähungen
- Gallensteine
- Magen-Darm-Entzündungen
- Hämorrhoiden
- Leberentzündung
- Eingeweidebrüche
- Verdauungsstörungen und Sodbrennen
- Reizdarm
- Gelbsucht
- Leberprobleme
- Übelkeit und Erbrechen
- Übergewicht
- Bauchspeicheldrüsenentzündung
- Magengeschwüre
- Reisebeschwerden

Muskel-Skelett-System

- Arthritis
- Rückenschmerzen
- Brüche und Frakturen
- Entzündete Fußballen
- Schleimbeutelentzündung
- Krämpfe
- Bindegewebsentzündung
- Bandscheibenvorfall
- Muskelschwäche
- Osteoporose
- Rheuma
- Ischias
- Bindegewebsschwäche
- Verstauchungen und Verrenkungen
- Sehnenscheidenentzündung

Babys/Kinder

- Bettnässen
- Kindliche Leukämie
- Windpocken
- Chronische Schlafstörungen
- Erkältungen, Grippe
- Koliken
- Schreien
- Husten
- Milchschorf
- Krupphusten
- Ohrentzündungen
- Röteln
- Leimohr
- Hyperaktivität
- Eiterflechte
- Masern
- Mumps
- Windelausschlag
- Nächtliches Schreien
- Verklebte Augen
- Zahnen
- Soor
- Erbrechen und Durchfälle
- Keuchhusten
- Würmer

Drüsensystem

- Addison-Krankheit

- Diabetes
- Kropf
- Gicht
- Hypoglykämie
- Übergewicht
- Schilddrüsenprobleme

Immunsystem

- Allergien
- Drüsenfieber
- HIV und AIDS
- Morbus Hodgkin
- ME (Myalgische Encephalomyelitis)

Männliches Fortpflanzungssystem

- Krebs – Penis, Prostata, Hoden
- Ejakulationsprobleme
- Erektile Dysfunktion
- Zeugungsunfähigkeit
- Priapismus
- Prostataprobleme
- Sexuell übertragbare Krankheiten

Weibliches Fortpflanzungssystem/Brust

- Stillprobleme
- Krebs – Gebärmutter-/Gebärmutterhals-/Brust-/Eierstock-
- Geburt
- Unfruchtbarkeit
- Wehenschmerzen
- Wechseljahre
- Menstruationsprobleme
- Fehlgeburten und Abtreibungen
- Ovarialzysten
- Schmerzhafter Geschlechtsverkehr
- Erkrankungen und Entzündungen des Unterleibs
- Nachgeburtliche Probleme
- Postnatale Depression
- Schwangerschaftsprobleme
- Praemenstruelles Syndrom (PMS)
- Prolaps
- Sexuell übertragbare Krankheiten
- Soor

Blasensystem

- Wiederkehrende Blasenentzündung
- Inkontinenz
- Nierenerkrankungen
- Nierensteine
- Blasengangsentzündung

Augen

- Blaues Auge
- Lidentzündung
- Grauer Star
- Bindehautentzündung
- Augenüberlastung
- Glaukom (grüner Star)
- Schielen
- Gerstenkorn
- Augenzucken

Ohren/Nase/Hals/Mund

- schlechter Atem, Mundgeruch
- Katarrh
- Erkältungsgeschwüre
- Zahnschmerzen und Phobien
- Ohrenschmerzen
- Ohrentzündungen

- Ohrenschmalz
- Leimohr
- Zahnfleischentzündungen
- Zungenentzündung
- Mundgeschwüre
- Nasenbluten
- Mundsoor
- Paradontose
- Schnupfen
- Halsentzündung
- Tinnitus
- Mandelentzündung
- Zahnschmerzen

Haut und Haar

- Abzesse
- Akne
- Fußpilz
- Kahlköpfigkeit
- Furunkel
- Zellulitis
- Frostbeulen
- Erkältungsgeschwüre
- Schrunden und Hornhaut
- Schuppen
- Dermatitis
- Ekzeme
- Ödeme
- Übermäßiges Schwitzen
- Haarausfall
- Eiterflechte
- Hitzepickel
- Schuppenflechte
- Ringelflechte
- Krätze
- Sonnenbrand
- Nesselsucht
- Warzen

Hüftbewegungen

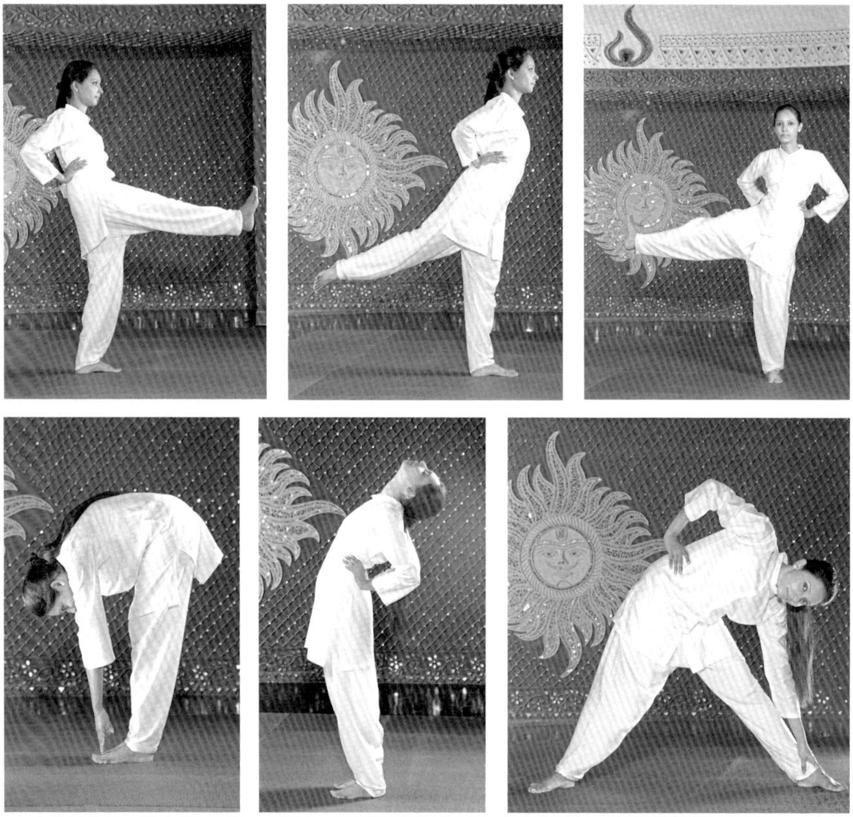

- Langsame und sanfte Hüftdrehungen, in beide Richtungen.
- Einatmen und ein Bein vorwärtsschwingen, ausatmen, das Bein rückwärtsschwingen. Auf der anderen Seite wiederholen, dabei die Streckung und den Druck in den Hüften beachten.
- Einatmen, das Bein seitwärts heben, ausatmen, das Bein absenken. Auf der anderen Seite wiederholen, die Streckung spüren.
- Rückwärts beugen aus der Hüfte beim Einatmen und vorwärts beugen beim Ausatmen.
- Seitenbeugen von beiden Seiten, jeweils mit dem Ausatmen, beim Einatmen wieder hochkommen und den Körper gerade halten.

Janusirasana

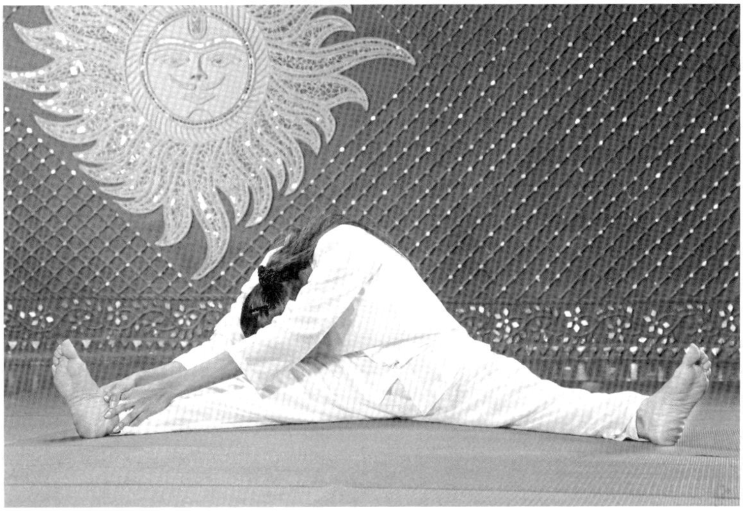

- Beugen Sie Ihr rechtes Knie und legen Sie es auf den Boden, sodass die Sohle des rechten Fußes den linken inneren Oberschenkel berührt.
- Lassen Sie das linke Bein ganz gestreckt sein.
- Beim Einatmen heben Sie beide Arme hoch.
- Beim Ausatmen beugen Sie sich vorwärts und halten Sie das Bein mit beiden Händen fest.
- Sie können dabei entweder die Knöchel halten, den Fußrücken oder die Zehen.
- Während Sie normal weiteratmen, versuchen Sie bei jedem Ausatmen sich weiter nach vorn zu beugen und, wenn möglich, mit der Stirn das linke Knie zu erreichen.
- Fühlen Sie die Streckung in den Hüften und Oberschenkeln.
- Fühlen sie den Druck im Unterbauch.
- Einatmen, heben Sie die Arme hoch.
- Ausatmen, lassen sie die Arme nach unten kommen und strecken sie das rechte Bein aus.
- Entspannen Sie einige Atemzüge lang und wiederholen Sie dann die Übung auf der anderen Seite.
- Entspannen Sie sich im Schneidersitz.

Kati Chakrasana

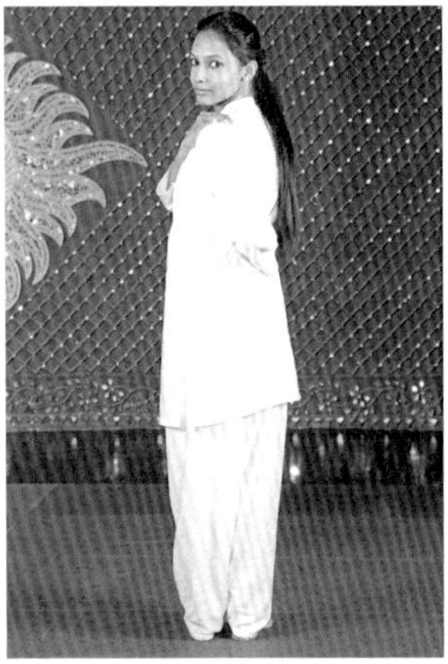

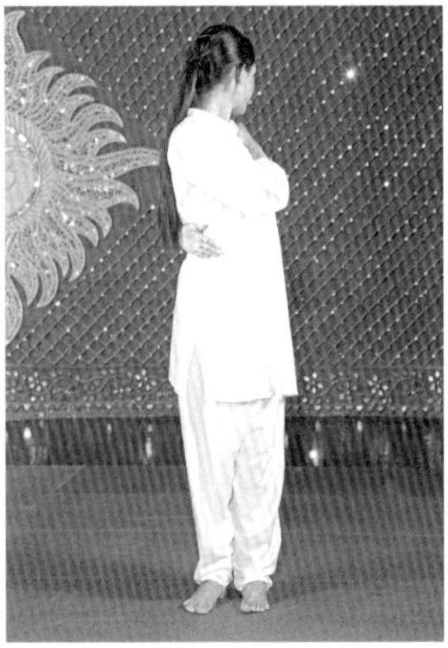

Dies ist eine Haltung zur Drehung der Wirbelsäule:

- Stehen Sie, die Füße nebeneinander.
- Legen Sie die rechte Hand auf die linke Schulter.
- Legen Sie den Handrücken der linken Hand auf die rechte Hüfte, hinter der Wirbelsäule.
- Atmen Sie ein und drehen Sie den Oberkörper nach links, und drücken Sie mit Hilfe der rechten Hand gegen die linke Schulter.
- Atmen Sie aus, drehen Sie den Kopf nach hinten.
- Atmen Sie normal und halten Sie die Position bequem, seien Sie sich der Streckung bewusst, die Sie in der Wirbelsäule, in den Schultern und Hüften spüren.
- Genießen Sie die Entspannung, wenn Sie dann die Position entspannen, atmen Sie ein und drehen Sie den Kopf nach vorne, atmen Sie aus und drehen Sie den Oberkörper nach vorn.
- Wiederholen Sie die Übung, nachdem Sie sich vollkommen entspannt haben, auf der anderen Seite.

Diese Übung kann von Menschen ausgeführt werden, die eine akute Steifheit oder Rückenschmerzen haben, ohne dass diese dadurch schlimmer werden.

Wirkung:

- Löst Steifheit aus der Wirbelsäule, den Hüften und Schultern.
- Löst Rückenschmerzen.
- Hat einen tonisierenden Effekt auf das Verdauungssystem, besonders auf die Leber, die Nieren und die Milz.

Kniebewegungen

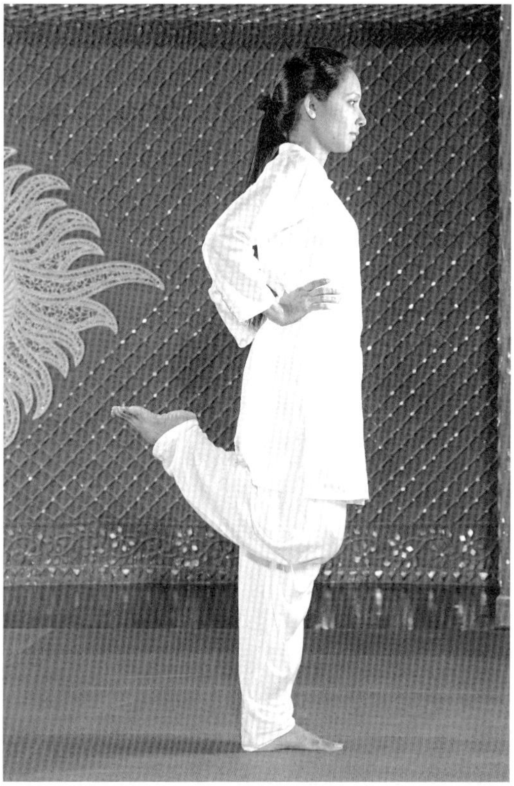

- Atmen Sie ein, beugen Sie das Knie nach hinten, atmen Sie aus und strecken Sie das Bein. Wiederholen Sie die Übung auf der anderen Seite.

Makarabhyasa

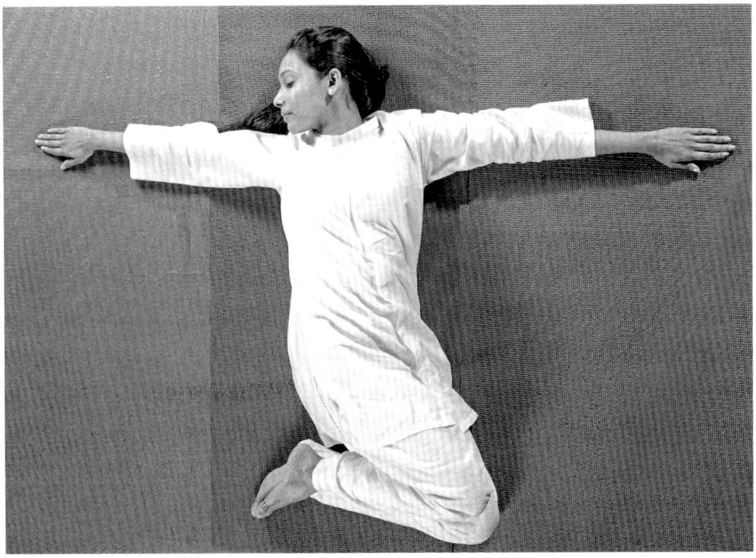

- Legen Sie sich auf den Rücken, die Knie gebeugt und die Füße auf dem Boden.
- Legen Sie die Arme auf Schulterhöhe seitwärts.
- Atmen Sie tief ein und dann, beim Ausatmen, lassen Sie die Knie zur linken Seite sinken und drehen Sie gleichzeitig den Kopf zur rechten Seite.
- Atmen Sie ein und bringen Sie Kopf und Beine wieder zur Mitte.
- Atmen Sie aus und beugen Sie Knie und Kopf zur anderen Seite.
- Wiederholen Sie die Übung mehrmals.

Wirkung:

- streckt und entspannt die gesamte Wirbelsäule, verbessert die Atmung.

Teil II

Gynäkologische Erkrankungen

Wissen Sie, wann es richtig ist, zum Arzt zu gehen? Können Sie die Symptome eines hormonellen Ungleichgewichts erkennen, wie beispielsweise Veränderungen Ihres Menstruationszyklus, Zwischenblutungen, PMS oder eine verspätete Pubertät? Ignorieren Sie die ständigen Rückenschmerzen, die Sie plagen? Gehen Sie zum Arzt oder sprechen Sie wenigstens ausführlich mit Ihrem Apotheker, wenn Sie ein Schmerzmittel haben wollen? Haben Sie starke Krämpfe während, vor oder nach Ihrer Monatsblutung? Finden Sie, dass Ihre Ernährung ausgewogen ist?

Es gibt so viele Fragen, die Sie als vielbeschäftigte Frau wahrscheinlich für nebensächlich halten und die Sie am liebsten ganz vergessen würden. Dieses Buch kann dafür zu Ihrem Freund und Ihrem Ratgeber werden, wenn Sie sich sicher sein wollen, dass Sie die vielen Fehler, die Ihr Körper erdulden musste, nun endlich richtigstellen wollen.

Häufig wird Ihr Arzt oder Sie selbst versucht sein, schnelle Methoden zu wählen, wie beispielsweise den Einsatz der „Pille", um hormonelle Abweichungen wieder ins Gleichgewicht zu bringen. Obwohl die „Pille" natürlich ihren Platz im sexuellen Leben und dem Umgang mit Geburten bei Frauen hat, kann sie zu zukünftigen Komplikationen wie Schwierigkeiten bei Empfängnis und Geburt führen, wenn man sie willkürlich einsetzt, etwa, um Zyklen zu modifizieren, damit sie zu einem vorgegebenen Zeitplan passen.

Dieses Beispiel der „Pille" soll veranschaulichen, wie wichtig es ist, sich über die verschiedenen medizinischen Möglichkeiten zu informieren und zu verstehen, welche davon zur Verfügung stehen und welche potenziellen Nebenwirkungen sie haben, bevor man sie als Behandlungsform für eine körperliche Störung auswählt.

KAPITEL 5

DAS THEMA MENSTRUATION

Aufgrund der hormonellen Veränderungen, die ein weiblicher Körper durchläuft, gibt es für Frauen bestimmte Probleme, die häufiger als andere auftreten. Probleme etwa wie Wassereinlagerungen, Stimmungsschwankungen, Blähungen, Magenkrämpfe und Anämie, abgesehen von den Symptomen der Wechseljahre wie Hitzewallungen, Schlaflosigkeit oder vermindertes Kalzium. Wir wollen nachfolgend einige von ihnen genauer betrachten.

Pubertät

Die Pubertät ist das Lebensalter, in dem Ihr Körper sich von dem eines Kindes zu dem einer Frau entwickelt. Sie werden erkennen, dass Sie in der Pubertät sind, wenn Sie darauf achten, wie sich Ihr Körper verändert.

Als Mädchen werden Sie bemerken, dass sich Ihre Brüste entwickeln und dass Ihre Schamhaare wachsen, dass Sie einen Wachstumsschub erleben und dass Sie Ihre Periode (Menstruation) bekommen. Die gesamte Form Ihres Körpers wird sich wahrscheinlich auch verändern – Ihre Hüften werden größer werden und Ihr Körper kurviger.

Als Junge werden Sie bemerken, dass Ihnen Haare im Schambereich und im Gesicht wachsen, dass Sie einen Wachstumsschub erleben und dass Ihre Hoden und Ihr Penis sich vergrößern. Ihre Körperform wird sich ebenfalls verändern – Ihre Schultern werden breiter werden und Ihr Körper muskulöser.

Diese Veränderungen werden von den Sexualhormonen verursacht (Testosteron bei den Jungen und Östrogen bei den Mädchen), die Ihr Körper nun in wesentlich größeren Mengen produziert als vorher.

Die Pubertät entwickelt sich im Laufe mehrerer Jahre und das Alter, in dem sie beginnt und endet, ist von Mensch zu Mensch sehr unterschiedlich. Sie beginnt normalerweise irgendwo im Alter zwischen 7 und 13 bei Mädchen und zwischen 9 und 15 bei Jungen, obwohl sie bei manchen Menschen auch früher oder später einsetzen kann. Diese große Bandbreite im Alter ist völlig normal und ist der Grund dafür, dass Sie sie möglicherweise einige Jahre eher (oder später) als Ihre Freunde oder Freundinnen entwickeln.

Ursachen

Die Gründe, aus denen sich die Pubertät verzögern oder auch unnormal verlaufen kann, sind folgende:

- Allgemeine, konstitutionelle Verzögerung des Wachstums und der Pubertät (CDGP), kommt sporadisch vor und ist meist erblich bedingt.
- Chronische Erkrankungen, wie beispielsweise Nierenerkrankungen, Morbus Crohn usw.
- Unterernährung oder Anorexie, zystische Fibrose, Zöliakie
- Exzessiver Sport, besonders bei AthletInnen oder LeichtathletInnen.
- Psychosoziale Deprivation
- Steroide
- Unterfunktion der Schilddrüse
- Trauma: Operationen, Kopfverletzungen
- Verschiedene hormonelle und genetische Störungen

Untersuchung

Untersuchen Sie die Größe und das Gewicht und achten Sie auf alle Anzeichen für Unterernährung. Versuchen Sie, die Größe und das Gewicht der Eltern und Geschwister zu denen der Patientin ins Verhältnis zu setzen.

Weitere Untersuchungen: Bluttests zur Ermittlung des Hormonniveaus. Wenn notwendig, können Röntgenaufnahmen, CTs oder MRTs gemacht werden, um den Zustand der inneren Organe und evtl. Fehlfunktionen festzustellen.

Umgang

Vor allem ist es wichtig, dem Kind Vertrauen zu übermitteln und ihm alle moralische Unterstützung zu schenken. Dies vor allem deswegen, weil die Pubertät eine Zeit ist, in der das Mädchen sowieso schnell peinlich berührt ist und sich schämt, wenn es meint, dass irgendetwas mit ihm nicht stimmt. Es könnte sein, dass sie dann von ihren Freundinnen in der Schule sogar verlacht oder gemobbt wird. Eine gute Beratung durch Ältere ist an diesem Punkt von ausschlaggebender Bedeutung.

Spezielle Untersuchungen sollten unter Anweisung eines Arztes gemacht werden, um eine Beteiligung wichtiger Hormone auszuschließen. Medikamente sollten dann eingesetzt werden, wenn es notwendig ist, die Ausschüttung dieser Hormone anzuregen. Auch eine spezielle Ernährung sollte erwogen werden. Lebensmittel mit hohem Nährwert können den Organen helfen, besser zu funktionieren, sodass das Wachstum normal verlaufen kann.

Der ganzheitliche Ansatz

Homöopathie

Wenn ein Mädchen eine Entwicklungsverzögerung in der Pubertät aufweist, sollte ein Konstitutionsmittel nach Konsultation eines erfahrenen Homöopathen gegeben werden. Ein solches Mittel wird die Störung an der Wurzel angehen.

Naturheilkunde

Behandlungen zur Anregung der Hormonproduktion können eingesetzt werden, darunter Hydrotherapie, Massage, Akupunktur sowie Diät.

Ayurveda

Im Ayurveda gibt es sehr gute Mittel, die den natürlichen Körperrhythmus unterstützen können. Wenn nötig, dann können Behandlungen wie Sirodhara und Abhyanga unterstützen.

Yoga

Yogaübungen einschließlich Pranayama und Meditation wirken unterstützend.

Körperveränderungen während der Pubertät

Die Körperveränderungen in der Pubertät sind Teil der natürlichen Veränderungen eines Mädchens, das zu einer Erwachsenen wird. Der Körper stößt dann Hormone aus, die diese Veränderungen hervorrufen, manchmal sehr schnell. Dies ist ein Zeichen, dass der Körper reift und die Pubertät durchläuft. Es ist eine echte Übergangsphase.

Mädchen werden größer, ihre Schultern und Hüften weiten sich und sie nehmen wahrscheinlich zeitweise an Gewicht zu. Es wird Veränderungen in ihrer Brust geben, in ihren Achselhöhlen, dem Schambereich und um die Scheide herum werden Haare wachsen, und auch die Arme und Beine oder auch der Bereich um die Brustwarzen können sich behaaren. Die Stimme wird ein wenig tiefer, wenn auch niemals so sehr wie bei Jungen. Haare und Haut können ölig werden, und manche Mädchen bekommen Pickel, auch wenn dies relativ schnell wieder abnimmt.

Der Menstruationszyklus setzt ein. Er dauert normalerweise 28-30 Tage, während dieser Zeit kommt es zu einer Menstruationsblutung. Sie dauert zwischen 5-6 Tagen, manche Mädchen haben noch weitere ein bis zwei Tage leichte Schmierblutungen. Zwischen den Perioden kann es sein, dass das Mädchen einen weißlichen geruchlosen Ausfluss bemerkt. Das ist eine ganz normale, meist psychische Reaktion auf Lebenssituationen. Wenn dieser Ausfluss jedoch stark wird und eine joghurtähnlich oder dickliche Beschaffenheit annimmt, einen gelblichen Ton bekommt oder streng oder faulig zu riechen beginnt, dann ist dies ein Zeichen, dass eine Entzündung vorliegt, und diese sollte entsprechend behandelt werden. Manchmal kommt es auch zu Jucken während solcher Zustände.

Der ganzheitliche Ansatz

Homöopathie

Körperveränderungen in der Pubertät können bei Mädchen zu Verwirrung und Sorgen führen. Medikamente wie Natrium Muriaticum, Ignatia, Pulsatilla und Staphysagria können den heranwachsenden Mädchen helfen.

Yoga

Yoga ist ein vollständiger Workout und deshalb können die verschiedenen Yogarichtungen mit ihren Asanas, Pranayamas und Meditationen zusammen mit den dazugehörenden Entspannungstechniken helfen, die Persönlichkeit gut zu entwickeln.

Man sollte versuchen, den Tag mit Sport zu beginnen, wenigstens 45 Minuten lang. Wenn dies am Morgen absolut nicht möglich ist, dann sollte man eine passende Zeit dafür auswählen, nur nicht unmittelbar nach einer Mahlzeit. Wenigstens zwei Stunden sollten nach einer Mahlzeit vergehen, ehe man Sport macht.

Diät

Die Pubertät ist eine Zeit, in der der Körper Veränderungen zeigt und sich zum Erwachsensein entwickelt. Es ist die Zeit, in der das Fortpflanzungssystem, die Drüsen, das Muskel-Knochen-System und der Körper als Ganzes großen Veränderungen unterworfen ist. Man hat einen schnellen Stoffwechsel, die Verdauung ist auf dem Gipfelpunkt. Die eigene Erscheinung verändert sich dramatisch. Geistig betrachtet kommt es zu vielen Konflikten, da man sich nicht mehr nur als Kind sieht, aber noch nicht über die Reife eines Erwachsenen verfügt. Es ist die Zeit maximalen Wachstums. Deshalb sollte die Ernährung vollständig sein, und alle Vitalstoffe sollten ausreichend vertreten sein.

- ❖ Die Aufnahme von guten Proteinquellen ist besonders wichtig. Dies kann geschehen durch gute Proteine wie Hühnchen ohne Haut, Fisch, Eiweiß, Linsen und andere Hülsenfrüchte, Milch und Milchprodukte oder Sojamilch.
- ❖ Kohlehydrate in Form von Reis, Weizen, Hafer, Roggen, Hirse, Gerste. Sie sollten in allen Mahlzeiten vorhanden sein, zum Frühstück, zum Mittagessen und Abendessen. Es ist gesünder, sie in gedämpfter Form, als Porridge oder als Brot zu sich zu nehmen, das aus einer Mischung dieser Getreidesorten besteht.
- ❖ Gemüse, die unter der Erde wachsen, wie Kartoffeln, Süßkartoffeln oder Yams sind ebenfalls gute Kohlehydrat- und Ballaststoffquellen.
- ❖ Der Konsum guter Fette sollte in diesem Lebensabschnitt hoch sein. Gesunde Quellen dafür sind Vollmilch, gutes Pflanzenöl, reines Ghee (geklärte Butter), Fischöl mit hohem Omega-3-Anteil, Nüsse.
- ❖ Vitamine und Mineralien können durch grünes Blattgemüse aufgenommen werden, ebenso durch starkfarbene Gemüse, durch Obst und Trockenfrüchte sowie durch Nüsse.
- ❖ Spurenelemente wie Zink, Selen, Kupfer und Eisen sind ebenfalls sehr wichtig, ebenso Kalzium, Magnesium und Natrium. Sie sind in einer gesunden, balancierten Ernährung normalerweise in ausreichendem Maße enthalten.

- Eisenmangel (Anämie) ist in diesem Lebensalter sehr verbreitet, da es oft zu einem starken Blutverlust während der Menstruation kommt. Wenn nötig, sollte der Eisenwert unterstützt werden durch Datteln, schwarze Rosinen, Blattgemüse, Rote Bete und Palmzucker.
- Kalziummangel kann ausgeglichen werden durch Milch und Milchprodukte, Soja, Spinat, Hühnchen und Fisch.
- Sehr wichtig ist es, auf ausreichende Wasserzufuhr zu achten. Mädchen in diesem Lebensalter können bis zu 3 Liter Wasser trinken, da alle Stoffwechselaktivitäten Wasser als Medium brauchen. Man kann auch ungesüßten Obstsaft trinken oder Gemüsesaft, Buttermilch, Zitronenwasser, Kokosnusswasser oder Kräutertee, damit das System gut mit Wasser versorgt bleibt.
- Man kann immer eine gesunde Variante von allem wählen, wie Vollkornpizza, Vollkornbrot, -nudeln oder –Pasta, Vollkornkekse oder Haferkekse. Auch Füllungen oder Toppings können gesünder gemacht werden, wenn man keine Mayonnaise oder Käse auf die Gerichte gibt, sondern stattdessen auf Hüttenkäse ausweicht und, statt zu braten oder zu frittieren, im Ofen backt oder grillt.
- Das Frühstück ist die erste Mahlzeit des Tages, nach einem langen Zeitraum des Nichtessens. Es sollte niemals übergangen werden. Das Frühstück sollte immer vollwertig sein, mit Müsli oder Vollkornbrot, Obst oder Obstsäften, Eiern usw. Es sollte die Energie schenken, die man für einen Tag voll Aktivitäten braucht.
- Wenn es die Möglichkeit für einen Snack vor dem Mittagessen gibt, dann ist das ideal. Er sollte aus Nüssen oder Trockenfrüchten oder gerösteten Vollkorngetreideprodukten bestehen.
- Das Mittagessen kann dann nicht so umfangreich sein, mit Brot oder Reis zusammen mit Gemüse, Linsen, Joghurt oder Buttermilch, Hühnchen oder Fisch.
- Nachmittags sollte man einen weiteren Snack einnehmen, bestehend aus einem kleinen Salat, Früchten, Sprossen, einem Smoothie oder Crackern.
- Das Abendessen sollte sehr leicht sein, mit einer geringen Kalorienmenge. Stellen Sie sicher, dass Sie sich beim Abendessen den Magen nicht ganz füllen.
- Wenn Sie bis spät abends noch am Schreibtisch sitzen, dann wäre es gut, wenn Sie 3-4 Stunden nach dem Abendessen noch einige Früchte verzehren.
- Mahlzeiten auszulassen, ist ein Fehler, den man bei Heranwachsenden oft beobachtet. Dies sollte jedoch nie unterstützt werden. Denn die Folgen zeigen sich im allgemeinen Gesundheitszustand und im Energieniveau, bei der Intelligenz, Konzentrationsfähigkeit und im Gedächtnis. Ein Grund dafür, der oft genannt

wird, ist, dass man schlank bleiben möchte. Aber die Wirklichkeit ist, dass der notwendige Nährwert auf diese Weise oft nicht eingehalten wird, was sich in der Haut spiegelt, im Fortpflanzungssystem, in der Verdauung und in der geistigen und emotionalen Gesundheit.

❖ Fastfood wie frittierte Nahrungsmittel, Weißmehlprodukte und raffinierte Zucker, Nahrungsmittel mit Zusätzen und Konservierungsmitteln, kohlensäurehaltige gezuckerte Getränke oder Nahrungsmittel mit einem hohen Anteil an Käse, Butter und Mayonnaise sollten vermieden werden.

❖ Fastfood und übergangene Mahlzeiten können der Grund für Akne, trockene Haut, Haarausfall, Säureüberschuss, Magenschleimhautentzündung, Verstopfung, Unregelmäßigkeiten bei der Menstruation und manchmal sogar Unfruchtbarkeit sein. Auch psychosomatische Beschwerden wie Bulimie oder Anorexie können auf diese Weise unterstützt werden.

DR. MATHAIS TIPPS

❖ Neben einer guten Ernährung spielt Sport eine große Rolle. Da die meisten jungen Leute lieber in ihren Räumen bleiben, meist mit Computern oder In-door-Spielen, wird die körperliche Aktivität oft vernachlässigt. Aber jede Form von Sport ist ideal, ob Joggen oder Schwimmen, Tanzen, Turnen oder Yoga – sie alle sind gut und wichtig.

❖ Regelmäßiger Sport verbessert den Blutkreislauf, tonisierte die Muskeln, verbessert die Flexibilität der Gelenke, stärkt die Knochen und stimuliert die inneren Organe. Er hilft auch, die Haltung zu verbessern. Er schenkt einem Menschen Selbstvertrauen, verbessert das Gedächtnis und die Konzentrationsfähigkeit. Die Haut kann besser atmen und bleibt jugendlich.

❖ Regelmäßiger Sport hilft auch dabei, mehr Serotonin auszuschütten, ein neurochemischer Botenstoff, der Stimmungsschwankungen ausgleicht. Er hilft einem Menschen, ruhig zu bleiben.

Übermäßige Körperbehaarung

Die normale Menge an Körperbehaarung ist von Frau zu Frau sehr unterschiedlich. Die meisten Frauen haben nur eine feine Behaarung, vor allem über den Lippen und am Kinn, auf der Brust und am Bauch oder Rücken. Wenn man an diesen Stellen dicht oder dunkel behaart ist, dann nennt man eine solche Störung Hirsutismus. Eine solche Behaarung kommt eigentlich nur bei Männern vor.

Ursachen

Frauen produzieren normalerweise nur niedrige Mengen männlicher Hormone (Androgene). Wenn ein Körper zu viel dieses Hormons produziert, dann kann es sein, dass man einen unerwünscht starken Haarwuchs hat.

In den meisten Fällen findet man die genauen Ursachen nicht heraus. Die Störung scheint vererbbar zu sein. Im Allgemeinen ist Hirsutismus eine harmlose Störung. Aber viele Frauen fühlen sich davon beeinträchtigt, oder sie schämen sich sogar dafür.

Ein häufiger Grund für Hirsutismus ist das polyzystische Ovarialsyndrom (PCOS) bei Frauen. Frauen mit PCOS und anderen Hormonstörungen, die unerwünschten Haarwuchs verursachen, haben manchmal auch Akne, Probleme mit ihrem Menstruationszyklus, Schwierigkeiten beim Abnehmen oder Diabetes. Andere, allerdings seltene Gründe für unerwünschten Haarwuchs können sein:

- Tumore oder eine Krebserkrankung in den Adrenalindrüsen
- Tumore oder eine Krebserkrankung der Eierstöcke
- Cushing Syndrom
- Adrenogenitale Hyperplasie
- Hyperthecose (eine Krankheit, bei der die Eierstöcke zu viele männliche Hormone produzieren)
- Einsatz verschiedener Medikamente, einschließlich Testosteron

Vorbeugung

Hirsutismus ist im Allgemeinen ein Langzeitproblem. Es gibt eine Anzahl von Wegen, um unwillkommenen Haarwuchs zu entfernen oder zu behandeln. Manche Behandlungseffekte halten länger an als andere.

- Gewichtsverlust bei übergewichtigen Frauen kann den Haarwuchs vermindern.
- Bleichen oder Aufhellen kann den Haarwuchs weniger auffällig machen.
- Zeitweise Haarentfernung, etwa durch Rasur (das bringt entgegen üblicher Meinungen das Haar nicht dazu, noch stärker zu wachsen, aber das Haar sieht möglicherweise dicker aus). Eine Wachsentfernung ist ziemlich sicher und nicht allzu teuer. Es kann allerdings schmerzhaft sein und birgt das Risiko für Narbenbildung, Schwellungen und Hautverdunkelung in sich. Manche Wirkstoffe, die man dabei einsetzt, können Hautschäden verursachen.

Wenn das Haar schnell wächst, sollte man nicht zögern, professionelle Hilfe aufzusuchen, besonders, wenn das Mädchen gleichzeitig Symptome wie Aknebildung, eine tiefere Stimme oder mehr Muskeln oder eine Verkleinerung der Brüste aufweist.

Der ganzheitliche Ansatz

Der ganzheitliche Ansatz zur Behandlung der übermäßigen Körperbehaarung zielt vor allem darauf ab, die Ursache zu behandeln, die einer solchen Entwicklung zugrunde liegt. Durch eine detaillierte Untersuchung, Auswertung und die notwendigen Laboruntersuchungen finden wir die Ursache heraus und behandeln sie entsprechend.

Innerlich anzuwendende Medikamente, die die Hormone regulieren können, werden verordnet. Äußerliche Behandlungen aus dem Ayurveda und der Naturheilkunde führen zu einer inneren Reinigung, die wiederum zu einer richtigen Funktion der Organe und Systeme einschließlich der Hormonausschüttung führt.

Sirodhara, der Stirnguss, unterstützt die Hormonregulierung. Choorna Swedam öffnet die Kanäle und entgiftet das ganze System.

Homöopathie

Graphites, Sepia, Lycopodium oder Thuja sind einige der homöopathischen Medikamente, die gegen übermäßigen Haarwuchs auf dem Körper eingesetzt werden, jedoch nur nach Absprache mit einem homöopathisch arbeitenden Arzt.

Naturheilkunde

- Einige der Naturheilprodukte, die eingesetzt werden, um Haare zu entfernen, bestehen aus einer Paste aus Kichererbsenmehl und Gelbwurzpulver. Diese sollten auf die haarigen Hauptpartien gestrichen und dort gelassen werden, bis sie ganz getrocknet sind. Danach können Sie einfach die getrocknete Paste mit bloßen Händen abreiben und das feine Haar wird sich lösen.

- Eine Mischung aus Honig und Zitronensaft, die man regelmäßig auf die behaarten Bereiche aufträgt, hat einen bleichenden Effekt und hellt das Haar auf.

Ayurveda

Ayurvedische Behandlungen wie Sirodhara, Abhyanga usw. helfen dabei, die Hormone zu regulieren und dadurch den übermäßigen Haarwuchs einzudämmen.

Menstruationschmerzen

Eine schmerzhafte Menstruation zeigt sich bei einer Frau durch krampfartige Schmerzen im Unterbauch, einen scharfen, stechenden Schmerz, der kommt und geht, und möglicherweise durch Rückenschmerzen. Der medizinische Begriff für schmerzhafte menstruelle Perioden ist Dysmenorrhoe. Bis zu 50 Prozent der menstruierenden Frauen sind von Dysmenorrhoe betroffen, und von diesen haben zehn Prozent starke Dysmenorrhoe, die jeden Monat einen bis drei Tage lang alle Aktivitäten beeinträchtigt.

Er kann sich in verschiedenen Schmerzformen zeigen, darunter einem scharfen, übelkeitserregenden, dumpfen, brennenden oder einschießenden Schmerz. Dysmenorrhoe kann vor der eigentlichen Blutung auftreten, manchmal sogar Tage zuvor. Sie kann aber auch die Blutung begleiten, und oft bleibt sie bestehen, auch wenn die Menstruation schon abnimmt.

Das Hauptsymptom ist ein Schmerz, der im Unterbauch konzentriert ist, meist rund um den Bauchnabel. Er wird auch oft auf einer Bauchseite – rechts oder links – empfunden, und er kann bis in die Oberschenkel und in den unteren Rücken ausstrahlen. Die Symptome beginnen oft unmittelbar nach dem Eisprung und sie können bis zum Ende der Menstruation bestehen bleiben. Dies geschieht, weil Dysmenorrhoe oft mit den Veränderungen des Hormonniveaus im Körper verbunden ist, die zum Zeitpunkt des Eisprungs geschehen.

Symptome wie Erbrechen, Durchfall und Kopfschmerzen begleiten oft die Menstruation und sind auch Teil der Dysmenorrhoe.

Vorbeugung

- Legen Sie sich ein Heizkissen auf Ihren Unterbauch, unterhalb des Bauchnabels.
- Eine leichte, kreisförmige Massage mit den Fingerspitzen rund um den Bereich des Unterbauchs kann Ihnen helfen.
- Trinken Sie vor allem warme Getränke.
- Essen Sie leichte Mahlzeiten, mehrmals am Tag. Essen Sie dabei vorwiegend Vollkornprodukte, Obst und Gemüse, aber wenig Salz, Zucker, Alkohol und Koffein.
- Halten Sie die Beine leicht angehoben, während Sie sich hinlegen, oder legen Sie sich auf die Seite und beugen Sie dabei die Knie.
- Praktizieren Sie Entspannungstechniken wie Meditation oder Yoga.
- Duschen oder baden Sie möglichst nur warm.
- Gehen Sie regelmäßig spazieren und treiben Sie Sport, machen Sie dabei Übungen, bei denen Sie das Becken kreisen.
- Nehmen Sie ab, wenn Sie übergewichtig sind.
- Omega-3-Fettsäuren, die man in Fischen wie Lachs, Makrelen, Sardinen und Anchovis findet, können Ihnen helfen. Man kann Sie auch als Ölkapseln zu sich nehmen, was für manche Menschen leichter ist. Auch Nüsse und Samen enthalten Omega-3-Fettsäuren.
- Magnesium ist ein Mineral, das auf natürliche Weise in Nahrungsmitteln wie grünen Blattgemüsen, Nüssen, Samen und Vollkorn gefunden wird. Magnesium wird für mehr als 300 biochemische Reaktionen im Körper benötigt.

Der ganzheitliche Ansatz

Ein ganzheitlicher Ansatz sollte so gewählt werden, dass man neben einer medikamentösen Behandlung auch die Ernährung und die Lebensführung einbezieht. Regelmäßiger Sport hilft, die Schwere der Symptome zu mindern, während sowohl Rauchen als auch das passive Inhalieren des Zigarettenrauchs sie verstärken. Die Behandlungen müssen darauf abzielen, den Schmerz und das Unwohlsein zu reduzieren. Sie schließen den Stirnguss, Sirodhara, ein, außerdem Abhyanga, die Ganzkörpermassage mit vier Händen, Kräuter-Beckenbäder, Einläufe, Schlammpackungen, Akupunktur und Akupressur. Eine regelmäßige Yogapraxis, die auch Pranayama-Übungen und Entspannungstechniken einschließt, ist bei dieser Störung besonders hilfreich.

Hydrotherapie wie Kompression, Beckenbäder, Arm- und Fußbäder können helfen, die Gebärmutterkrämpfe und damit auch den Schmerz zu vermindern.

Reflexzonenbehandlungen, Akupressur und heiße Fußbäder helfen, den Unterleib zu entspannen und Schmerzen besser zu lösen.

Die Anwendung von Rizinusöl auf dem Bauch, gefolgt von heiß-feuchten Umschlägen, ist sehr hilfreich. Eine entspannende Massage mit einem Öl, das Pfefferminze oder Rizinusöl enthält, kann die Krämpfe lösen und den Schmerz entspannen.

Medikamente aus dem Ayurveda und der Homöopathie können unterstützend verschrieben werden.

Eine Abkochung aus gerösteten Kreuzkümmelsamen in Wasser hilft, die Gebärmutterkrämpfe und auch abgehende Winde zu lösen. Dies stellt sicher, dass die Menstruation schmerzlos verläuft.

Homöopathie

Colocynthus C 30, häufig genommen, wird die Gebärmutterkrämpfe vermindern, wenn sie während der Menstruation auftauchen. Magnesium phosphoricum, C30, 3 x 8 Tabletten, können in warmem Wasser aufgelöst und schluckweise getrunken werden, um die Schmerzen zu lindern. Caulophyllum C 30 ist ein hervorragendes Schmerzmedikament gegen Menstruationskrämpfe, vor allem, wenn der Schmerz heftig ist und auch im Rücken auftritt.

Ayurveda

Medikamente wie Saptasaram Kashayam, Lodhrasavam, Sukumaram Kashayam, und Kumariasavam helfen, zusammen mit Behandlungen wie Yoni Pichu, Vasti (Einläufen) und Abhyanga (Vierhandmassage).

Unregelmäßige Menstruation

Bevor wir den Begriff „unregelmäßige Menstruation“ überhaupt definieren können, müssen wir erst einmal feststellen, was eine regelmäßige Menstruation ist. Menschen sagen oft, dass eine regelmäßige Periode alle 28 Tage stattfindet, aber in Wirklichkeit ist der Zyklus jeder Frau sehr einzigartig. Er hängt sowohl vom Körper als auch von den Hormonen ab, und eine Frau kann ihre Periode alle 20 Tage haben oder sogar nur alle 35 Tage. Wenn Sie feststellen wollen, ob Ihre Periode regelmäßig kommt, dann kreuzen Sie sie auf einem Kalender einige Monate lang an und zählen Sie die Anzahl der Tag zwischen jeder Blutung. Wenn diese mehr oder weniger dieselbe Zahl aufweisen, dann ist Ihre Menstruation regelmäßig. Eine typische Periode dauert etwa fünf Tage, aber es ist vollkommen normal, wenn Sie zwischen 3 und 7 Tagen menstruieren.

Unregelmäßige Menstruationen sind nichts Ungewöhnliches. Etwa 30 Prozent aller Frauen in ihren fruchtbaren Jahren sind irgendwann davon betroffen. Eine unregelmäßige Blutung ist jede Form von Blutung, die im Vergleich zu Ihrem normalen Zyklus unnormal ist. Das kann bedeuten, dass sie sich verzögert, dass sie früher einsetzt oder dass Sie eine Zwischenblutung haben. Sie kann auch als besonders starke Blutung oder kaum vorhandene Blutung auftreten.

Viele Frauen erleben sogar, dass eine Menstruation einmal vollständig aussetzt, dass die Periode nicht aufhört, sondern weitergeht oder dass es zu zwei Blutungen in einem Zyklus kommt.

Ursachen

Unregelmäßige Menstruationsblutungen sind gewöhnlich die Folge von Hormonsignalen, die außer der Reihe auftreten. Damit es zu einer Blutung kommt, produziert der Körper Hormone wie Östrogen und Progesteron. Diese Hormone werden im Hypothalamus, in den Eierstöcken und in der Hirnanhangdrüse aufbewahrt. Um einen Eisprung und die darauffolgende Menstruation auszulösen, müssen diese Körperbereiche miteinander in Kontakt treten. Manchmal überschneiden sich ihre Signale oder werden nicht ausgelöst, sodass es zu unregelmäßigen Menstruationen kommt.

Es gibt eine Anzahl von Ursachen, die auf die hormonelle Situation im Körper Einfluss nehmen können:

- Schwangerschaft: Wenn Sie schwanger sind, dann wird Ihr Körper andere Hormonzusammensetzungen herstellen. Das wird eine Vielzahl von Schwangerschaftssymptomen hervorrufen, unter anderem, dass Ihre Periode von nun an ausbleibt.
- Stress: Stress ist einer der Hauptgründe für unregelmäßige Blutungen. Wenn Sie erschöpft sind, voll Sorgen oder unruhig, dann kann Ihr Hormonsystem aus dem Gleichgewicht kommen.
- Ernährung: Eine schlechte Ernährung oder extremer Gewichtsverlust kann Ihr

Hormonsystem ebenfalls beeinflussen. Frauen, die an Anorexie oder Bulimie erkrankt sind, haben oft unregelmäßige Blutungen oder überhaupt keine Perioden. Anämie kann ebenfalls unregelmäßige Blutungen auslösen.

- Sport: Übermäßiger Sport kann in Ihrem Körper ein hormonelles Chaos anrichten und oft unregelmäßige Blutungen auslösen.
- Menarche: Die ersten Menstruationszyklen eines jungen Mädchens können unregelmäßig sein. Es kann bis zu drei Jahre dauern, ehe ein Menstruationszyklus sich ganz eingespielt hat.
- Wechseljahre: Die Wechseljahre verändern Ihre Hormonbalance und dies führt oft zu unregelmäßigen Blutungen
- Hormonelle Geburtskontrolle: Die „Pille“ und unregelmäßige Blutungen kommen oft gemeinsam vor. Es kann eine Weile dauern, ehe Ihr Körper sich auf das neue hormonelle Gleichgewicht einstellt, das durch die Geburtenkontrollmaßnahmen ausgelöst wird.

Für die meisten Frauen ist eine unregelmäßige Blutung nichts, über das sie sich große Sorgen machen müssen. Die Mehrheit der Frauen entwickelt irgendwann einen regelmäßigen Zyklus mit regelmäßigen Blutungen. Manchmal jedoch kann es zu inneren Komplikationen kommen, die Probleme im Zyklus auslösen. Wenn Sie besonders auffällige Menstruationsprobleme bemerken, oder wenn Sie ein Jahr oder länger keine Blutung gehabt haben, dann lassen Sie sich gründlich untersuchen. Wenn Sie extreme Krämpfe spüren, überstarke Blutungen, Übelkeit oder Ohnmachten, dann sollten Sie ebenfalls einen Arzt aufsuchen.

Vorbeugung

Behandlungen werden in Abhängigkeit von der Ursache der unregelmäßigen Blutungen verordnet. Wenn Sie nur kurzzeitig unregelmäßige Perioden gehabt haben (weniger als sieben Monate lang), dann kann es gut sein, dass Ihre Blutungen sich von selbst wieder normalisieren. Wenn es jedoch eine darunterliegende medizinische Störung gibt, die die unregelmäßigen Blutungen auslöst, dann brauchen Sie eine Behandlung dieser Störung, damit Ihre Blutung sich wieder normalisiert.

- Reduzieren Sie Ihr Stressniveau. Nehmen Sie sich Zeit, zu meditieren und sich zu entspannen. Das kann schon ausreichend sein, damit Ihr Zyklus sich wieder normalisiert.

- Suchen Sie sich Hilfe, wenn Sie unter einer Essstörung leiden. Wenn Sie anorektisch sind, eine Bulimie haben oder wenn Sie unter einer anderen Form der Essstörung leiden, dann brauchen Sie Hilfe. Denn diese Essstörungen werden nicht nur Ihren Menstruationszyklus unterbrechen, sondern sie werden ernsthaft Ihre Leber, Ihr Verdauungssystem, Ihre Herzfunktion und Ihren Hals/Ihre Kehle beeinträchtigen.
- Machen Sie nicht zu viel Sport. Denn es ist zwar einerseits wichtig, regelmäßig Sport zu treiben, damit Sie gesund bleiben, aber zu viel Sport kann auch problematisch sein. Wenn Sie eine Ausdauer-Athletin sind, versuchen Sie, Ihr Training ein wenig herunterzufahren, bis Ihre unregelmäßigen Blutungen sich wieder normalisiert haben.

Der ganzheitliche Ansatz

Der ganzheitliche Ansatz spielt eine segensreiche Rolle bei der Behandlung solcher Störungen.

Homöopathie
Der Grund für die unregelmäßigen Blutungen muss erst einmal festgestellt werden. Die Patientin sollte dann eine sorgfältige homöopathische Anamnese durchlaufen, die von einem dafür ausgebildeten homöopathischen Arzt durchgeführt wird. In jedem Fall sind Konstitutionsmittel wie Pulsatilla, Sepia, Lachesis, Graphites und Calcarea Carb. hilfreich.

Naturheilkunde
Naturheilkundliche Therapien wie Beckenbäder, feuchte Umschläge, Yoga, Meditationstechniken und Akupunktur für das hormonelle Gleichgewicht sowie eine besondere Ernährung sind die Grundlagen der Behandlung. Kräuter und homöopathische Medikamente sollten ebenfalls verschrieben werden.

Ayurveda
Ayurvedische Therapien wie Panchakarma, Sirodhara, Choorna Swedam, Abhyanga, Kräuterbeckenbäder oder Nasyam können das hormonelle Ungleichgewicht wieder regulieren und so die Blutungen normalisieren.

Yoga

Yoga ist eine besonders wirkungsvolle Methode, um die Hormone zu regulieren und damit eine regelmäßige Menstruation zu begünstigen.

Hausmittel

Essen sie Papayas und Palmzucker, um eine Blutung auszulösen, wenn diese sich verspätet.

Hygiene

Es ist wichtig, besonders in der Pubertät und danach eine gute Hygiene zu beachten, da es Körpersekrete gibt, die Infektionen auslösen können, wenn man sich nicht besonders gut reinigt. Auch eine gute sexuelle Hygiene ist extrem wichtig.

Körpersekrete wie Schweiß, Ausfluss usw. können Pilzinfektionen verursachen. Nicht nur, dass sie Ihr Äußeres beeinflussen, sie können auch nach innen wandern und Ihre inneren Organe angreifen und manchmal sogar schädigen. Manchmal entwickeln sich schmerzhafte Zysten, die einen operativen Eingriff erfordern. Sie können immer wiederkehren. Es gibt Situationen, in denen diese Infektionen zu Blockaden in den Eierstöcken führen und so bei der betroffenen Frau eine Unfruchtbarkeit verursachen.

Vorbeugung

- Beginnen Sie mit einer guten Mundpflege. Probleme mit Zähnen und Zahnfleisch beginnen gewöhnlich in der Pubertät. Es kann sein, dass Sie Mundgeruch bekommen, schmerzhaftes Zahnfleisch entwickeln, Karies, Zahntaschen usw. Putzen Sie sich wenigstens zweimal täglich sorgfältig die Zähne. Jede Infektion, die Sie spüren, sollte umgehend behandelt werden.
- Pilzinfektionen können auch Ihre Fingernägel, Ihre Haut und Ihre Kopfhaut beeinträchtigen. Sie sollten darum auch hier auf besondere Hygiene achten. Natürliche Peelings und Reiniger mit Mungbohnen, Gelbwurz usw. können eingesetzt werden, um Ihre Haut sauber und gesund zu erhalten. Die Kopfhaut sollte mit Seifennüssen oder dem Extrakt von Hibiskusblättern gereinigt werden.

Wenn Sie Zitronensaft und warmes Kokosnussöl mischen und diese Mischung auf die Kopfhaut auftragen, dann wird dies Schuppen vorbeugen. Auch Ihre Fingernägel sollten Sie eher kurz halten und gut und gründlich reinigen, am besten mit Wasser und Seife.

- Achselhaare und die Behaarung der Geschlechtsregion sollten regelmäßig entfernt oder mindestens getrimmt werden. Starker Haarwuchs in diesen Bereichen ist ein idealer Nährboden für Bakterien und andere Organismen. Achten Sie allerdings darauf, dass Sie dies mit Vorsicht tun und dass Sie Vorkehrungen ergreifen, damit dies auf antiseptische Weise erfolgt.
- Nachdem Sie auf der Toilette waren, sollten Sie sich regelmäßig ausführlich reinigen, ganz gleich, ob Sie nur uriniert oder auch Stuhlgang gehabt haben. Verwenden Sie jedoch nicht zu viel Seife, das führt zu Trockenheit und Hautjucken. Reinigen Sie sich mit lauwarmem Wasser, das ist das Beste. Nachdem Sie Stuhlgang hatten, das Toilettenpapier niemals von hinten nach vorn ziehen, da dies die Geschlechtsbereiche verunreinigen und Infektionen auslösen könnte.
- Zweimal am Tag baden, die Unterwäsche zweimal täglich wechseln, sie sorgfältig waschen und möglichst in der Sonne trocknen lassen, ist Teil des hygienischen Alltagsablaufs und kann das Auftreten von Infektionen wirksam verhindern.

Der ganzheitliche Ansatz

Homöopathie

Das homöopathische Medikament Sulfur ist gut für Menschen, die keine gute Körperhygiene einhalten können, oder für Menschen, die es hassen zu baden. Psorinum ist ein gutes Heilmittel, das bei Körpergeruch oder schlechter Körperhygiene gegeben werden kann.

Naturheilkunde

- Die Naturheilkunde rät uns, Neemabkochungen zu verwenden, um die Intimbereiche zu pflegen.
- Pflegen Sie Ihren Mund mit einer Abkochung von Pfefferminzblättern und Neem, um eine Infektion zu behandeln und frischen Atem zu verleihen.
- Putzen Sie Ihre Zähne zweimal täglich mit Neemextrakt.

Ayurveda

- ❖ Waschen Sie Ihren Intimbereich mit einer Abkochung von Triphala-Extrakt.
- ❖ Gurgeln Sie mit Yastimadhu und Gelbwurz.
- ❖ Geben Sie in Ihr Bad einige Tropfen Zitronensaft und Vetiver, das wird Ihnen ein Gefühl von Frische geben und Körpergeruch verhindern.

Ausfluss

Die Vagina dient als Verbindungsgang zwischen dem Bereich außerhalb des Körpers und den inneren Fortpflanzungsorganen. Das pH-Gleichgewicht in der Vagina ist sauer, was es Infektionen schwerer macht, sie zu beeinträchtigen. Diese saure Umgebung wird durch natürlich vorkommende Bakterien verursacht. Eine gesunde Vagina stößt Sekrete ab, um sich selbst zu reinigen und zu regulieren, ähnlich wie der Speichel im Mund den Mundbereich reinigt und reguliert. Diese Vaginalsekrete sind der normale Scheidenausfluss. Jede Einmischung in das feine Gleichgewicht der vaginalen Sekretionen erzeugt eine Umgebung, die es Infektionen leichter macht, sich auszubreiten.

Normaler Vaginalausfluss

Alle Frauen haben etwas Scheidenausfluss. Dieser normale Scheidenausflus kann transparent sein, wolkig klar und gelblich, wenn er trocknet oder sich in der Unterwäsche findet. Er kann auch weiße Flocken enthalten und zeitweise dünnflüssig oder klebrig sein. Zu Veränderungen im normalen Ausfluss kann es aus den verschiedensten Gründen kommen, beispielsweise durch die Veränderungen im Verlauf des Menstruationszyklus, durch emotionalen Stress, durch richtige oder falsche Ernährung, durch Schwangerschaft, die Einnahme von Medikamenten (einschließlich der „Pille") und durch sexuelle Erregung.

Folgen des Menstruationszyklus

Der Menstruationszyklus beeinflusst das vaginale Klima. Sie können vielleicht bemerken, dass Sie in der Mitte Ihres Zyklus nasser werden oder einen transparenten

Ausfluss bekommen. Die pH-Balance der Vagina verändert sich während des Zyklus und wird weniger sauer an den Tagen unmittelbar vor und während der Menstruation. Deshalb kommt es am häufigsten während dieser Zeit zu Infektionen.

Gründe für unnormalen Ausfluss

Es gibt viele mögliche Gründe für unnormalen vaginalen Ausfluss, aber gewöhnlich sind sie alle ein Zeichen für eine Infektion. Die Infektion wird oft von etwas verursacht, das die normale Bakterienbalance oder die Besiedlung mit Hefen stört, wenn man sich beispielsweise in der Scheide wäscht oder wenn man sexuellen Verkehr hatte. Die häufigsten Gründe dafür sind:

- Soor – eine Pilzinfektion, die gewöhnlich die Scheide betrifft
- Bakterielle Vaginose – eine Bakterieninfektion der Scheide
- Trichomonaden – eine sexuell übertragene Infektion, die von einem winzigkleinen Parasiten verursacht wird
- Gonorrhoe oder Chlamydien – eine sexuell übetragbare Infektion, die von Bakterien verursacht wird
- Genitalherpes – eine sexuell übertragbare Infektion, die von dem Herpes-simplex-Virus verursacht wird

Arten

Bei jungen Mädchen ist es ungewöhnlich, wenn sie vor der Pubertät einen unnormalen Scheidenausfluss haben Auch bei älteren Frauen ist dies ungewöhnlich. Wenn Sie die Wechseljahre hinter sich haben und plötzlich einen ungewöhnlichen Scheidenausfluss bemerken, dann gehen Sie so bald wie möglich zum Arzt, um einen Gebärmutterhalskrebs oder auch einen Gebärmutterkrebs auszuschließen.

Wässriger oder weißlicher Scheidenausfluss mit intensivem Juckreiz

Wenn der Ausfluss dünn und wässrig oder dicklich-weiß (wie Hüttenkäse) ist, dann kann es sein, dass Sie Soor haben. Diese weit verbreitete Pilzinfektion verursacht einen intensiven Juckreiz und ein Gefühl von Wundsein um die Scheide. Der Ausfluss könnte auch leicht nach Hefe riechen, hat aber gewöhnlich keinen starken Geruch.

Beinahe alle Frauen bekommen von Zeit zu Zeit Soor, es ist eine Erkrankung, die nicht sexuell übertragen wird.

Wenn der Scheidenausfluss grau ist oder einen starken Fischgeruch aufweist, besonders nach sexuellem Verkehr, dann könnte es sein, dass Sie eine bakterielle Vaginosis (BV) haben. Diese ist ein Ungleichgewicht im normalen Bakterienklima Ihrer Vagina. Sie verursacht normalerweise keinen Juckreiz und auch keine Reizung.

Wie Soor ist BV sehr verbreitet und wird nicht sexuell übertragen.

Grüner, gelber oder schaumiger Ausfluss

Trichomonaden sind eine häufig vorkommende sexuell übertragbare Erkrankung, die von einem Parasiten verursacht wird. Sie führt dazu, dass der Scheidenausfluss schaumig, gelblich oder grün aussieht. Es kann auch sein, dass die Menge des Ausflusses deutlich zunimmt und dass dieser unangenehm fischig riecht. Andere mögliche Symptome sind Reizung, Schwellung und Juckreiz rund um die Vagina, ebenso Schmerzen, wenn Urin gelassen wird.

Ungewöhnlicher Ausfluss mit Schmerzen oder Bluten

Wenn der Scheidenausfluss unnormal aussieht und mit Schmerzen im Unterleib oder während des Wasserlassens verbunden ist oder wenn Sie Zwischenblutungen haben oder nach dem Sex bluten, dann könnte es sein, dass Sie Chlamydien oder eine Gonorrhoe bekommen haben, die beide sexuell übertragen werden. Gonorrhoe kann den Ausfluss grünlich aussehen lassen, auch wenn normalerweise die Schmerzen oder das Bluten deutlicher spürbar sind. Unbehandelte Gonorrhoe oder Chlamydien können nach oben wandern und zu einer Infektion des gesamten Unterleibs führen, bei der die Gebärmutter, die Eileiter und auch die Eierstöcke betroffen sein können.

Ungewöhnlicher Ausfluss mit Bläschen um die Genitalregion

Genitalherpes kann schmerzhafte, rote Bläschen verursachen, auch eine Rötung rund um den Genitalbereich, ebenso wie einen ungewöhnlichen Scheidenausfluss.

Der ganzheitliche Ansatz

Homöopathische und ayurvedische Medikamente sind am heilsamsten. Diese Medikamente zielen darauf ab, dass das pH-Gleichgewicht der Schleimhäute wiederhergestellt wird, um Infektionen vorzubeugen. Das Wachstum dieser Organismen, wenn es welche gibt, wird zum Stillstand gebracht.

Homöopathie

Kreosote kann bei weißlichem Ausfluss und Juckreiz in der Scheide helfen. Pulsatilla, Sepia, Natrium Muriaticum und Acidum Nitricum sind einige der Konstitutionsmittel der homöopathischen Medizin, die weißen Ausfluss, die Locorrhoe, behandeln können.

Naturheilkunde

Naturheilkundliche Therapien wie Vaginalduschen, feuchte Umschläge und Kräuter-Beckenbäder sind am heilsamsten, wenn man Scheidenausfluss behandeln will.

Ayurveda

Ayurvedische Behandlungen wie Vaginalduschen mit einer Abkochung aus Triphala helfen, die Infektion zu mildern, das pH-Gleichgewicht der Schleimhäute wiederherzustellen und den Juckreiz zu mildern.

Gewürze wie Senf, Chilli und schwarzer Pfeffer sollten vermieden werden. Kühlende Nahrungsmittel wie Kokosnusswasser, Bananen, Sarsaparille und Pfeilwurzelmehl sollten eingesetzt werden.

Medikamente wie Kadiradi Kashayam, Satavarigulam und Chandanasavam werden empfohlen.

Achten Sie darauf, eine gute Hygiene zu pflegen, gesund zu essen und sich auszuruhen. Dies kann Infektionen vorbeugen und mildern.

Verhalten dem anderen Geschlecht und Freunden gegenüber

Während der Pubertät wird man sich seiner selbst bewusst. Die Unschuld der Kindheit ist wenigstens teilweise vorbei und man beginnt, auf sein Aussehen zu achten, braucht es mehr, anerkannt zu werden, in seinen Freundesgruppen einen Platz zu haben, und auch gewisse normale menschliche Gefühle wie Eifersucht, Gier usw. werden stärker spürbar. Ebenso kommt es zu vielen körperlichen Veränderungen. Man verliebt sich leichter und meint auch zu lieben. Man beginnt, Interesse an Sex zu haben. Gefühle wie Ärger, Reizbarkeit und innere Unruhe sowie eine Haltung von „Weiß ich doch schon!" beginnen und werden im Laufe der Pubertät immer stärker.

Bei all dem ist der Druck der Freundesgruppen sehr hoch. Auf unterschiedlichen Ebenen kommt es immer wieder zu Vergleichen. Es gibt Vergleiche in der Schule, zu Hause, in Bezug auf das Aussehen und auf die Beziehungen. Einige Aspekte sind vor allem Themen für Vergleiche oder Beschämungen, zum Beispiel die Größe oder das Gewicht, die Hautstruktur, die Haare (auch die Körperbehaarung), die geistige Präsenz, der Gang oder der Sprachstil.

Wenn man ständig verglichen wird und gleichzeitig den Erwartungen nicht gerecht wird, keine guten Freunde hat oder sich nicht attraktiv fühlt – vor allem dem anderen Geschlecht gegenüber – dann kann dies eine Menge emotionalen Aufruhrs erzeugen. Das kann das Selbstvertrauen unterminieren, die Konzentrationsfähigkeit stören oder den Selbstwert beeinträchtigen. Es gibt auch Situationen, in denen dies alles zu Depression oder sozialem Rückzug führt.

Dieses Lebensalter ist jedoch auch eine Zeit, in der man gerne experimentiert und verschiedene Dinge im Leben erleben möchte. Was manchmal aber als Spaß oder Herumexperimentieren beginnt, kann zu gefährlichen Verhaltensweisen führen, beispielsweise das Experimentieren mit Alkohol, mit Drogen oder mit dem Rauchen. Wenn man eine Tendenz zur Sucht in sich trägt, dann kann dieses Experimentieren genug sein, um eine echte Sucht auszulösen.

Zuerst muss man jedoch verstehen, dass keine zwei Menschen gleich sind. Jeder Mensch ist komplett anders, selbst wenn es sich um zwei Geschwister handelt.

Die Art, wie jemand aussieht, wie jemand fühlt, lernt und sich verhält, sind persönliche Eigenschaften, die man mit niemand anderem vergleichen kann. Man kann bei verschiedenen Aspekten Veränderungen vornehmen, wenn man selbst zu der Erkenntnis gekommen ist, dies zu wollen, oder wenn man auf den Rat eines andern hören möchte, aber das muss immer freiwillig sein.

Es ist wichtig, Selbstvertrauen sich selbst gegenüber zu haben. Halten Sie vor allem Ausschau nach den guten Eigenschaften, die Sie besitzen, und lernen Sie, diese wertzuschätzen. Das kann Ihr Gefühl von Selbstwert steigern.

Halten Sie andererseits genauso Ausschau nach den negativen Dingen, die Sie in sich tragen, und versuchen Sie, sie zu verändern, wo Ihnen das möglich ist, ohne dass Sie zu hart mit sich sind. Es gibt immer Dinge, die man nicht verändern kann, ganz gleich, wie sehr Sie dies auch versuchen. Das kann einfach so etwas sein wie die Tatsache, dass Sie mit einem bestimmten Merkmal geboren worden sind. Versuchen Sie, solche Dinge zu akzeptieren. An seinen eigenen Wert zu glauben und nicht zuzulassen, dass das Verhalten oder die Einstellung eines anderen Sie beeinträchtigt, ist sehr wichtig.

In Schulen bilden sich meist sehr schnell bestimmte Gruppen. Sie werden entweder von Menschen gebildet, die ähnliche Einstellungen haben, oder durch zufällige Zusammentreffen. Man sollte intuitiv genug sein, die richtige Gruppe von Freunden zu wählen. Wenn man zufälligerweise in der falschen Gruppe gelandet ist, dann sollte man die Bereitschaft und den Mut finden, diese Gruppe auch wieder zu verlassen.

Freunde sollte man auf der Basis ihrer Ehrlichkeit, ihrer guten Verhaltensweisen, ihrer Angewohnheiten, ihrer Aufrichtigkeit und Treue wählen. Freunde sollten in guten wie in schlechten Zeiten gleichermaßen auf Ihrer Seite stehen. Andersherum sollte Ihre Haltung ihnen gegenüber sie dazu bringen, dass sie rücksichtsvoll mit Ihnen umgehen und sich um Sie kümmern.

In wahren Freundschaften spielt das Geschlecht keine Rolle. Die meiste Zeit sehen wir die besseren Freunde unter den Menschen des eigenen Geschlechts.

Unglückseligerweise tendieren wir in diesem Lebensabschnitt dazu, die Freunde über die Eltern zu stellen. Wir denken, dass die Eltern aus einer früheren Generation stammen und sehr wenig über die heutige Zeit wissen. Wir denken, dass Freunde dies alles besser können. Die Tatsache aber, dass Eltern und Ältere im allgemeinen die Welt schon ein bisschen länger kennen und sehr viele schwierige Lebenssituationen bewältigt haben, dass ihr Urteil also nicht nur auf Vorurteilen basiert, wird oft vergessen oder zur Seite geschoben. Kinder tendieren dazu, zu vergessen, dass ihre Freunde demselben Lebensalter angehören wie sie selbst und dass ihr Wissen und ihre Fähigkeiten deshalb ebenso beschränkt sind, sodass es manchmal nicht die beste Lösung ist, wenn man sich auf ihre Meinungen und ihr Urteil verlässt.

Erstmals in der Pubertät beginnt man auch, sich zu verlieben. Die meisten dieser Beziehungen sind sehr kurzlebig. Es wird für gesund gehalten, wenn man beginnt, solche Gefühle dem anderen Geschlecht gegenüber zu entwickeln. Es zeigt, dass die Hormone richtig fließen. Man sollte jedoch auch den Unterschied zwischen einer richtigen und einer falschen Berührung kennen. Man kann schon einfach durch einen Blick erkennen, welche Motivation beim anderen hinter der Berührung liegt. Das kann nicht praktisch vermittelt werden, aber es kann definitiv helfen, wenn man aufmerksam und vorsichtig ist.

Die falsche Berührung könnte sogar von den Personen kommen, bei denen man am wenigsten damit rechnet, beispielsweise Lehrer, Onkel, Geschwister oder sogar Väter. (Das ist zwar unglaublich, aber dennoch wahr. Und so etwas kommt leider immer häufiger vor.)

Häufig verwandeln sich auch Freundschaften in Liebesbeziehungen. Es gibt Fälle, in denen die Freunde zwei Menschen ärgern, und als Folge davon fangen diese an, sich zu verlieben. Manchmal ist es reine Verknalltheit, die zu einer Beziehung führt. Manchmal will man auch nur den Freunden beweisen, dass man anziehend ist oder in der Lage, eine Beziehung einzugehen. In diesem Zeitabschnitt ist man eigentlich noch zu jung, um die wirklichen Eigenschaften des Menschen erkennen zu können. Die Beziehung ist eher oberflächlich und wird oft zu schnell zu körperlich. Die körperliche Anziehung kann heutzutage vom Partner auch auf verschiedene Weise missbraucht werden. Und manchmal ruiniert man sein Leben durch solche Geschehnisse.

Wenn Sie also in einer schwierigen Situation sind, dann ist es besser, Sie diskutieren sie nicht mit Ihren Freunden, sondern Sie teilen Sie am besten mit Ihren Eltern oder vertrauensvollen Erwachsenen. Wenn Sie zufällig einen Fehler gemacht haben, ob nun bewusst oder unbewusst, dann sind die Eltern – und vor allem Ihre Mutter – meist die besten Menschen, denen man so etwas mitteilen kann. Sie werden immer versuchen, Ihnen den rechten Weg zu zeigen, und Sie werden immer das Beste für Sie wollen, ohne dass sie zulassen, dass Sie in irgendeiner Weise verletzt werden. Sie sind wirklich letztlich diejenigen, denen Sie am meisten bedeuten und die es wirklich gut mit Ihnen meinen.

Als Mensch sollte man außerdem stark genug sein, in der bestmöglichen Weise zu reagieren, wenn Ihnen ein Unrecht zugefügt wird, ganz gleich, was es ist.

In der Schule spielen die Lehrer die Rolle der Fürsorgenden. Man sollte nicht zu viel Angst davor haben, diejenigen anzuzeigen, die Sie mobben oder Sie in Schwierigkeiten bringen. Man hat im Allgemeinen Angst, dass man ausgeschlossen wird, wenn man sich über jemanden beklagt. Aber das geht normalerweise schnell wieder vorbei, und wenn man sie nicht bei den Erwachsenen anzeigt, dann unterstützt man indirekt diese Mobber und macht sie stärker.

Sie sollten auch medizinische Hilfe suchen, um medizinisch behandelbare Krankheiten zu heilen. Beratung, wenn notwendig, könnte in Anspruch genommen werden, um die Ängste, die Schwierigkeiten und Hemmungen der Pubertät zu überwinden. Das kann durch professionelle Helfer geschehen oder auch durch erfahrene Erwachsene.

Der ganzheitliche Ansatz

Homöopathie

Pulsatilla ist ein gutes Medikament gegen Ängste, sowohl bei Männern als auch bei Frauen. Es gibt auch andere Konstitutionsmittel wie Sepia, Staphysagria usw. Diese Medikamente sollten auf Basis der Gesamtsymptome gegeben werden und nicht nur gegen die Ängste. Aus diesem Grund ist es ein Muss, einen homöopathischen Arzt zu konsultieren, wenn es irgendein Verhaltensproblem mit dem anderen Geschlecht gibt.

Yoga

Yoga ist das beste Handwerkszeug für die Persönlichkeitsentwicklung. Yoga Asanas und Sonnengrüße helfen, das körperliche Selbst eines Menschen zu formen. Körperformung kann durch Yogahaltungen erreicht werden. Pranayama, Meditation und Tiefenentspannungstechniken helfen einem, mental und emotional besser zurechtzukommen. Konzentration, Ausgerichtetheit, Intelligenz und Gedächtnis verbessern sich, wenn man regelmäßig diese Techniken praktiziert.

Besondere Techniken wie Trataka (eine Kerzenmeditation) und Yoga Nidra sind die besten Handwerkszeuge, um die Konzentration zu verbessern und den Geist zu entspannen und zu schärfen.

Inkontinenz

Inkontinenz wird definiert als unwillentliches Abgeben von Urin aufgrund eines Verlustes der Blasenkontrolle. Sie ist sehr verbreitet und ein peinliches Problem, das die Lebensqualität wirklich beeinträchtigt.

Ursachen

Die häufigsten Gründe sind Alter, zu weiche Beckenbodenmuskeln, chronischer Husten, häufige Schwangerschaften, Diabetes mellitus und eine Prostatavergrößerung bei Männern.

Krankheiten wie Multiple Sklerose, Spina Bifida, Parkinson, Schlaganfälle und Verletzungen der Wirbelsäule können alle die Nervenfunktion der Blase beeinträchtigen.

Wenn man Urin lässt, dann ziehen sich die Detrusor-Muskeln der Blase zusammen und zwingen so den Urin, aus der Blase in die Harnröhre auszutreten. Zur selben Zeit entspannen sich die Sphinkermuskeln, die die Harnröhre umgeben, und lassen den Urin aus dem Körper fließen. Inkontinenz entsteht, wenn die Blasenmuskeln sich unerwartet zusammenziehen oder wenn die Muskeln rund um die Harnröhre sich plötzlich entspannen.

Arten der Inkontinenz

- Stress-Inkontinenz: als Folge chronischen Hustens, Gewichtshebens und zu anstrengender Übungen.
- Drang-Inkontinenz: Infolge eines plötzlichen Bedürfnisses kommt es ohne besonderen Grund zu einer Entleerung von Urin.
- Überfließende Inkontinenz: Geschieht, wenn die Blase Urin loslässt, nachdem man auf normale Weise Urin gelassen hat, was oft „Tröpfeln" genannt wird. Das geschieht, wenn die Gebärmutter nach vorn gekippt ist, nach vielen Schwangerschaften usw.
- Strukturelle Inkontinenz: Seltene, strukturelle Probleme können eine Inkontinenz verursachen.
- Funktionelle Inkontinenz: Zu ihr kommt es, wenn es ein Bedürfnis gibt, eine Toilette aufzusuchen, aber es dann aus unterschiedlichen Gründen nicht schafft, die Toilette zu erreichen, zum Beispiel durch Bewegungseinschränkungen, schlechtes Sehvermögen, mangelnde Geschicklichkeit oder sogar Unfähigkeit, während einer Reise einen Waschraum zu finden.
- Bettnässen kann auch bei Inkontinenz vorkommen. Dies ist aber bei kleinen Kindern verbreiteter.
- Vorübergehende Inkontinenz ist eine zeitweilige Version der Inkontinenz. Sie kann hervorgerufen werden, wenn man bestimmte Medikamente nimmt, wenn man eine Funktionsschwäche der Nebennieren hat, eine geistige Störung, eine eingeschränkte Beweglichkeit und Verstopfung (leicht oder schwer), die gegen den Urintrakt drücken und das Ausfließen beeinträchtigen kann.
- Inkontinenz durch plötzliches Lachen. Dies kommt meist nur bei Kindern vor.

Training

Regelmäßige Übungen und Yogapositionen, die die Beckenbodenmuskulatur stärken, können der Inkontinenz vorbeugen, wenn die Muskulatur und die Bänder gestärkt werden.

Der ganzheitliche Ansatz

Homöopathie

Das Hauptziel, wenn man homöopathische Medikamente verschreibt, besteht darin, die Blasenmuskeln zu stärken, die verantwortlich für die Entleerung sind. Das Ziel besteht darin, ein Gleichgewicht zwischen dem intraabdominalen (Bauch-Innen-) Druck, dem Blasendruck und dem Druck in der Harnröhre herzustellen.

Der Grund und die Art der Urin-Inkontinenz bestimmen, welche homöopathischen Mittel gegeben und welchem Ansatz man folgen wird. Zum Beispiel kommt der Urinverlust durch plötzliches Lachen oder Albernheit eher bei Kindern zwischen 5 und 7 Jahren vor und wird von allein wieder verschwinden, wenn die Kinder älter werden. Im Fall einer strukturellen Inkontinenz ist das Ermitteln des verursachenden Faktors entscheidend. Wenn es beispielsweise eine Vaginalfistel ist, dann ist der Umgang mit dem Urinverlust ein anderer, da er die meiste Zeit den Einsatz tiefenwirksamer Heilmittel erfordert.

Causticum C 200, Squilla C 200, Pulsatilla C 200, and Nux Vomica C 200 sind sehr gut, um Inkontinenz zu heilen.

Naturheilkunde

Behandlungen, die die Blase und den Beckenboden stärken, wie beispielsweise Beckenbäder, Wirbelsäulenbäder, Bauchwickel und Packungen können eingesetzt werden. Beckenbodenübungen werden vorgeschlagen, damit die Stärke der Beckenmuskeln wieder zunehmen kann.

Ayurveda

Je nach Ursache wird die Behandlungsform sehr unterschiedlich sein. Medikamente, die Infektionen bekämpfen und die gleichzeitig die Blase stärken, können verordnet werden. Ein Beispiel dafür ist Murivenna Pichu, was die Blase und den Beckcneboden gleichermaßen stärkt. Abgesehen davon sind Behandlungen zur Verjüngung hilfreich. Im Fall einer Multiplen Sklerose werden Medikamente zur Nervenstärkung verschrieben.

Cervicitis (Gebärmutterhalsentzündung)

Cervicitis, eine häufig vorkommende Infektion des unteren Genitalbereichs, ist eine Entzündung der Cervix (des Gebärmutterhalses). Sie kann durch eine Infektion mit sexuell übertragbaren Krankheiten oder durch eine Verletzung des Gebärmutterhalses mit einem Fremdobjekt entstehen, das in die Scheide eingeführt wurde. Andere Möglichkeiten sind Mittel zur Geburtenkontrolle wie Scheidenkappen, ein Diphragma, aber auch eine Krebserkrankung. Wenn sie nicht behandelt wird, dann kann eine Cervicitis zu einer allgemeinen Unterleibsentzündung, zu Unfruchtbarkeit, einer Bauchhöhlenschwangerschaft, chronischen Unterleibsschmerzen, Fehlgeburten, Gebärmutterhalskrebs oder anderen Komplikationen im Verlauf von Schwangerschaft und Geburt führen. Risikofaktoren für die Entwicklung einer Cervicitis sind der Beginn sexueller Aktivität im frühen Jugendalter, hochriskante sexuelle Verhaltensweisen, eine Vorgeschichte von sexuell übertragbaren Krankheiten und verschiedene Sexpartner zur selben Zeit.

Ursachen

- Sexuell übertragbare Entzündungen wie Gonorrhoe, Chlamydien oder Trichomonaden
- Verletzungen in dem Bereich
- Chemische Reaktionen
- Eine Latexallergie bei gleichzeitigem Einsatz von Kondomen
- Einführung von fremden und/oder nichtsterilisierten Objekten in den Scheidenkanal
- Allergie gegen Sperma
- Unsichere sexuelle Praktiken
- Riskante sexuelle Verhaltensweise wie die, gleichzeitig Sex mit verschiedenen Partnern zu haben
- HIV, Genitalherpes und das Papillomavirus (Genitalwarzen) können Cervicitis hervorrufen.

Symptome

- Ungewöhnlicher Scheidenausfluss, der faulig riecht
- Gräulicher, weißlicher oder gelblicher Ausfluss
- Ungewöhnliche Scheidenblutungen
- Unterleibs- und Scheidenschmerzen
- Brennendes Gefühl beim Wasserlassen
- Scheidenschmerzen beim Sex
- Geschwollener Gebärmutterhals

Vorbeugung

Frauen, die unter einer Infektion des Gebärmutterhalses leiden, sollten den Einsatz von Scheidenduschen oder deodorierter Tampons meiden.

Spermizide Kontrazeptiva (etwa Verhütungscremes, die Spermien abtöten) oder Kondome sollten benutzt werden, um sexuell übertragbaren Krankheiten vorzubeugen.

Sex mit nur einem einzigen Partner und eine intensive Hygiene sollten beibehalten werden, damit sich keine Infektion des Gebärmutterhalses entwickeln kann. Dies beinhaltet, sich nach dem Sex ausführlich zu waschen, nach dem Sex zu urinieren usw.

Bei Frauen jenseits der Wechseljahre könnte eine Hormontherapie sinnvoll sein, aber nur nach sorgfältiger Abwägung.

Der ganzheitliche Ansatz

Eine einfache Entzündung des Gebärmutterhalses heilt von allein aus, wenn die Ursache gefunden und die richtigen Behandlungen eingeleitet worden sind. Das könnte Behandlungen aus dem Ayurveda, der Naturheilkunde und der Homöopathie beinhalten. Auch Veränderungen der Lebensführung könnten helfen.

Homöopathische Mittel behandeln die darunterliegende Ursache und verstärken die Kraft des Immunsystems, die Infektion zu überwinden.

Naturheilkunde

Naturheilkundliche Vaginalduschen mit Neemwasser, Sitzbäder und Unterleibsbäder sind sinnvoll, um akute Infektionen zu behandeln.

Ayurveda

Behandlungen, die die Entzündung eindämmen und den pH-Wert der Schleimhaut aufrechterhalten, werden gegeben. Diese können sein: Kräuterduschen, Kräuterunterleibsbäder und Kräuteranwendungen. Medikamente aus dem Ayurveda, die sich mit diesem Thema beschäftigen, sind zusätzlich hilfreich.

Blasenentzündung

Eine Blasenentzündung ist sehr verbreitet, besonders bei Frauen in der fruchtbaren Lebensphase und bei Frauen nach den Wechseljahren.

Die Gründe für solche Entzündungen sind vielfältig. Sie können sich durch den Kontakt mit einer infizierten Toilette entwickeln, durch die Einnahme von Antibiotika, wenn Sie zu wenig trinken, als Symptom von Nierensteinen, zystischer Reizung nach dem Geschlechtsverkehr usw. In der Zeit nach den Wechseljahren tritt sie häufig durch hormonelle Veränderungen auf, die eine Scheidentrockenheit oder eine Veränderungen in der mikrobiologischen Auskleidung der Schleimhaut hervorrufen.

Manchmal kommt es auch vor, dass sie sich aufgrund einer Nierenbeckenentzündung entwickelt. Auch bei einer Diabetes-Erkrankung kommt Blasenentzündung häufiger vor.

Symptome

Die Symptome einer Blasenentzündung können sehr unterschiedlich sein. Sie können einfach darin bestehen, dass Sie häufiger Wasser lassen müssen, sie können aber auch stärkere Symptome zeigen, wie ein brennendes Gefühl, starke Unterleibsschmerzen, die in die gesamte Beckenregion ausstrahlen. Es kann auch sein, dass Sie hohes Fieber und Schüttelfrost bekommen. Manche Fälle sind begleitet von Erbrechen, manche von Blut im Urin, manche sogar mit Eiter.

Wenn diese Symptome unbehandelt bleiben, dann können sie in die Nieren aufsteigen und dort eine Infektion verursachen.

Vorbeugung

- Trinken Sie viel Wasser, wenigstens 10-12 Gläser pro Tag.
- Seien Sie vorsichtig, wenn Sie öffentliche Toiletten benutzen, wischen Sie am besten den Toilettensitz vorher mit einem antiseptischen Tuch ab.
- Achten Sie auf eine besonders gute Hygiene, waschen Sie Ihren Genitalbereich nach jedem Wasserlassen und nach jedem Stuhlgang.
- Vermeiden Sie zu viel Seife, Ihre Schleimhäute trocknen dadurch aus.
- Meiden Sie grüne Chillis und stark gewürztes Essen.

Der ganzheitliche Ansatz

Der ganzheitliche Ansatz bei einer Blasenentzündung besteht darin, die Ursache zu finden und zu beseitigen. Dies geschieht am besten, wenn man eine detaillierte Fallgeschichte aufnimmt, bei der die Stressfaktoren und andere Gefühle auch berücksichtigt werden. Da die Lebensführung ebenfalls wichtig ist, würden auch in diesem Bereich Veränderungen empfohlen werden.

Je nach Fall werden Behandlungen, Medikamente, leicht zu befolgende Ernährungstipps und ein besonderes Yoga empfohlen. Damit wird einem Rückfall vorgebeugt und die Veränderungen oder Schäden aufgrund früherer Infektionen werden rückgängig gemacht.

Homöopathie

Cantharis kann bei einer Blasenentzündung häufig genommen werden. Berberis Vulgaris Q in Wasser eingenommen, ist ein gutes Heilmittel gegen das Brennen und den Schmerz während des Wasserlassens. Sarsaparilla kann eingesetzt werden, wenn es ein brennendes Gefühl in der Harnröhre nach dem Wasserlassen gibt. Nux Vomica ist ein gutes Heilmittel bei Schmerzen und Brennen beim Wasserlassen bei gleichzeitigem Drang, häufig zur Toilette zu gehen. Wiederkehrende Blasenentzündungen müssen von einem homöopathischen Arzt untersucht werden, denn die passenden Konstitutionsmittel können die Beschwerden vollkommen zum Abklingen bringen.

Naturheilkunde

- Basische Säfte und Getränke zu trinken kann einer Blasenentzündung vorbeugen und die Symptome beseitigen.

- Die Säfte von Bitterkürbis und weißem Kürbis sowie Kokosnusswasser (Reformhaus), Kardamompulver, Cranberrysaft, Bananensaft, Gerstenwasser und das Trinken von einfachem, klarem Wasser helfen, die Symptome zu lindern.
- Sich in eine Badewanne mit kaltem Wasser zu setzen, wobei das Wasser zwischen den Rippen und den Oberschenkeln sein sollte, lindert bei manchen Patientinnen die Symptome.
- Kalte Schlammpackungen oder ein feuchter Umschlag, auf den Unterleib gelegt, vermindern Brennen und Schmerzen.
- Bei Jucken hilft es, die Genitalregion mit Neem-Wasser zu waschen.
- Wenn die Blasenentzündung aufgrund eines falschen pH-Wertes in der Schleimhaut entstanden ist, dann kann es reichen, sich mit Joghurt oder Buttermilch in der Genitalregion zu waschen.
- Essen sie mehr Joghurt und Buttermilch.
- Rizinusöl, auf den Unterleib aufgebracht, kann die Beschwerden im Zusammenhang mit der Blasenentzündung lindern.

Ayurveda

- Wasser, gekocht mit Gokshura (Tribulus Terrastris) und Punarnava (Borhevia Diffusa) hilft, die Toxine auszuleiten.
- Pfeilwurzelmehl, in Wasser gelöst, lindert die Schmerzen und das Brennen.
- Wasser, gekocht mit einer Gruppe von Kräutern, die man Nalpamara nennt, wird zum Waschen des Genitalbereichs verwendet, es reguliert den pH-Wert.
- Als Alternative zu Antibiotika werden Brihatyadi Kashayam und Chandra Prabha Gulika eingesetzt, um die Infektion unter Kontrolle zu bringen.
- Um den Urin nach dem Wasserlassen zu klären, wird Vastyamayandakagritham gegeben.

Scheidenjucken und Pilzinfektionen

Zu Scheidenjucken und Pilzinfektionen kommt es aus verschiedenen Gründen. Sie können aufgrund eines veränderten pH-Wertes in der Schleimhaut entstehen oder als Reaktion auf verschiedene Medikamente, nach der Menstruation usw. Sie entstehen gewöhnlich als Folge von gemeinsamer Toilettenbenutzung, wenn man feuchte Kleidung anzieht oder zu enge Unterwäsche trägt.

Vorbeugung

- Achten Sie besonders gut auf sich, wenn Sie öffentliche Toiletten aufsuchen, wischen Sie den Toilettensitz am besten mit einem antiseptischen Tuch ab.
- Achten Sie auf eine gute Unterleibshygiene, waschen Sie sich nach jedem Wasserlassen und nach jedem Stuhlgang.
- Besonders achtsam sollten Sie während Ihrer Menstruation sein – wechseln Sie Tampons oder Binden häufig und waschen Sie sich oft im Genitalbereich.
- Entfernen Sie übermäßiges Schamhaar regelmäßig, aber achten Sie auch hier auf sichere Methoden, gefolgt von antiseptischen Methoden.
- Nehmen Sie nicht zu viel Seife, sie trocknet Ihre Schleimhäute aus.
- Waschen Sie Ihre Unterwäsche sorgfältig, mit heißem Wasser und einem milden Waschpulver, trocknen Sie sie und bügeln Sie sie, bevor Sie sie benutzen.
- Tragen Sie ausschließlich Baumwoll-Unterwäsche, da sie luftdurchlässig ist, während synthetische Unterwäsche die Luftzirkulation verhindert und Feuchtigkeit nicht trocknen lässt.

Der ganzheitliche Ansatz

Der Ansatz besteht darin, die Lebensweise zu überprüfen, vor allem die Hygiene, die Ernährung und die Übungen. Medikamente und Behandlungen werden je nach der individuellen Situation verordnet.

Homöopathie

- Kreosotum kann genommen werden, wenn es einen dicklichen, weißen aggressiven Ausfluss gibt, der zusammen mit einem Brennen und Schmerzen in der Scheide auftritt.
- Caladium ist ein gutes Heilmittel, wenn junge Mädchen ein starkes Scheidenjucken haben.
- Homöopathische Konstitutionsmittel wie Pulsatilla, Acidum Nitricum oder Sepia sind ebenfalls gute Mittel zur Behandlung von Scheideninfektionen und weißem Ausfluss.

Naturheilkunde

- Sich mit abgekochtem Neem-Wasser zu waschen, kann die Infektion eindämmen.
- Wasser, gekocht mit Gelbwurz und auf Zimmertemperatur abgekühlt, ist ebenfalls hilfreich.
- Sich zweimal täglich in eine Badewanne mit Wasser setzen, das mit Neem und Gelbwurz abgekocht wurde, und 20 Minuten darin zu bleiben, ist sehr hilfreich.
- Den Genitalbereich mit saurer Buttermilch zu waschen, hilft bei den Beschwerden.

Ayurveda

- Waschen Sie sich mit einer Abkochung von Triphala, Nalpamara usw. – das wird das Jucken und Brennen beseitigen.
- Bringen Sie Satadhouta Gritham oder Mahatikta Gritham auf den Bereich auf – das wird die Trockenheit und das Jucken beseitigen.

Polyzystisches Ovarialsyndrom (PCOS)

Das polyzystische Ovarialsyndrom (PCOS) ist ein Problem, bei dem die weiblichen Hormone aus dem Gleichgewicht geraten sind. Es kann Probleme mit Ihrer Menstruation verursachen und eine Schwangerschaft schwierig machen. PCOS kann auch unerwünschte Veränderungen in Ihrem Aussehen hervorrufen. Wenn es nicht behandelt wird, kann es im Laufe der Zeit ernsthafte Gesundheitsprobleme verursachen.

Gründe

PCOS ist eine der häufigsten weiblichen Störungen des Drüsensystems. Es ist eine komplexe, vielfältige Störung unbekannter Ursache, aber es gibt starke Anzeichen dafür, dass man es zum großen Teil auf genetische Ursachen zurückführen kann.

Hormone sind chemische Botenstoffe, die viele verschiedene Prozesse auslösen, einschließlich des Wachstums und der Energieherstellung. Sehr oft besteht die Arbeit eines Hormons darin, das Ausschütten eines anderen Hormons anzuregen. Bei PCOS geraten die Hormone aus dem Gleichgewicht. Ein Hormonwandel löst einen weiteren aus, und der wiederum verändert ein anderes Hormon.

PCOS verursacht Symptome bei ungefähr 5 bis 10 Prozent aller Frauen im gebärfähigen Alter (zwischen 12 und 45 Jahren). Man glaubt, dass es einer der führenden Gründe dafür ist, dass Frauen Schwierigkeiten haben, schwanger zu werden, und es ist definitiv das häufigste Drüsenproblem bei Frauen in dieser Altersgruppe.

Symptome

Die vorherrschenden Kennzeichen für PCOS sind das Ausbleiben des Eisprungs, was zu einer unregelmäßigen Blutung (Amenorrhoe) führt, außerdem eine Unfruchtbarkeit, die auf mangelnde Eisprünge zurückgeht, sowie polyzystische Eierstöcke, exzessive Mengen oder Wirkungen androgener (maskulinisierender) Hormone, was zu Akne und übermäßigem Haarwuchs und einer Insulin-Resistenz führt, oft verbunden mit Übergewicht, Typ-2-Diabetes und hohe Cholesterin-Werte. Die Symptome und die Schwere des Syndroms unterscheiden sich stark bei den davon betroffenen Frauen.

Die Symptome tendieren dazu, anfangs nur schwach ausgeprägt zu sein. Es kann sein, dass Sie nur einige Symptome zeigen oder aber viele gleichzeitig. Die häufigsten Symptome sind:

- Akne
- Gewichtszunahme und Schwierigkeit, das Gewicht wieder zu verlieren
- Zusätzliches Haar im Gesicht und am Körper. Oft bekommen Frauen dickeres und dunkleres Haar im Gesicht und mehr Haar auf ihrer Brust, auf dem Bauch und auf dem Rücken.
- Dünnerer Haarwuchs auf der Kopfhaut
- Unregelmäßige Menstruationen. Oft haben Frauen mit PCOS seltener als neun Menstruationsblutungen in einem Jahr. Manche Frauen haben überhaupt keine. Andere dagegen haben sehr starke Blutungen.
- Fruchtbarkeitsprobleme. Viele Frauen, die PCOS haben, können nur schwer schwanger werden.
- Depression
- Zysten. Viele Frauen mit PCOS entwickeln viele kleine Zysten auf ihren Eierstöcken. Deshalb heißt diese Erkrankung auch polyzystisches Eierstocksyndrom. Die Zysten sind nicht gefährlich, aber sie führen zu hormonellen Gleichgewichtsstörungen.
- Menstruationsstörungen, Oligomenorrhoe (wenige menstruelle Zyklen) oder Amenorrhoe (Ausbleiben der Periode) und anderen Arten menstrueller Störungen

- Unfruchtbarkeit, die unmittelbar im Zusammenhang mit chronischer Anovulation (Ausbleiben des Eisprungs) steht
- Hohe Werte männlicher Hormone
- Die häufigsten Anzeichen sind Akne und Akanthosis nigricans (dunkle Hautflecken in Hautfalten, besonders im Nacken.
- Hirsutismus (übermäßiger Haarwuchs), der eine Hypermenorrhoe (sehr häufige menstruelle Blutungen) auslöst
- Etwa drei Viertel der Patientinnen mit PCOS haben eine sichtbare Hyperandrogenämie.
- Metabolisches Syndrom: Dies zeigt sich als Tendenz zum Übergewicht und anderen Symptomen, die mit einer Insulinresistenz einhergehen.
- Das Serum Insulin, eine Insulinresistenz und die Werte von Homocystein sind bei Frauen mit PCOS höher.

Vorbeugung

Wenn PCOS mit Übergewicht einhergeht, ist ein erfolgreicher Gewichtsverlust die wirkungsvollste Methode, eine normale Funktionsfähigkeit des Eisprungs und der Menstruation wiederherzustellen. Aber viele Frauen finden es sehr schwer, einen erheblichen Gewichtsverlust zu erzielen und auch beizubehalten.

Diäten mit einem geringen Anteil an Kohlehydraten und regelmäßige Körperübungen können helfen. Manche Experten empfehlen, eine Diät mit einem niedrigen glykämischen Index (GI) durchzuführen, bei dem ein erheblicher Anteil der Kohlehydrate aus Obst, Gemüse und Vollkornquellen besteht.

Ein Vitamin-D-Mangel kann eine gewisse Rolle bei der Entwicklung des metabolischen Syndroms spielen, deshalb ist es angezeigt, dass man einen solchen Mangel behandelt. Eine Folge von Übungen, die darauf abzielt, die Beckenmuskeln und Organe anzusprechen, hat einen gewissen Erfolg gezeigt, und eine Menstruation und einen Eisprung manchmal wieder in Gang gebracht.

Der ganzheitliche Ansatz

Ein ganzheitlicher Ansatz analysiert zunächst den Grund für die Erkrankung. Veränderungen in der Lebensführung, eine gesunde Ernährung und Sport sind unterstützend für eine Regulierung der Hormone und helfen auch dabei, Gewicht zu verlieren sowie die Menstruationsblutungen wieder zu regulieren. Ayurvedische und homöopathische Medikamente helfen, Veränderungen im Körper anzuschieben, insbesondere, um das Fortpflanzungssystem zu stärken und zu tonisieren. Beratung kann helfen, Ängste, Hemmungen und Komplexe zu überwinden, wenn es sie gibt. Spezifische Behandlungen zur Förderung eines Gewichtsverlustes sowie Behandlungen, um die Gebärmutter und die Eierstöcke zu tonisieren, werden verschrieben.

Homöopathie

- ❖ Da der verursachende Faktor in manchen Fällen ein genetisches Problem ist, kann es schwierig sein, die PCOS vollkommen zu heilen. Aber ein Behandlungsplan für die Symptome kann in jedem Fall aufgestellt werden.
- ❖ Die Homöopathie besitzt gute Heilmittel, um den Menstruationszyklus zu regulieren, und auch Zysten sind behandelbar.
- ❖ Wenn man die Hormonwerte reguliert, dann wird ein Eisprung stimuliert und die Chancen für eine Fruchtbarkeit nehmen zu.
- ❖ Symptombehandlungen können für PCOS-Patientinnen je nach Konstitution und Symptomen geplant werden. Konstitutionelle Medikamente wie Natrium Muriaticum, Natrium Carbonicum, Kalzium Carbonicum, Pulsatilla, Sepia, Silica, Thuja oder Kalium Carbonicum werden nach einer individuellen Grund-Anamnese ausgewählt.
- ❖ Akutmedikamente wie Sabina, Viburnum Op., Pulsatila, Calc Flor., Aur. Mur., Nat, Cimcifuga, Kreosote, Thalaspi, Theocinum, Caulophylum oder Fraxinus Americana können eingesetzt werden. Diese Akutmedikamente werden je nach den vorherrschen Symptomen ausgewählt.

Naturheilkunde

Behandlungen wie Beckenbäder, Akupunktur, Bauchkompressen und T-Packungen sind besonders bei PCOS indiziert. Yogahaltungen wie Baradwajasana, Ushtrasana, Vakrasana, Ardha Matsyendrasana und Yoga Mudrasana helfen dabei, die Gebärmuttermuskeln und die Eierstöcke zu stärken. Pranayamas wie Kapalabhati, Ujjayi und Brahmari untertützen ebenfalls das Fortpflanzungssystem.

Ayurveda

Panchakarma-Behandlungen helfen, die Eierstöcke und die Gebärmutter zu reinigen, die Hormone zu stabilisieren und die Gewichtszunahme auszugleichen. Medikamente, die die Zystenbildung reduzieren können und die den Tonus von Gebärmutter und Eierstöcken wiederherstellen, sind ebenfalls hilfreich. Ebenso ist es sinnvoll, weitere Sympome wie Haarausfall und trockene Haut zu behandeln.

Schmerzen beim Sex (Dyspareunie)

Es gibt viele verschiedene Gründe für Schmerzen beim Sex. Diese Schmerzen können durch körperliche Probleme oder auch durch psychische Schwierigkeiten ausgelöst werden. Viele Frauen erleben irgendwann in ihrem Leben Schmerzen beim Sex.

Die medizinische Bezeichnung für Schmerzen beim Sex ist Dyspareunie. Schmerzen während oder nach dem Geschlechtsverkehr werden ebenfalls als Dyspareunie bezeichnet.

Obwohl dieses Problem Männer auch betreffen kann, kommt es wesentlich häufiger bei Frauen vor.

Frauen mit Dyspareunie haben manchmal Schmerzen in der Scheide, in der Klitoris oder in den Schamlippen, die als anhaltende oder wiederkehrende Genitalschmerzen bezeichnet werden, die sich unmittelbar vor, während oder nach dem Geschlechtsverkehr zeigen. Sprechen Sie mit Ihrem Arzt, wenn Sie Schmerzen beim Sex haben. Behandlungen, die die dem Schmerz zugrundliegende Ursache angehen, können dieses weitverbreitete Problem beseitigen oder mindern.

Ursachen

Es gibt viele Gründe für Dyspareunie, von denen viele behandelbar sind.

- Körperliche Gründe kann es viele geben, je nachdem, ob der Schmerz beim Eindringen auftritt oder bei tiefen Stößen.
- Emotionale Faktoren können bei vielen Arten von Schmerzen beim Sex eine Rolle spielen.
- Unzureichende Feuchtigkeit kann auch ein Grund dafür sein. Es kommt zu dieser Trockenheit durch ein Abfallen der Östrogenwerte nach den Wechseljahren, nach der Geburt oder während des Stillens.
- Hinzu kommt, dass bestimmte Medikamente bekannt dafür sind, dass sie das sexuelle Verlangen oder die Erregung behindern, was die Feuchtigkeit vermin-

dern kann und den Sex schmerzhaft macht. Bei solchen Medikamenten handelt es sich um Antidepressiva, Bluthochdruckmittel, Beruhigungsmittel, Antihistaminika und bestimmte Mittel zur Geburtskontrolle.

- Atrophische Vaginitis, eine häufige Erkrankung, die eine Verdünnung der Auskleidung der Scheide bei Frauen nach den Wechseljahren nach sich zieht
- Eine allergische Reaktion auf Kleidung, Spermizide oder Duschen
- Endometriose, eine oft schmerzhafte Erkrankung, bei der das Gewebe der Auskleidung der Gebärmutter sich umstellt und abnormal stark im Unterleib wächst
- Eine Entzündung des Bereichs um die Scheidenöffnung herum, die man Entzündung des Scheidenvorhofs nennt
- Hauterkrankungen wie Lichen Planus und Lichen Sklerose, die die Scheidenbereiche ergreifen
- Infektionen des Blasen-Nieren-Traktes, Hefepilzerkrankungen der Scheide oder sexuell übertragbare Erkrankungen
- Psychisches Trauma, oft hervorgehend aus einer Vorgeschichte sexuellen Missbrauchs oder sexuellen Traumas
- Verletzung oder Reizung durch einen Unfall, Unterleibsoperationen, weibliche Beschneidung, Dammschnitt oder angeborene Unnormalität
- Eine Infektion Ihres Genitalbereichs kann auch Schmerzen beim Sex nach sich ziehen. Ekzeme und andere Hautprobleme in Ihrem Genitalbereich können auch ein Problem darstellen.
- Emotionen sind zutiefst mit der sexuellen Aktivität verbunden und können eine wichtige Rolle bei jeder Art von Schmerzen beim Sex spielen. Emotionale Faktoren können sein:
  - Psychische Probleme: Unruhe, Depression, Sorgen über Ihr körperliches Aussehen, Angst vor Intimität oder Beziehungsprobleme können dazu beitragen, dass Ihr Erregungsniveau nicht so hoch ist. Dadurch kann es zu Missbehagen oder Schmerzen kommen.
  - Stress: Ihre Beckenbodenmuskeln tendieren dazu, sich anzuspannen, wenn es viel Stress in Ihrem Leben gibt. Dies kann zu Schmerzen beim Sex führen.

Symptome

Frauen mit einer Dyspareunie spüren vielleicht einen oberflächlichen Schmerz am Scheideneingang oder einen tieferen Schmerz während der Penetration oder den Stößen des Penis. Manche Frauen fühlen vielleicht auch, dass sich ihre Scheidenmuskeln fest zusammenziehen, wenn es zur Penetration kommt. Dieser Zustand wird Vaginismus genannt.

Vorbeugung

Um Schäden am eigenen Selbst und bei der Harmonie der Eheleute vorzubeugen, sollte rechtzeitig Hilfe in Anspruch genommen werden.

Wenn die Dypareunie nach der Geburt entsteht, dann sollten Sie wenigsten sechs Wochen nach der Geburt des Kindes warten, ehe Sie wieder Sex haben, und auch dann nur sanften und sicheren Sex praktizieren.

Wenn der Schmerz nur gering oder erträglich ist, dann reichen einfache Hausmittel, um die Dypareunie zu beheben.

Wenn der Schmerz aufgrund von Scheidentrockenheit auftritt, dann kann man es mit Feuchtigkeitscremes auf Wasserbasis oder anderen natürlichen Feuchtigkeitscremes versuchen.

Um einer Infektion vorzubeugen, lassen Sie nach dem Sex Wasser.

Um das Risiko einer Hefepilzinfektion vorzubeugen, tragen Sie keine zu enge Kleidung, Unterwäsche aus Baumwolle und achten Sie auf ausreichende Hygiene.

Wenn Sie geschwitzt haben, wechseln Sie Ihre Unterwäsche. Baden oder duschen Sie sich täglich, und wenn Sie geschwommen haben, ziehen Sie sofort trockene Sachen an.

Der ganzheitliche Ansatz

Homöopathie

Je nach Ursache der Dyspareunie kann man unterschiedliche Heilmittel geben:

- Bei Scheidentrockenheit: Natrium Muriaticum, SepiaPlatina.
- Bei Vaginalinfektion: Borax, Kreosote
- Bei Blasenentzündung aufgrund von Dyspareunie: Cantharis, Berberis, Sepia, Causticum
- Bei Verletzungen: Arnica, Rhus Toxicodendrum, Staphysagria

Naturheilkunde

Packungen wie T-Packs und Bauchwickel, Hüftbäder und Sitzbäder helfen, die Enge der Scheidenmuskeln zu überwinden. Ein entspannendes Vollbad mit einigen Tropfen essenzieller Öle wie Rose, Lavendel oder Jasmin helfen, die Muskeln und den Geist zu entspannen und Schmerz zu verhindern.

Ayurveda
Entstressende Behandlungen halten das hormonelle Gleichgewicht aufrecht und beseitigen die Scheidentrockenheit, indem sie sie befeuchten. Medikamente wie Satadhauta Gritham unterstützen diesen Prozess.

Starke Menstruation

Eine sehr starke Menstruationsblutung wird medizinisch eine Menorrhagie genannt. Die durchschnittliche Länge einer Periode dauert 4-6 Tage. Und die durchschnittliche Menge Blut, die man dabei verliert, liegt zwischen 10 und 35 ml. Jeder vollgesogene Tampon mit durchschnittlicher Größe enthält etwa 5 ml Menstruationsblut. Das bedeutet, dass es normal ist, wenn man zwischen zwei und 7 normalen Tampons pro Periode verbraucht. Wenn es mehr als 80 ml (oder 16 vollgesogene Tampons) pro Periode sind, dann wird die Menstruationsblutung als stark bezeichnet, als eine Menorrhagie. Wenn man also durchschnittlich 12 oder mehr Tampons oder Binden pro Blutung verbraucht, dann kann man davon ausgehen, dass man eine starke Blutung hat.

Etwa 25 Prozent aller Frauen erleben in der Zeit vor ihren Wechseljahren diese Art von Menstruationsblutung, ebenfalls einige Teenager und einige Frauen anderer Altersstufen. Es handelt sich dabei um eine starke und auch länger anhaltende Menstruationsblutung, die jedoch regelmäßig kommt.

Menorrhagien können durch unnormales Blutklumpen, eine Unterbrechung der normalen hormonellen Menstruationsregulation oder durch Störungen in der endometrialen Auskleidung der Gebärmutter verursacht werden. Je nach Ursache der Störung kann es begleitend zu sehr starken Menstruationsschmerzen kommen.

Ursachen

- Starke Blutungen sind am meisten verbreitet unter Teenagern und in der Zeit vor den Wechseljahren – beides sind Zeiten des Lebensalters, in denen die Östrogenwerte dazu tendieren, nach oben zu gehen und die Progesteronwerte absinken.

- Progesteron wird von den Eierstöcken nach dem Eisprung produziert. Das heißt aber nicht, dass Sie Eisprünge haben, wenn Sie regelmäßig menstruieren!
- Die Schleimhaut des Uterus, das Endometrium, stößt sich im Verlauf eines Zyklus ab. Die Aufgabe des Östrogens nun besteht darin, das Endometrium dicker zu machen und dafür zu sorgen, dass es während der Periode abgestoßen wird.
- Progesteron wiederum macht das Endometrium dünner. Deshalb kann es sein, dass eine starke Menstruationsblutung durch zu viel Östrogen und zu wenig Progesteron verursacht wird.
- Die häufigsten Gründe dafür sind jedoch Stress und Blutstörungen.

Vorbeugung

- Notieren Sie sorgsam Ihre Zeiten und die Stärke Ihrer Blutung, einen Zyklus oder zwei. Achten Sie darauf, ob Ihre Blutung so stark ist, dass Sie sich schwindelig oder einer Ohnmacht nahe fühlen, dann suchen Sie bitte sofort einen Arzt auf.
- Behandeln Sie den Blutverlust mit Flüssigkeit und Salz. Wenn Sie sich schwindelig fühlen oder wenn Ihr Herz anfängt, schnell zu schlagen, wenn Sie sich vom Liegen aufrichten, dann zeigt das an, dass die Menge Blut in Ihrem System zu niedrig ist. Um dies zu behandeln, trinken Sie mehr Flüssigkeit und erhöhen Sie die salzhaltigen Getränke, die Sie zu sich nehmen, wie beispielsweise Tomatensaft oder Gemüsesäfte oder salzhaltige Brühe. Sie werden bis zu 4-6 Tassen (ein-1,5 l) mehr solcher Getränke während dieser Tage benötigen.
- Nehmen Sie Eisen, um den Verlust auszugleichen. Sie können das auch mit bestimmten Nahrungsmitteln tun. Rotes Fleisch, Leber, Eigelb, dunkelgrüne Gemüse und Trockenfrüchte wie Rosinen und Pflaumen sind gute Eisenquellen.

Der ganzheitliche Ansatz

Wir halten Ausschau nach dem Gesamtbild und berücksichtigen dabei die verschiedenen Faktoren, die dazu beitragen können, wie Erbfaktoren, Stress, Übungen, Ernährung und die funktionalen Veränderungen. Auf der Basis all dieser Faktoren werden Medikamente aus dem Ayurveda und der Homöopathie zusammen mit den anderen Behandlungen verordnet.

Sie alle helfen dabei, auf lange Sicht eine Regulierung zu erreichen. Da sie keine synthetischen Hormone enthalten, regulieren sie tatsächlich die Hormonausschüttung und erzielen Langzeiteffekte zur Heilung.

Akupunktur wird ebenfalls eingesetzt, um die Gebärmutter und die Eierstöcke zu stärken, um die Hormone zu entstressen und zu regulieren.

Homöopathie

Starke Blutungen sind die Folge eines hormonellen Ungleichgewichts und ein Symptom von PCOS. Konstitutionsmittel werden als Behandlung geplant und Akutmedikamente gegeben, um den Blutungsfluss unmittelbar zum Stillstand zu bringen. Die besten homöopathischen Mittel, die dazu eingesetzt werden, sind Sabina, Mellifolium, Thalaspi, Pulsatilla, China, Fraxinus Americanus, Viburnum Op. und Nux Vomica.

Naturheilkunde

Da es bei den Ursachen der Störung entweder um eine hormonelle oder um eine organische Problematik geht, muss der Ansatz mit Hilfe äußerlicher Behandlungen erfolgen, außerdem durch eine Diät und spezielle Übungen.

Behandlungen für die Stärkung der Unterleibsorgane wie Hüftbäder, Sitzbäder, Bauchwickel und T-Packungen werden regelmäßig angewendet. Die Ernährung sollte eine Menge Eisen und Kalzium enthalten und reich an Blattgemüsen, Ragi, entfetteten Milchprodukten sowie Trockenfrüchten wie Datteln, schwarzen Rosinen und Pflaumen sein.

Ayurveda

Medikamente für körperliche und strukturelle Veränderungen, gegen Stress und Behandlungen wie Kräuterbeckenbäder, Abhyanaga und Sirodhara werden verordnet. Hinzu kommen Medikamente wie Muslikadiradi Kashayam, Sukumara Kashayam und Pusyanuga Choornam.

Yoga

Yoga-Asanas wie Baddha Konasana, Vakrasana, Ardha Matsyendrasana, Yoga Mudrasana und Sonnengrüße sollten praktiziert werden, dazu Meditation und Pranayama wie Kapalabhati, Nadi Shodhana und Brahmari. Sie alle unterstützen einen nicht übermäßigen Menstruationsfluss.

Ausbleibende Menstruation (Amenorrhoe)

Eine ausbleibende Menstruation wird medizinisch Amenorrhoe genannt. Sie kommt im Allgemeinen in zwei Arten vor. Die erste ist die primäre Amenorrhoe, was bedeutet, dass es noch keine Monatsblutung bei einem jungen Mädchen gegeben hat, dass sie aber bereits durch andere typische Phasen der pubertären Entwicklung hindurchgegangen ist, wie beispielsweise durch die Entwicklung der Brust, die Behaarung des Schambereichs usw. Die davon betroffenen Mädchen sind im Allgemeinen älter als 15 Jahre. Die zweite Art ist die sekundäre Amenorrhoe, die auftritt, wenn eine Frau, die bereits normale Periodenzyklen hatte, für mindestens sechs Monate nicht mehr blutet, und zwar ohne dass eine Schwangerschaft besteht oder sie ein Kind stillt. Ebenso ist eine Unterbrechung des normalen Monatszyklus etwa durch hormonelle Kontrazeptiva wie die Anti-Baby-Pille oder durch die Wechseljahre davon ausgenommen.

Ursachen

Die meisten Mädchen beginnen zu menstruieren, wenn sie zwischen 9 und 18 Jahre alt sind, wobei die meisten durchschnittlich 12 Jahre alt sind.

- Eine primäre Amenorrhoe tritt typischerweise auf, wenn ein Mädchen älter als 15 Jahre alt ist und wenn sie andere normale Veränderungen durchlaufen hat, die für die Pubertät typisch sind.
- Eine primäre Amenorrhoe kann mit oder ohne andere Zeichen der Pubertät auftreten.
- Wenn ein Mädchen mit nur schwach ausgeprägten Genital- oder Unterleibsorganen geboren ist (wenn beispielsweise die Gebärmutter fehlt oder wenn es eine Vaginalscheidewand gibt oder eine Verengung der Cervix (des Gebärmutterhalses) oder ein unperforiertes Jungfernhäutchen, dann kann dies zu einer primären Amenorrhoe führen.
- Hormone spielen eine große Rolle im Menstruationszyklus einer Frau. Hormonelle Probleme können auftreten, wenn
  - sich Veränderungen in den Gehirnteilen ergeben, in denen Hormone dazu beitragen, dass der Menstruationszyklus hergestellt wird
  - die Eierstöcke nicht korrekt arbeiten, möglicherweise durch Gendefekte

- Infektionen in der Gebärmutter auftreten, zum Beispiel nach einer Geburt.
- Wenn es andere Geburtsfehler gibt.
- Bei Tumorerkrankungen.

Andere Gründe können sein:

- Polyzystisches Eierstocksyndrom
- Gehirntumore, vor allem in der Hypophyse
- Verfrühtes Ausfallen der Eierstockfunktion
- Dysfunktion der Schilddrüse
- Chemotherapie bei Krebserkrankungen

Faktoren, die eine normale Menstruation unterbrechen und eine sekundäre Amenorrhoe verursachen können, sind beispielsweise:

- Dramatischer Gewichtsverlust
- Essstörungen
- Schwangerschaft
- Stress und Unruhe
- Signifikante Gewichtszunahme oder Fettsucht
- Hormonelles Ungleichgewicht (wie beim polyzystischen Eierstocksyndrom)
- Drüsenstörungen wie Schilddrüsenerkrankungen oder Hypophysenerkrankungen/Tumore

Symptome

Amenorrhoe ist das Symptom einer darunterliegenden Störung und keine Erkrankung in sich selbst. Zusätzliche Symptome können vorkommen, je nach der eigentlichen Erkrankung.

Galaktorrhoe (bei der die Brust Milch produziert, obwohl die Frau nicht schwanger ist oder stillt), Kopfschmerzen oder Hirsutismus (übermäßiger Haarwuchs) können von einem Übermaß an Androgen (einem Hormon, das die Entwicklung männlicher Geschlechtscharakteristika fördert) verursacht werden. Trockenheit in der Scheide, Hitzewallungen, nächtliche Schweißausbrüche oder Schlafstörungen können ein Zeichen von Eierstockinsuffizienz oder eines vorzeitigen Eierstockversagens sein. Bemerkenswerte Gewichtszunahme oder Gewichtsabnahme können vorhanden sein. Bei Frauen kann es zu exzessiver Unruhe kommen, die sogar mit psychiatrischen Störungen einhergehen kann, es kann zu Akne kommen oder zu zyklischen Schmerzen ohne Blutungen.

Vorbeugung

- ❖ Lassen Sie Mädchen, die in die Pubertät kommen, regelmäßig untersuchen. Wenn es einen verzögerten Menstruationszyklus oder unterentwickelte sekundäre Sexualhormone gibt, dann konsultieren Sie sofort einen gynäkologischen Facharzt.
- ❖ Wenn es in der Familiengeschichte einen Spätbeginn der Pubertät (mit 15 oder 16 Jahren) gibt, dann können Sie abwarten, ob sich die Regel in diesem Alter einspielt.
- ❖ Bei einer sekundären Amenorrhoe können zahlreiche Medikamente, die empfängnisverhütende Pille, aber auch andere Medikamente, zu einem Fehlen des Blutflusses führen, deshalb ist es besser, sie, wenn möglich, zu meiden.
- ❖ Achten Sie auf Ihr Gewicht. Nehmen Sie nur Nahrungsmittel mit vielen Nährstoffen zu sich.
- ❖ Lassen Sie sich regelmäßig untersuchen und lassen Sie dabei auch einen Hormonspiegel und andere Tests machen, die Ihnen eine genaue Information über Ihr Fortpflanzungssystem geben können.

Der ganzheitliche Ansatz

Dieser Ansatz unterscheidet bei der Störung zwischen genetischen Ursachen, organischen, ernährungsbedingten und hormonellen. Je nach Ursache werden entsprechende Behandlungen und Medikamente verschrieben. In beinahe jedem Fall jedoch geht es um eine Entgiftung des Systems, sowie um eine Erneuerung und eine Stimulierung der besseren Organfunktion. Beratungsstunden helfen, das Selbstvertrauen zu steigern und eine bessere geistige Einstellung zu sich zu finden.

Die Medikamente stammen vor allem aus der Kräutermedizin und enthalten keinerlei Steroide oder Hormone. Sie unterstützen lediglich die Organfunktion.

Homöopathie

Die primäre Amenorrhoe hat ihren Ursprung in unterentwickelten Wachstumshormonen. Homöopathische Mittel, die man erfolgreich in einem solchen Fall einsetzen kann, sind Thyroidinum, Medorrhenum Thuja, Sepia oder Iodum.

Die sekundäre Amenorrhoe hat ihren Ursprung in einer Fehlsekretion von Hormonen sowie in anderen beteiligten Faktoren. Erfolgreich eingesetzte Mittel sind hier Natrium Carbonicum, Calcium Carbonicum, Thuja, Pulsatilla, Cimcifuga, Graphitis und Natrium Muriaticum.

Naturheilkunde
Der Ansatz ist derselbe wie bei den übrigen Störungen des Menstruationsflusses. Behandlungen zur Stärkung des Fortpflanzungssystems wie Hüftbäder, Wickel und Packungen, eine gesunde Ernährung und eine Ernährungsberatung sind Bestandteile dieser Behandlung. Akupunktur ist hilfreich, um die Organfunktion zu stimulieren. Spezielle Yogaübungen wie Baddha Konasana, Yogamudrasana, Vakrasana und Sonnengrüße sind sinnvoll, zusammen mit Pranayama und Meditationen.

Ayurveda
Hier geht es um die Entstressung und die Entgiftung des Systems mit Hilfe von Behandlungen wie Abhyanga, Sirodhara, Nasya und Vasti. Sie sollten durch spezielle Kräuter, die die Gebärmutter tonisieren, ergänzt werden.

Kräuterbeckenbäder helfen. Medikamente wie Sukumaram Kashayam, Lodhradi Kashayam, Rajapravartini Vati, Palasarpis und Ashoka Gritham werden innerlich eingesetzt. Als Hausmittel wird Sesamsaat mit Palmzucker empfohlen.

Menstruationskrämpfe

Menstruationskrämpfe kommen vor allem im Unterleib vor, wobei einige Frauen sie auch im unteren Rücken, in den Oberschenkel-Innenseiten und in den Waden spüren. Menstruationskrämpfe entstehen aufgrund der hormonellen Veränderungen im Menstruationsverlauf und sind auch oft die Folge eines Elektrolytmangels aufgrund des Blutverlustes. Die Unterleibskrämpfe treten offenbar häufiger auf, wenn man blähende Nahrungsmittel wie Lebensmittel mit einem hohen Proteinanteil zu sich genommen hat, wie etwa Linsen, Bohnen oder fermentierte Nahrungsmittel (etwa Soja).

Vorbeugung

- Gewärmtes Rizinusöl, um den Nabel und den Unterbauch massiert
- Eine heiße Kompresse auf dem Unterleib, den Oberschenkel-Innenseiten und dem unteren Rücken
- Ein Glas heißes Wasser mit einem Teelöffel Ghee (geklärte Butter)
- Ein heißer Ingwertee mit einigen Tropfen Limettensaft
- Nur sehr leichte Nahrung während der ersten beiden Tage der Menstruation und einen Tag, bevor sie einsetzt
- Vermeiden Sie frittierte, schwere Nahrungsmittel und Nahrungsmittel mit einem hohen Proteingehalt wie Fleisch oder Soja, bevor die Menstruation einsetzt.

Der ganzheitliche Ansatz

Homöopathie
Caulophylum C 200, Magnesium Phosphoricum C 200 3x, Colocynthus C200 und Vibernum opulus C 200 können verschrieben werden, um Menstruationskrämpfe zu lösen.

Ayurveda
Medikamente wie Serrac Asoka, Satavari (Asparagus Racemoses), Aloevera und Butea Frondosa in verschiedenen Kombinationen helfen, die Gebärmutter und das Fortpflanzungssystem zu stärken und Menstruationskrämpfen vorzubeugen. Kräuterbeckenbäder, Pichu auf dem Unterbauch und Einläufe sind Behandlungen, die ebenfalls die Menstruationskrämpfe lindern.

Schmierblutungen

Schmierblutungen sind ganz leichte Blutungen, die zu einer Zeit auftreten, wenn die eigentliche Menstruation nicht erwartet wird. Es gibt unterschiedliche Gründe für ihr Auftreten – funktionelle oder hormonelle Gründe. Wenn man einmal eine korrekte Diagnose gefunden hat, dann sollte man trotzdem noch einmal verschiedene medizinische Tests durchlaufen, um diese Diagnose zu erhärten. Je nach Ursache werden erst dann die korrekten Behandlungen vorgeschlagen.

Der ganzheitliche Ansatz

Behandlungen, die das Fortpflanzungssystem stärken und die verschiedene Bäder beinhalten, außerdem Massagen und Medikamente, die die Gebärmuttermuskulatur und das Fortpflanzungssystem im allgemeinen stärken, können bei dieser Störung sehr hilfreich sein.

Homöopathie
Pulsatilla C 30, Sabena C 30, China C 200 und Bryonia C 200 werden gegen die Schmierblutungen verschrieben.

Naturheilkunde
Bauchwickel, T-Packungen und Beckenbäder sind die naturheilkundlichen Mittel gegen die Schmierblutungen.

Ayurveda
Asoka (Serraca Asoka), Satavari (Asparagus racemoses), Aloevera und Butea Frondosa in verschiedenen Kombinationen helfen, die Zwischenblutungen einzudämmen. Daneben sollten Behandlungen wie Massagen und Kräuterhüftbäder verordnet werden.

Prämenstruelles Syndrom (PMS)

Das praemenstruelle Syndrom (PMS) ist ein Symptomkomplex, der den Menstruationszyklus oft begleitet. Es tritt einige Tage bis eine Woche vor dem Einsetzen der Menstruation auf. Normalerweise verschwindet es auch, wenn der normale Menstruationsfluss eingesetzt hat. Die Symptome, von denen PMS begleitet ist, sind Schmerzen im Unterbauch, im Rücken und in den Beinen, Reizbarkeit, Schlaflosigkeit, Kopfschmerzen, Migräne, Heißhungerattacken, leichtes Aufbrausen, Traurigkeit, Depression, Stress, Wassereinlagerungen und Verdauungsbeschwerden. Eine oder mehrere dieser genannten Symptome treten gemeinhin bei PMS auf. Die Intensität dieser Symptome verändert sich von Zyklus zu Zyklus.

PMS ist die Folge hormoneller Veränderungen in Ihrem Körper während des Menstruationszyklus.

Der ganzheitliche Ansatz

Yoga und Sport spielen eine sehr wichtige Rolle, wenn man diese Symptome kontrollieren will, denn sie betreffen sowohl den Geist als auch den Körper. Die Maßnahmen sind darum eher vorbeugend.

Homöopathie

Pulsatilla C 200 oder C 30, Ignatia C 200, Natrium Muraticum 1m als Konstitutionsmittel werden in der Homöopathie gegeben, um PMS zu kontrollieren.

Naturheilkunde

Naturheilkundliche Behandlungen wie Schlammpackungen, Dampfbäder, Wasserstrahl-Behandlungen, Beckenbäder, Wirbelsäulenbäder und Bauchwickel helfen, je nach den vorherrschenden Symptomen.

Essen Sie mäßig, schließen Sie viel Obst und Gemüse und viel Flüssigkeit in Ihre Ernährung ein, um den Symptomen vorzubeugen.

Ayurveda

Asoka (Serraca Asoka), Lodhra, Satavari (Asparagus Racemoses) und Roter Sandal sind die Kräuter, die helfen können, das PMS zu kontrollieren.

Scheidentrockenheit

Scheidentrockenheit ist ein weit verbreitetes Symptom einer vaginalen Atrophie, die man atrophische Vaginitis nennt. Zur Trockenheit der Scheide kommt es, weil die weibliche Östrogenproduktion dramatisch abnimmt, was die Scheidenwände dünner werden lässt und sie stärker reizbar macht.

Vor allem während und nach der Menopause kommt es oft zur Scheidentrockenheit, obwohl sie sich auch in allen Lebensphasen einer Frau entwickeln kann, wenn es zu einem Mangel an Durchfeuchtung kommt. Scheidentrockenheit kann den Sex sehr beeinträchtigen. Die meiste Scheidenflüssigkeit besteht aus einer transparenten Flüssigkeit, die durch die Wände der Blutgefäße tritt, die die Scheide umgeben. Wenn Sie sexuell erregt sind, dann fließt mehr Blut in Ihre Unterleibsorgane und erzeugt eine größere Menge befeuchtender Vaginalflüssigkeit. Aber die hormonellen Veränderungen der Menopause, der Geburten und des Stillens können diesen natürlichen Prozess unterbrechen.

Ursachen

Gründe für die Scheidentrockenheit können sein:

- Niedrige Östrogenwerte aufgrund von Geburten, Wechseljahren, Stillen, Immunkrankheiten oder Zigarettenrauchen.
- Medikamente: Antidepressiva, Allergiemittel und Erkältungsmedikamente, Anti-Östrogen-Medikamente, die beispielsweise bei Brustkrebs eingesetzt werden.
- Sjögren-Syndrom

Symptome

Symptome von Scheidentrockenheit können Juckreiz sein, des Weiteren Brennen, Reizung, Blutungen beim Sex, vermehrtes Wasserlassen oder der Drang danach.

Der ganzheitliche Ansatz

Homöopathie

Es ist sehr wichtig, dass die Ursache für die Scheidentrockenheit ermittelt und zuerst behandelt wird. Die Medikamente werden je nach Symptomähnlichkeit verordnet. Konstitutionsmittel wie Natrium Muriaticum, Sepia, Lycopodium und Graphitis sind bei solchen Störungen hilfreich.

Allgemeine Verjüngung und Entgiftung reinigen das Blut und verbessern die Funktion der Drüsen und ihrer Ausscheidungen. Ayurveda hat gute Heilmittel, sowohl innerlich wie auch äußerlich, um diesen Prozess zu unterstützen. Sogar die Anwendungen selbst sind eine Art Medizin und können die natürliche Gleitfähigkeit stimulieren, nicht nur die Gleitmittel selbst.

Durch Medikamente und Behandlungen aus der Naturheilkunde, der Homöopathie und des Ayurveda ist es möglich, den pH-Wert der Scheidenschleimhaut zu verändern. Auch Akupunktur hilft bei diesen Störungen.

Naturheilkunde

Naturheilkundliche Behandlungen wie Scheidenduschen, T-Wickel usw. helfen dabei, die Gleitfähigkeit zu erhöhen und die Trockenheit zu vermindern.

Ayurveda

Ayurvedische Behandlungen wie Yoni Pichu und äußerliche Anwendungen mit Satadhautagritham und Mahatiktakalepam sind hilfreich.

Ein Interview zur ganzheitlichen Medizin

Frage: Richtet sich die ganzheitliche Medizin gegen die allopathische Medizin?
Antwort: Nein, das ist überhaupt nicht der Fall. Im Westen sind viele ganzheitliche Mediziner gleichzeitig hochqualifizierte allopathische Ärzte, die derzeit eine ganzheitliche und integrative Medizin praktizieren.

Frage: Ist die ganzheitliche Medizin unwissenschaftlich?
Antwort: Der ganzheitliche medizinische Ansatz basiert auf der Naturwissenschaft und folgt ihren wissenschaftlichen Methoden.

Frage: Hat die ganzheitliche Medizin auch einen religiösen Aspekt?
Antwort: Nein. Sie befürwortet die Integration der Spiritualität in die Gesundheit, hat aber keine direkte Beziehung zu irgendeiner Religion.

Frage: Kann jeder die Therapien und Behandlungen selbst für sich ausführen?
Antwort: Eine ganzheitlich ausgerichtete Lebensführung und persönliche Gewohnheiten in diese Richtung können natürlich von jedem Menschen befolgt werden. Dennoch sollte nur ein ausgebildeter Therapeut unter Supervision eines Arztes die medizinischen Behandlungen und Therapien ausführen.

Frage: Gibt es Nebenwirkungen, wenn man andere Medizinsysteme mit der allopathischen Medizin mischt?
Antwort: Nein. Ayurvedische und homöopathische sowie allopathische medizinische Behandlungen können gleichzeitig ohne jede negative Folgeerscheinung eingesetzt werden.

Frage: Der ganzheitliche medizinische Ansatz ist doch im allgemeinen eher einer, der viel Zeit braucht. Gibt es auch schnellwirkende Methoden?
Antwort: Heilung braucht immer Zeit. Denn auch die Erkrankung hat meist lange Zeit gebraucht, um sich zu manifestieren.

Frage: Gibt es Nebenwirkungen beim ganzheitlichen Ansatz?
Antwort: Nein, solange er von qualifizierten Ärzten durchgeführt wird.

Frage: Wie beeinflusst denn eine Massage unseren Geist und unseren Körper?
Antwort: Eine Massage entspannt, verjüngt, verbessert den Kreislauf und entgiftet, indem sie die Giftstoffe aus dem lymphatischen System ausleitet.

Sieben Schritte zur ganzheitlichen Gesundheit

1. Meditation

Meditation ist nachgewiesenermaßen das wirksamste Werkzeug für die Stressverminderung und hat auch zahlreiche körperliche Wirkungen. Sie verbessert die geistige Leistungsfähigkeit eines Menschen sowie sein Gedächtnis und seine Konzentrationsfähigkeit. Sitzungen mit einer Zeitdauer von mindestens 15-20 Minuten fünfmal wöchentlich sind ideal.

2. Ernährung

Es ist sehr wichtig, dass man gesunde Essgewohnheiten entwickelt, zur rechten Zeit seine Mahlzeiten zu sich nimmt und viel Flüssigkeit trinkt. Die Essgewohnheiten jedes Menschen sollten auf den Nahrungsgewohnheiten seiner Familie und Vorfahren basieren, aber viele frische Früchte und Gemüse enthalten. Zu viel zu essen,

Fastfood zu sich nehmen und große Mengen raffinierten Zucker, Salz und Fette zu essen, sind Ernährungsbelastungen für den Körper, die viele körperliche Störungen nach sich ziehen.

3. Sport

Wenn Sie für sich einen regelmäßigen Workout von 30-45 Minuten pro Tag planen und einhalten, werden Sie Ihren Körper gesund erhalten. Yoga ist dafür das Allerbeste, aber Sie können Yoga auch mit anderen Sportarten wie Walken, Schwimmen, Joggen, Radfahren oder aerobischem Training kombinieren.

4. Arbeit

Ein gesunder Arbeitsplatz, gute Arbeitszeiten und geistige Zufriedenheit mit der Arbeit, die man tut, sind sehr wichtig für eine gute Gesundheit. Eine Vielzahl von Erkrankungen, die auf dem Lebensstil basieren, haben als Ursache arbeitsbedingten Stress und ungesunde Arbeitszeiten.

5. Beziehungen

Gute persönliche und emotionale Beziehungen mit Familienangehörigen und Kollegen sind für ein gesundes Leben bedeutsam. Sie fördern die Lebensqualität eines Menschen und können das Immunsystem verbessern.

6. Ruhephasen

Regelmäßiger Schlaf und Ruhephasen sollten möglichst eingehalten werden. Ein Mensch sollte sich nach einem guten Schlaf ausgeruht und voll Energie fühlen. Zwischen 7 – 8 Stunden Schlaf und ein frühes Aufstehen sind ideal.

7. Spielen und Urlaub

Spiele zu spielen und Zeit mit Freunden und der Familie zu verbringen, Filme zu sehen oder in Urlaub oder wenigstens ein verlängertes Wochenende zu fahren und Zeit für persönliche Hobbys zu haben, verbessert deutlich Ihre Gesundheit.

Makarabhyasa (Rückendehnung)

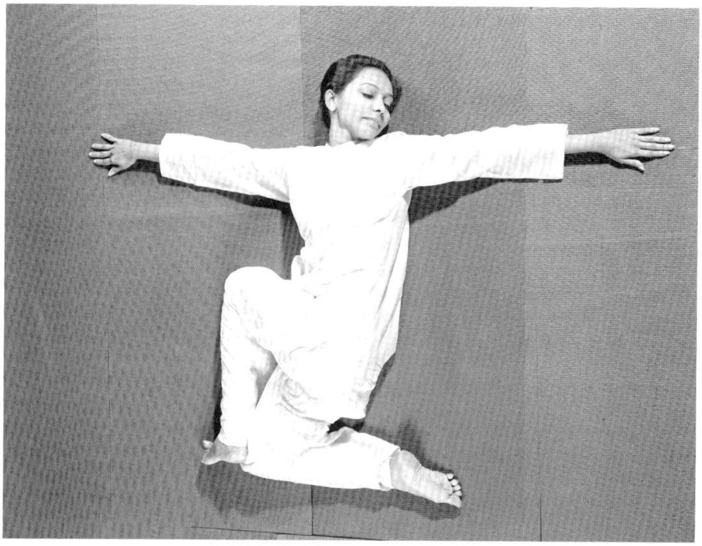

- Legen Sie sich auf den Rücken mit gebeugten Knien, Setzen Sie die Füße in der Nähe Ihres Pos auf den Boden.
- Öffnen Sie die Arme zur Seite, auf Schulterhöhe.
- Setzen Sie die rechte Ferse auf das linke Knie.
- Atmen Sie ein und dann, beim Ausatmen, lassen Sie beide Beine nach links fallen, so dass das linke Knie den Boden auf der linken Seite neben Ihnen berührt. Drehen Sie gleichzeitig den Kopf nach rechts.
- Atmen Sie ein und kommen Sie in die Mitte zurück.
- Setzen Sie nun die linke Ferse auf das rechte Knie, und lassen Sie beim nächsten Ausatmen die Beine auf die rechte Seite sinken, bis das rechte Knie den Boden berührt. Drehen Sie gleichzeitig den Kopf nach links.
- Wiederholen Sie die Übung einige Male, dann genießen Sie die Entspannung.

Matsyasana (Der Fisch)

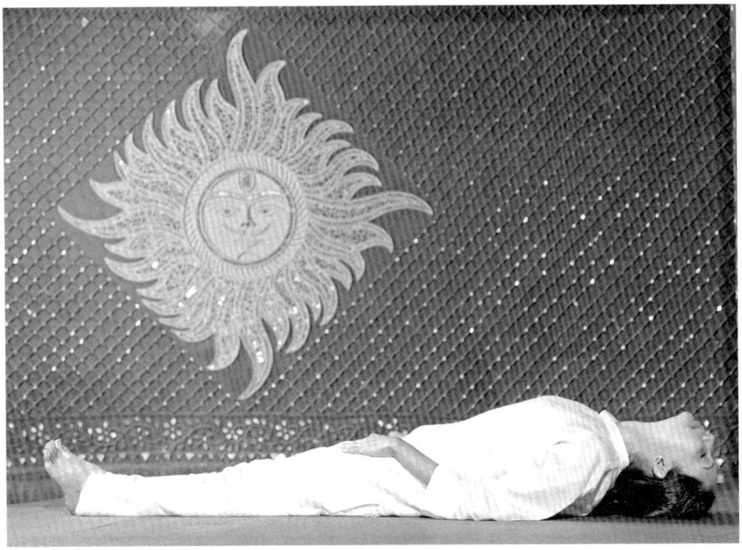

- Legen Sie sich auf den Rücken, die Beine aneinander.
- Lassen Sie beim Einatmen sanft den Kopf nach hinten gleiten, so dass der Scheitelpunkt den Boden berührt.
- Heben Sie sanft Ihre Schultern.
- Versuchen Sie jetzt langsam, die Beine zu überkreuzen. Legen Sie die Handflächen auf die darunterliegenden Oberschenkel.
- Fühlen Sie die Dehnung im Nackenbereich.
- Beim nächsten Ausatmen heben Sie langsam den Kopf und legen Sie ihn dann bequem auf den Boden.
- Lösen Sie die Beine und legen Sie sie nebeneinander. Legen Sie die Hände neben den Körper.
- Atmen Sie normal weiter.

Wirkung:

- Matsyasana stärkt den Nacken und die Schultern.

Nadi Shuddhi, auch Nadi Shodhana Pranayama genannt

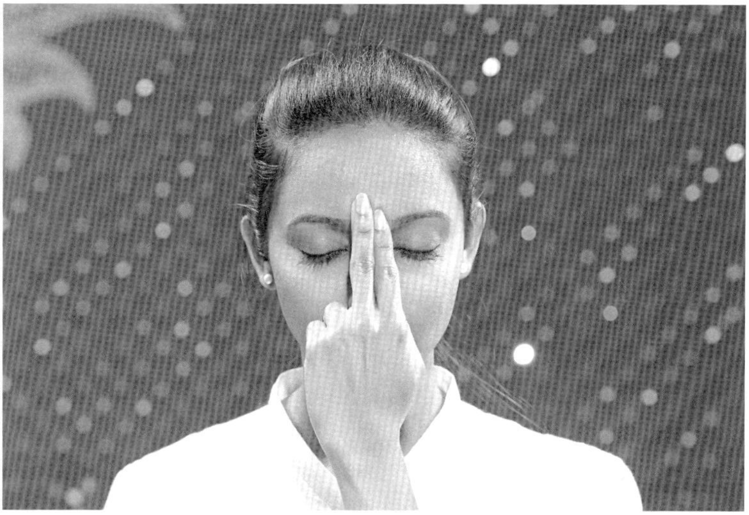

- Bei dieser Atemübung werden Sie den Atemfluss willentlich beeinflussen.
- Dabei schließen Sie bitte mit dem rechten Daumen das rechte Nasenloch und mit dem rechten Ringfinger das linke Nasenloch.
- Der Zeigefinger und der Mittelfinger der rechten Hand können entweder einfach nur gebeugt werden oder auf den Punkt zwischen den Augenbrauen gelegt werden.
- Beginnen Sie nun, indem Sie durch das linke Nasenloch einatmen, verschließen Sie es dann und atmen Sie durch das rechte Nasenloch aus. Atmen Sie dort, durch das rechte Nasenloch wieder ein und dann durch das linke Nasenloch aus, während Sie das rechte Nasenloch verschließen. Das ist eine Runde dieses Pranayama. Fahren Sie mindestens neun solcher Runden lang fort, das Maximum liegt bei 27 Runden.
- Dies führt zu einem freien Luftfluss durch beide Nasenlöcher und verbessert das Prana im Shushumna.

Anmerkung: Es wird empfohlen, dabei die Bandhas, die Schleusen, anzuziehen, aber dies ist eine fortgeschrittene Praxis und sollte nur unter Anweisung eines Lehrers erfolgen.

Naukasana (Das Boot)

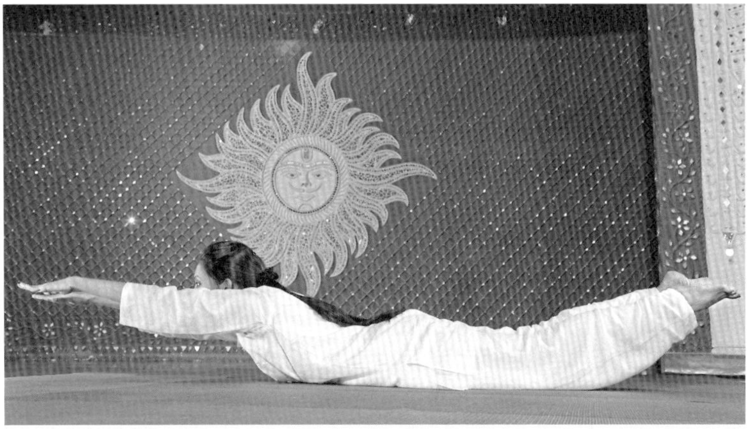

- Legen Sie sich auf den Bauch.
- Legen Sie die Beine aneinander, die Hände sind neben dem Körper, das Kinn berührt den Boden.
- Strecken Sie nun die Arme nach vorne aus.
- Atmen Sie einige Male tief ein und aus.
- Beim nächsten Einatmen heben Sie die Beine und die Arme vom Boden ab, bleiben Sie nur mit dem Bauchbereich am Boden.
- Atmen Sie normal und halten Sie die Position.
- Bei einem nächsten Ausatmen bringen Sie Arme und Beine wieder nach unten und entspannen Sie sich.
- Spüren Sie die Entspannung in der gesamten Rückenregion und in den Bauchmuskeln.

Wirkung:

Diese Asana verbessert die natürliche Spannung in der Wirbelsäule. Sie löst überschüssiges Bauchfett und stärkt die Bauchmuskeln.

Padahastasana

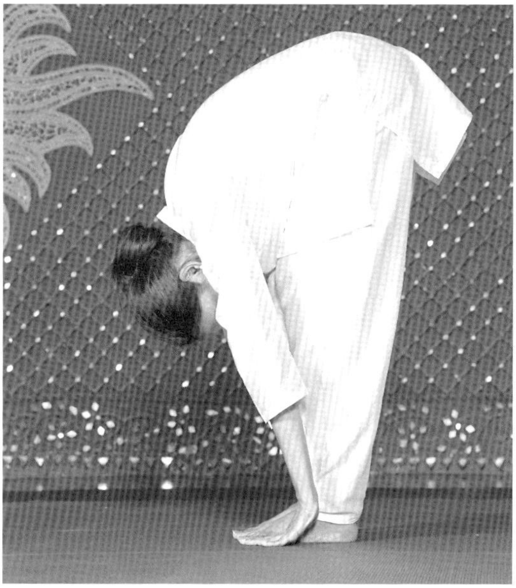

- Stehen Sie aufrecht, die Beine nebeneinander.
- Atmen Sie ein und heben Sie die Arme über Ihren Kopf. Beugen Sie sich leicht aus der Körpermitte nach hinten.
- Beim nächsten Ausatmen beugen Sie sich langsam nach vorn, so weit wie möglich, wobei Sie die Hände auf die Beine legen.
- Atmen Sie normal und kommen Sie bei jedem Ausatmen weiter nach vorn. Gleiten Sie dabei mit den Händen nach unten und legen Sie die Hände schließlich auf den Boden.
- Werden Sie sich der Veränderungen bewusst, die Sie im unteren Rücken wahrnehmen, und hören Sie auf, sich zu bewegen, sobald Sie irgendeine Missempfindung spüren.
- Halten Sie die Beine gestreckt, beugen Sie nicht die Knie. Spüren Sie die Streckung auf der Rückseite Ihrer Beine. Spüren Sie das Zusammendrücken im Bauch. Spüren Sie die Dehnung im unteren Rücken.
- Bei einem der nächsten Atemzüge heben Sie mit dem Einatmen langsam die Wirbelsäule und heben Sie die Arme nach oben.
- Beim Ausatmen nehmen Sie langsam die Hände auf beiden Seiten des Körpers nach unten.
- Halten Sie die Beine bequem nebeneinander und entspannen Sie die Position.

Wirkung:

- Padahastasana stärkt den Ischiasnerv, gibt den Muskeln und Bändern der Beine ihre natürliche Spannung zurück und stärkt das Verdauungssystem.
- Sie verbessert den Kreislauf in der Kopf- und Nackenregion.

Achtung:

Praktizieren Sie diese Asana nicht, wenn Sie einen hohen Blutdruck haben. Auch bei einem Bandscheibenvorfall, akuten Rückenschmerzen und Ischias sollte diese Übung vermieden werden.

KAPITEL 6

Schwangerschaft und Geburt

Schwangerschaft

Der weibliche Körper ist von der Pubertät an darauf ausgerichtet, seinen Teil bei der Empfängnis und der Entwicklung eines Kindes zu tun, wenn sich Eizelle und Spermazelle vereinen.

In der Pubertät beginnt die Menstruation, gewöhnlich im Alter zwischen 11 und 14 Jahren. Das ist das Zeichen dafür, dass die Eisprünge beginnen und dass die Frau so weit entwickelt ist, dass sie ein Kind empfangen kann. Die Menstruation ist der Prozess, bei dem das nichtbefruchtete Ei wieder aus der Gebärmutter ausgestoßen wird, sodass der Weg für den nächsten Zyklus frei wird. Der Zyklus ist der Prozess, bei dem eine Eizelle reift, springt und in die Gebärmutter wandert.

Das weibliche Fortpflanzungssystem besteht aus zwei Eierstöcken. Es sind kleine, gerundete Gebilde, die Millionen von Eizellen enthalten. Während jedes Ovulationszyklus wird ein gereiftes Ei freigesetzt. Die Eierstöcke wechseln sich dabei ab und setzen dabei abwechselnd je ein Ei frei. Das Ei, auch Ovum genannt, wird dann durch die Eileiter, die die Eierstöcke mit der Gebärmutter (Uterus) verbinden, zum Uterus geleitet.

Das gereifte Ovum wird von der Gebärmutter empfangen, die sich ganz darauf vorbereitet hat – mit einem guten, sicheren Bett und einer guten Blutversorgung. Das Ei bleibt im Uterus einige Tage lang aktiv und wird dann mit anderem Gewebe und Blut – dem Menstruationsblut – aus dem Körper befördert.

Solange das Ei in der Gebärmutter aktiv ist, kann eine Befruchtung stattfinden. Eine gesunde Spermazelle findet ihren Weg durch den Scheidenkanal in die Gebärmutter und vereint sich dort mit dem Ei, was zur Bildung eines gesunden Embryos führt. Nach der Vereinigung beginnt die Zellteilung, die im Laufe von 40 Wochen zur Bildung eines Fötus und zur Geburt eines Kindes führt.

Dieser Zeitabschnitt wird Schwangerschaft genannt. Die Zeit der Schwangerschaft wird vom Zeitpunkt des letzten Menstruationszyklus an gezählt. Das ist der Tag des Beginns der letzten Menstruation. Von diesem Tag an werden 9 Monate und 7 Tage hinzugefügt und dadurch das erwartete Geburtsdatum errechnet. Obwohl dies das erwartete Datum ist, kann es auch einige Tage früher oder später liegen.

Ein Kind, das vor einem Zeitraum von 34 Schwangerschaftswochen geboren wird, wird eine Frühgeburt genannt. Wenn es nötig sein sollte, wird das Kind in einem Inkubator weiterentwickelt, der eine Gebärmutteratmosphäre vermittelt, um die Weiterentwicklung zu begünstigen.

Wenn die Geburt später stattfindet (nach mehr als 40 Wochen), dann werden die Wehen oft auf unterschiedliche Weise eingeleitet.

Schwangerschaft und Geburt sind wichtige Faktoren im Leben einer Frau. Sie sollte sich körperlich und geistig darauf vorbereiten. Zufällige Befruchtungen sollten möglichst nicht vorkommen, und wenn sie geschehen, sollte die Frau sofort damit beginnen, gesunde, glückliche und gute Gedanken um das Kind zu weben. Das unterstützt das gesunde Wachstum des Kindes.

Körperlich sollte die Frau sich sehr gut um sich kümmern – von einer guten Hygiene über eine gute Ernährung bis hin zu einer entsprechenden Bewegung. Sie sollte sich auch Zeit für Ruhe und Entspannung einräumen.

Während der Schwangerschaft sollte eine Frau wenigstens acht Stunden schlafen und auch nach dem Mittagessen eine kurze Ruhepause einlegen. Sie sollte gute Musik hören und gute Bücher lesen. Sie sollte sich auch über ihre Schwangerschaft informieren und sich auf die Pflege des Babys vorbereiten. Sie sollte intensive Zeit mit ihrem Mann verbringen und seine Liebe und Fürsorge empfangen.

Sie sollte versuchen, negative Gedanken und Gefühle zu vermeiden. Die Ernährung spielt auch eine gewichtige Rolle bei einer gesunden Schwangerschaft und Geburt. Während der ersten Schwangerschaftsmonate leidet die Frau oft unter Übelkeit und Erbrechen, mangelndem Geschmackssinn, Blähungen und Verstopfung. Während dieser Zeit ist es besser, nur kleine Mengen Nahrung aufzunehmen und dies aber häufiger als normalerweise zu tun. Fruchtsäfte, Kokosnusswasser, Buttermilch mit Salz, dünne Gemüsebrühen und Reissuppen sind sehr gesund. Trockene Nahrungsmittel wie Kekse, Toast und Zwieback können gut vertragen werden, weil sie auch die Übelkeit reduzieren. Die Schwangere sollte nicht aufhören, normal zu essen, nur weil sie vielleicht Angst hat zu erbrechen.

Normalerweise hören diese Symptome am Ende der ersten 3-4 Monate (des ersten Trimesters) auf. Nun sollte die Nahrungsaufnahme engmaschig überwacht werden. Von nun an beginnt auch mit zunehmendem Wachstum des Fötus die Gewichtszunahme. Der Fötus nimmt eine Menge Nahrung von der Mutter auf. Daher sollte die Nahrung, die die Mutter aufnimmt, alle Arten von Nährstoffen enthalten, wie Kohlehydrate, Proteine, Fette, Vitamine, Mineralien und Spurenelemente.

Besonders während dieser Zeit haben viele Schwangere ein Verlangen nach ungesundem Essen. Versuchen Sie bitte, die Aufnahme solcher Nahrungsmittel so weit wie möglich zu reduzieren, da dies zu einer ungesunden Gewichtszunahme und Verdauungsproblemen führen kann.

Versuchen Sie, Vollkornreis zu essen und Vollkornbrot. Nehmen Sie Proteine in ausreichender Menge auf, durch Linsen, Bohnen, Nüsse, Samen, Eiweiß, Fisch und Milchprodukte. Sie sollten pro Tag wenigstens zwei Gläser Milch trinken, um ausreichend Kalzium für Sie selbst und das Baby aufzunehmen. Grüne Blattgemüse wie Spinat sind ebenfalls gute Kalziumquellen.

Anämie kommt häufig während einer Schwangerschaft vor, da der Fötus vermehrt Blut aufnimmt. Deshalb sollte eine Schwangere Eisen in ausreichender Menge aufnehmen. Blattgemüse, Rote Bete, Datteln und schwarze Rosinen können diesen Bedarf decken.

Essen Sie viel Obst und Gemüse. Auch ausreichend Flüssigkeit ist wichtig, eine Menge Wasser, verdünnte Säfte oder Brühe. Um Ihre Verdauung zu unterstützen und Verstopfung zu vermeiden, sollten Sie viel Wasser, Obst und Gemüse zu sich nehmen.

Frauen tendieren dazu, nach dem ersten Trimester der Schwangerschaft einen vermehrten Appetit zu entwickeln. Aber unkontrolliertes Essen kann zu starker Gewichtszunahme führen. Eine Gewichtszunahme von mehr als 12 Kilogramm während der gesamten Schwangerschaft ist nicht ratsam, denn das könnte auch zu einem übergewichtigen Baby führen. Ein hohes Geburtsgewicht wiederum kann zu Komplikationen in der Schwangerschaft führen, was einen Kaiserschnitt wahrscheinlicher macht. Es könnte sein, dass auch das Kind dann eher übergewichtig wird.

Sport ist sehr wichtig, um eine gesunde Schwangerschaft und Geburt zu haben. Mäßiges Walken oder zumindest Spaziergänge von mindestens 30 Minuten Dauer täglich sind empfehlenswert. Dadurch verbessern Sie Ihre Blutzirkulation. Zu geringe

Blutzirkulation führt zu geschwollenen Füßen und Knöcheln und zu Wadenkrämpfen. Auch Beinschmerzen haben oft diese Ursache. Ausreichende Wasserzufuhr, eine geregelte Salzaufnahme und ausreichende Bewegung kann diese Störungen schnell beheben.

Symptome einer Schwangerschaft

Nach einer Befruchtung kommt es zu offenkundigen Veränderungen, die eine Frau an sich bemerken kann: Die Blutung bleibt aus, der Appetit vermindert sich, es wird mehr Speichel produziert, es kommt zu Übelkeit und Erbrechen, einem Verlangen nach saurem Essen, einer Schwere im Körper, Erschöpfung, einer dunkleren Pigmentierung der Lippen und Brustwarzen, eine leichte Schwellung der Füße und einer Ausdehnung in der Scheide, wenn die Schwangerschaft fortschreitet.

Es gibt einige sehr kleine, aber störende Symptome während der Schwangerschaft. Das sind beispielsweise dunkle Ringe unter den Augen, eine dunkle Pigmentierung auf unterschiedlichen Körperteilen, Haarausfall, Dehnstreifen und häufiges Wasserlassen. Diese Störungen treten als Folge der Hormonveränderungen auf, wobei die Haut aufgrund der Veränderungen der Körperform und der Gewichtszunahme manchmal übermäßig gedehnt wird und man auch nicht so gut schläft. Die meisten dieser Symptome bilden sich nach der Geburt wieder zurück.

Yoga

Yoga-Asanas und Pranayamas unterstützen eine Schwangere sehr darin, ein gesundes Baby zur Welt zu bringen. Es gibt Asanas für jedes der Schwangerschaftstrimester. Wenn diese Asanas sorgfältig und unter Anweisung einer guten Lehrerin ausgeführt werden, dann können sie hervorragende Ergebnisse hervorbringen. Die Asanas zielen vorrangig darauf ab, die Stärke der Beckenknochen zu unterstützen, die Bauchmuskeln und die Beckenmuskeln zu stärken und die Steifheit der Gelenke zu vermindern. Pranayama unterstützt dabei, den Geist zu beruhigen und zu entspannen. Es verbessert die Sauerstoffaufnahme der Zellen und Gewebe und auch des Fötus, wodurch die körperliche und geistige Entwicklung des Babys gefördert wird.

Entspannungstechniken sind auch empfehlenswert, damit der Körper sich vollkommen entspannen kann und die Verkrampfung und Steifheit vermindert werden.

Vajrasana sollte bis zum letzten Trimester geübt werden. Hierbei sitzt die Schwangere auf ihren Fersen, die Beine sind in den Knien gebeugt. Der Po ruht auf den Fersen. Diese Haltung erleichtert bei Blähungen und Verstopfung. Man kann Kissen einsetzen, um die Knie und den Po zu entlasten.

Yoga für die Schwangerschaft

Praktizieren Sie während der gesamten Schwangerschaft zweimal täglich Atemübungen und Pranayamas.

1. bis 3. Monat (1. Trimester)
Asanas: Vajrasana, Tadasana, Ardha Chakrasana, Parswa Chakrasana, Viparitakarini, Bhujangasana, Sethubandhasana, Matsyasana, Trikonasana.
Pranayama: Nadi Shodhana, Brahmari, Ujjayi.
Alle Atemübungen, Meditation, Entspannungstechniken.

4. bis 7. Monat (2. Trimester)
Asanas: Vajrasana, Tadasana, Ardha Chakrasana, Parswa Chakrasana, Viparitakarini, Matsyasana, Janusirasana.
Pranayama: Nadi Shodhana, Brahmari, Ujjayi.
Alle Atemübungen, Meditation, Entspannungstechniken.

Letztes Trimester
Asanas: Tadasana, Sethubandhasana, Baddha Konasana, Parswa Chakrasana, Ardha Chakrasana, Baradwajasana.
Pranayama: Nadi Shodhana, Brahmari, Ujjayi, Sitaly, Sitkari, Sadanta.
Alle Atemübungen, Meditation und Entspannungstechniken sollten häufiger praktiziert werden.

Ungewöhnliches Verlangen während der Schwangerschaft

Manche Frauen entwickeln während der Schwangerschaft intensiven Heißhunger. Manche bekommen ihn am Anfang der Schwangerschaft. Der Heißhunger bezieht sich manchmal auf bestimmte Geschmacksrichtungen, bestimmte Gewürze, besondere Nahrungsmittel oder Gerüche.

Der am häufigsten vorkommende Heißhunger ist der nach saurem Geschmack. Und obwohl kein Schaden darin liegt, das zu essen, auf das man Hunger hat, sollte man alles vermeiden, was zu übermäßig ist, da es das Wachstum des Kindes beeinflussen kann. Zu viel Saures und gewürztes Essen kann zu Sodbrennen führen, da in diesem Lebensabschnitt die Schleimhäute empfindlicher sind.

Manche Frauen berichten auch von anderen Formen von Heißhunger, wie beispielsweise nach Zitronensaft. Alte Menschen sagen, dass diese auf irgendeinen Mangel hinweisen, wie etwa einen Eisen- oder Kalziummangel. Solche ungewöhnlichen Heißhungergefühle werden „Pica" genannt. Je nach Ausprägung und Richtung des Heißhungers kann man sie sehr wirkungsvoll mit homöopathischen Mitteln behandeln.

Allerdings hören solche Heißhungergefühle meist nach dem 1. Trimester der Schwangerschaft von allein wieder auf.

Der ganzheitliche Ansatz

Ein ganzheitlicher Ansatz versucht, die werdende Mutter in eine ruhevolle, friedliche, glückliche und gesunde Atmosphäre zu bringen, da sich dies auch auf das wachsende Baby auswirkt. Eine solche Situation kann dazu führen, dass das Kind ein im ganzheitlichen Sinne gesundes Wesen wird. Deshalb sollte der Ansatz darin bestehen, die werdenden Eltern dahingehend zu unterrichten, dass sie die Bedeutung dieser Aspekte verstehen, und sollte sie dorthin führen und begleiten. Das bedeutet, dass die Schwangere bestimmte Behandlungen erhält, Ernährungspläne, Körperübungen und Beratungsstunden, auch um die Pflege des Säuglings nach der Geburt gut ausführen zu können. Homöopathische Medikamente sind sehr gut, um beispielsweise Krämpfe zu behandeln.

Die Bedeutung einer natürlichen Geburt

Bitte erinnern Sie sich immer daran, dass eine Schwangerschaft keine Krankheit ist. Sie ist ein normaler körperlicher Prozess. Die Veränderungen oder Symptome während der Schwangerschaft treten meist nur aufgrund hormoneller Veränderungen auf. Zu viel medizinische Einmischungen in diesen Prozess sind nicht notwendig. Sie sollten sich zwar regelmäßig untersuchen lassen, aber vor allem, damit Sie sich selbst sicher fühlen.

Heutzutage wird viel über schmerzlose Geburten usw. geredet und in diesem Zusammenhang haben die Kaiserschnitte zahlenmäßig sehr zugenommen. Statt dass man sie als eine medizinische Möglichkeit ansieht, entscheidet man sich für einen Kaiserschnitt, manchmal sogar schon vor der Befruchtung. Sowohl die Schwangere als auch ihre Familie denken, es sei eben eine sichere Sache, sie brauchten dann nicht so lange Wehen zu haben und der Zeitpunkt und das Datum für die Geburt könnten vorherbestimmt werden.

Ein Kaiserschnitt kann eine lebensrettende Maßnahme sein und wurde einmal erfunden, um mit Situationen umgehen zu können, die auf normale Weise schwierig zu managen sind. Aber Kaiserschnitte haben ihre Nebenwirkungen. Man nimmt sie meist unter einer Wirbelsäulenanästhesie vor, die manchmal zu anhaltenden Rückenschmerzen führen kann. Die Bauchmuskeln werden durchtrennt, was diese Muskeln schwächt und später zu einem schwachen Bauch führen kann. Es gibt auch eine größere Wahrscheinlichkeit für Narbenbrüche. Postoperative Komplikationen wie eine verzögerte Nahtheilung, Schmerzen oder eine Unfähigkeit zu stillen sind sehr häufig vorkommende Komplikationen.

Nach einem Kaiserschnitt dauert es länger, mit den normalen Sportübungen anzufangen, was es schwerer macht, das angesammelte zusätzliche Gewicht wieder zu verlieren. Krampfadern sind eine weitere Komplikation bei einem Kaiserschnitt.

Seitens der Ärzte gibt es eine deutliche Bevorzugung von Kaiserschnitten. Manche Ärzte finden es sinnvoll, sie den Schwangeren zu empfehlen. Schwangere sollten sich aber hüten, ohne weitere Überlegung einer solchen Empfehlung zu folgen.

Im naturheilkundlichen Bereich gibt es durchaus natürliche und wirksame Methoden für eine schmerzlose Geburt – wie Unterwassergeburten, Akupunktur, homöopathische und ayurvedische Medikamente sowie Behandlungen, yogische Hilfen durch Asanas, Pranayama und Meditationen – sie alle können nur sehr empfohlen werden.

Die Pflege schwangerer Frauen

Der ganzheitliche Ansatz

Die Ehemänner schwangerer Frauen sollten sich ebenso wie die Familien in dieser Zeit ganz besonders liebevoll um die werdenden Mütter kümmern. Damit der Fötus nicht geschädigt wird und die Schwangere gut durch eventuell auftretende Erkrankungen geführt wird, ist eine gesunde Lebensweise mit Diät und medikamentöser Unterstützung sinnvoll.

Während des achten Monats sollte Sukhaprasavada Ghrtam gegeben werden, um die Unterleibsmuskulatur zu stärken und eine leichte Geburt vorzubereiten. Anuvasana Vasti (ein die Gleitfähigkeit unterstützender Einlauf) mit Ghee (geklärter Butter), der mit süßschmeckenden Kräutern versetzt ist, ist ideal, um verklumpte Kotreste aus dem Darm zu entfernen. Einläufe mit einer Abkochung von getrocknetem Moolaka vermischt mit einer Paste aus Satapushpa, medizinischem Öl, Ghee und Saintava Lavana sind ideal.

Milch mit der Wurzel von Murva sowie Marcedinia Tenacissima ist wunderbar, um den Fötus zu nähren.

Homöopathie

Medikamente wie Calcarea Carbonicum, Silicea, Nux Vomica und Alumina können empfohlen werden.

Naturheilkunde

Naturheilkundliche Behandlungen schließen sanfte Körpermassagen sowie Bauchwickel und Fußbäder ein.

Ayurveda

Statt dass man die Schwangerschaft als eine reine Folge eines körperlichen Aktes betrachtet, sollte man ihn selbst als eine Art Ritual betrachten. Man sollte sich von allen körperlichen Einschränkungen und geistigen Störungen befreien, bevor man eine solche sexuelle Begegnung hat. Panchakarma, wenn man es richtig versteht und anwendet, unterstützt den Menschen dabei, sich vollkommen von Giftstoffen zu reinigen und die Qualität von Ei und Sperma zu verbessern.

Ganz allgemein sind Techniken wie Virechanam, Vasti oder Uttara Vasti (wenn nötig) alle unterstützend, um die Entgiftung zu fördern und das Fortpflanzungssystem zu stärken. Diese Behandlungen sollten immer auf einen Stirnguss folgen, damit der Geist gestärkt, die Hormone reguliert und die Emotionen gereinigt werden. Eine Abhyanga-Massage kann innerlich erneuern, Sastikapindaswedam kann die Knochendichte verbessern, die Unterleibsgelenke und –Muskeln stärken sowie die Kalziumaufnahme verbessern, und Pizhichil kann in Fällen von Scheidentrockenheit und schmerzhaftem Sex unterstützend sein.

Wichtig ist, dass all diese Behandlungen je nach Störung für das Paar gleichermaßen vorgenommen werden, nicht nur für die Frau oder für den Mann.

Ernährung ist gleichermaßen bedeutend für die Mutter und für den Embryo.

Geburt

Der Beginn der Wehentätigkeit zeigt sich gewöhnlich durch Müdigkeit, das Absinken des Bauches, eine Schwere im unteren Körperbereich, Schmerzen in der Leiste, im Perineum, in der Taille, dem Bauch und den Seiten, Scheidenausfluss mit oder ohne Blut, den Verlust von Appetit und eine zunehmende Häufigkeit des Bedürfnisses, Wasser zu lassen. Darauf beginnt die eigentliche Wehentätigkeit und aus der Scheide strömt eine klare Flüssigkeit aus.

Allgemeine Tipps für eine gesunde Schwangerschaft und Geburt

- Behandeln Sie das Kind wie einen Teil von sich selbst, so, als ob es dieselben Gefühle und Empfindungen hat, die Sie auch haben.
- Hören Sie gute Musik, lesen Sie Geschichten und Gedichte, die schön sind und Ihre Seele erheben.
- Geben Sie Ihrem Baby einen Namen und sprechen Sie mit ihm/ihr.
- Praktizieren Sie Meditation, halten Sie Stillephasen ein und lauschen Sie täglich auf die Natur.
- Essen Sie nur gesunde, nahrhafte Nahrung.
- Verteilen Sie täglich Öl auf Ihrem Körper, vor allem im Genitalbereich, auf den Bauch und auf die Oberschenkel, um Schwangerschaftsstreifen zu verhindern und sich zu entspannen.

- ❖ Entfernen Sie alle ungesunden Elemente aus Ihrem Leben, darunter auch schlechte Luft, schlechte Gedanken und schlechtes Essen.
- ❖ Frischer Ingwer, Nelken oder Zimt können eingesetzt werden, um Morgenübelkeit zu vermindern.
- ❖ Praktizieren Sie Yoga und Atemübungen und gehen Sie jeden Tag spazieren.

Der ganzheitliche Ansatz

Homöopathie

Homöopathische Mittel sind während einer Schwangerschaft und Geburt ganz sicher.

- ❖ Ipecacuanha ist gut, wenn Sie während der Schwangerschaft erbrechen.
- ❖ Nux Vomica kann gegen Verstopfung genommen werden, oder wenn Sie Stuhldrang haben, der aber nichts bringt. Nux Vomica ist auch ein gutes Heilmittel gegen Magenverstimmungen.
- ❖ Rhus Toxicodendron kann bei allgemeinen Körperschmerzen und Gelenkschmerzen während einer Schwangerschaft gegeben werden.
- ❖ Belladonna kann man nehmen, wenn man Fieber oder Kopfschmerzen bekommt.
- ❖ Five Phos., eine Mischung aus Calcarea Phosphorica HPI, Ferrum Phosphoricum HPI, Kalium Phosphoricum HPI, Magnesium Phosphoricum HPI und Natrium Phosphoricum HPI zu gleichen Teilen gemischt, ist ein wunderbares Mittel bei allgemeiner Schwäche und Müdigkeit.
- ❖ Caulophyllum kann man einsetzen, um die Wehentätigkeit anzuregen und wenn es zu lange Wehenschmerzen gibt.
- ❖ Chamomilla kann benutzt werden, wenn die Wehenschmerzen zu stark sind, sowie bei Schmerzen nach der Geburt.
- ❖ Sabina kann gegeben werden, wenn die Placenta sich nicht löst.

Naturheilkunde

Warme Bäder, Gießbäder und Tauchbäder helfen, die Muskeln zu entspannen und Wehenschmerzen zu lindern.

Ayurveda

Nach der Geburt sollten warmes Wasser und Kräuterabkochungen gegeben werden, die das Vata-Dosha beruhigen. Dhanvantaram Kashayam mit einigen Tropfen

Dhanvantaram 101 (ein ayurvedisches Heimittel, in Indien erhältlich) sollte einen Monat lang zweimal täglich genommen werden. Massieren Sie sich nach jeder Mahlzeit sanft den Bauch mit Öl, im Uhrzeigersinn. Ein enges Bauchband kann täglich getragen werden, um die Verkleinerung der Gebärmutter zu unterstützen und die Bauchmuskeln wieder zu stärken.

Pu Erh-Tee, gemischt mit medizinischer Buttermilch, kann die Verdauung verbessern und als Stärkung für die Gebärmuttermuskulatur genommen werden.

Sie sollten vor den Mahlzeiten warm duschen.

Wasser gekocht mit Nalpamara (als Pulver erhältlich), Tamarindenblättern, Gelbwurz und den Blättern des Jackfruchtbaums ist ideal zum Baden.

Diese Behandlung sollte 5-7 Tage fortgesetzt werden, da die Mutter in diesem Zeitabschnitt aufgrund der gestörten Körperbereiche sehr empfindsam geworden ist. Ihre Energie wird während der Geburt aufgrund des damit verbundenen Stresses verbraucht, deshalb sollte jetzt die besondere Pflege der Mutter im Vordergrund stehen, vor allem bezüglich ihrer Ernährung, der Hygiene usw.

In den ersten sieben Tagen sollte man ihr lediglich dünnen Haferschleim geben, der nach und nach dicker zubereitet wird. Erst nach dem siebten Tag nach der Geburt sollte sie wieder nach und nach nahrhaftere Nahrung zu sich nehmen. Fleisch sollte erst vom 12. Tag nach der Geburt an gegessen werden. Diese Abfolge – kontrollierte Nahrung, Ölung usw. – sollte 45 Tage lang eingehalten werden.

Yoga

Während der Geburt gibt es keine Asanas, die besonders empfohlen werden, obwohl Baddha Konasana (gebundene Schmetterlingsposition) sicherlich hilfreich ist.

Fehlgeburt

Eine Fehlgeburt ist jede Schwangerschft, die spontan zu einem Zeitpunkt endet, in dem der Fötus noch nicht in der Lage ist, unabhängig zu überleben.

Eine Fehlgeburt wird medizinisch als Spontanabort bezeichnet. Zu einer Fehlgeburt kommt es in 15-20 Prozent aller Schwangerschaften und meist vor der 20. Woche der Schwangerschaft. Wenn in einer Schwangerschaft die Herztätigkeit des Fötus festgestellt wird, dann sinkt die Chance für eine Fehlgeburt auf weniger als fünf Prozent. Es wird geschätzt, dass die Hälfte aller befruchteten Eier spontan abgehen, noch ehe die Frau überhaupt weiß, dass sie schwanger ist.

Die Gründe für eine Fehlgeburt können nicht immer herausgefunden werden. Die häufigsten Gründe für eine Fehlgeburt im ersten Trimester der Schwangerschaft sind abnorme Chromosomen, Diabetes, hormonelle Probleme, Infektionen oder angeborene Gebärmutterunregelmäßigkeiten.

Sport, Arbeit und Sex führen nicht zu einem Verlust der Schwangerschaft, wenn diese komplikationslos verläuft. Wenn die Schwangerschaft dagegen mit einem hohen Risiko behaftet ist, dann wird der Frau geraten, nicht zu arbeiten und auch keinen Sex zu haben. Rauchen wird oft mit einer Fehlgeburt verbunden. Auch das Rauchen des Vaters erhöht das Risiko einer Fehlgeburt. Andere Faktoren wie Alkohol, Koffein, Fieber oder Drogengebrauch zu der Zeit, wenn der Embryo sich einnistet, sind auch mit dem Risiko einer Fehlgeburt in Zusammenhang gebracht worden.

Die Anzeichen für eine Fehlgeburt sind Bauchkrämpfe und Blutungen aus der Scheide. Scheidenblutungen in der Frühschwangerschaft werden als Gefahr der Fehlgeburt bezeichnet.

Einer Fehlgeburt kann man durch frühe, umfassende praenatale Pflege vorbeugen. Viele Fehlgeburten können durch Krankheiten des Systems wie Diabetes, Schilddrüsenerkrankungen usw. verursacht werden, diese könnten also abgewendet werden, wenn man die Erkrankungen rechtzeitig findet und behandelt, bevor es zu einer Schwangerschaft kommt. Sich Röntgenstrahlen auszusetzen, Drogen und Alkohol zu sich zu nehmen sowie viel Koffein aufzunehmen, sollte eine Frau, die schwanger werden möchte, in jedem Fall vermeiden.

Der ganzheitliche Ansatz

Homöopathie

Die Homöopathie bietet sehr wirksame Behandlungen sowohl in der Vorbeugung als auch bei der Bekämpfung der Folgen einer Fehlgeburt an, die sowohl psychologisch als auch körperlich sein können. Die Auswahl des passenden homöopathischen Mittels basiert auf der Theorie der Individualisierung (jeder Mensch ist ein einzigartiges Individuum mit einer einzigartigen Kombination von Charakteristika), bei der man den ganzheitlichen Ansatz einsetzt. Das Ziel der Homöopathie besteht nicht nur darin, die Folgen der Fehlgeburt zu beseitigen, sondern auch ihre darunterliegenden Ursachen und individuellen Dispositionen zu behandeln. Um diese individualisierte

Heilmittelwahl und die Behandlungen zu erhalten, sollte die Patientin sich persönlich an einen qualifizierten homöopathischen Arzt wenden.

Im Nachfolgenden einige der homöopathischen Heilmittel, die bei der Behandlung einer Fehlgeburt nützlich sein können:

- **Aconitum nap.:** Drohende Fehlgeburt durch Furcht und Aufregung.
- **Apis mel.**: Fehlgeburt im 3. Schwangerschaftsmonat.
- **Aletris far.:** Wiederholte Fehlgeburt aufgrund von Schwäche und Anämie
- **Chamomilla:** Drohende Fehlgeburt aufgrund von geistiger Aufregung
- **Sabina:** Ausgezeichnetes Heilmittel in Fällen von Fehlgeburt im zweiten oder dritten Monat, wiederholter Fehlgeburten, Schmerzen im unteren Rücken und in den Genitalien, Blutungen mit dunkelrotem Blut
- **Sepia:** Fehlgeburt im fünften bis siebten Schwangerschaftsmonat
- **Caulophyllum:** Wiederholte Fehlgeburt aufgrund von Uterusschwäche
- **Thyroidinum:** Verhindert Fehlgeburten und eine Tendenz zu vorzeitigen Wehen, wenn die Ursache nicht ursprünglich mechanisch ist. Verhindert drohende Fehlgeburt bei einer Schilddrüsenfehlfunktion von Frauen, hilft bei langsamen Sickerblutungen aus dem Uterus.
- **Trillium pend:** kontrolliert oder überprüft Fehlgeburtsblutungen
- **Thlaspi:** Fehlgeburt mit starkem Bluten
- **Cimifuga:** Exzellentes Heilmittel, um wiederholten Fehlgeburten/Abgängen vorzubeugen, sollte in den späteren Schwangerschaftsmonaten gegeben werden, um einer Fehlgeburt vorzubeugen.

Naturheilkunde

Die Naturheilkunde glaubt auch daran, dass sowohl der Geist wie auch der Körper bei einer guten Empfängnis und einem guten Wachstum des Fötus sowie bei der Geburt eine Rolle spielen. Auch die Ernährung spielt eine wichtige Rolle, ebenso wie Körperübungen. Die Empfehlungen des behandelnden Arztes im Hinblick auf Körperübungen sollten befolgt werden. Yoga-Asanas und Pranayamas sowie Meditation, die regemäßig praktiziert werden, können auch die Gesundheit des Fötus stärken. Stress spielt eine wichtige Rolle, wenn es um die Ursachen von Fehlgeburten geht. Man sollte sich vor allem mit schönen Gedanken umgeben, guter Musik lauschen und gute Bücher lesen, um den Geist von Stress freizuhalten.

Ayurveda
Ayurveda meint, dass sich sowohl der weibliche als auch der männliche Körper am besten noch vor der Empfängnis auf eine Schwangerschaft vorbereiten sollten. Dies kann die Befruchtung des bestmöglichen Eis mit dem bestmöglichen Sperma sicherstellen. Eine solche Befruchtung kann eine gute Einnistung ermöglichen und einer Fehlgeburt vorbeugen. Durch Behandlungen schon vor der Empfängnis werden der Körper und der Geist gereinigt und auf die anstehenden Veränderungen vorbereitet.

Jeden Monat werden verschiedene medizinische Zubereitungen eingenommen, um ein gutes Wachstum und eine gute Entwicklung des Fötus sicherzustellen.

Geschwollene Füße

Zu einem Anschwellen der Füße und Knöchel kommt es als Folge von Störungen, an denen sowohl die unteren Extremitäten wie auch Erkrankungen des gesamten Systems (solche Erkrankungen und Störungen, die den gesamten Körper betreffen) beteiligt sind. Prozesse an einem bestimmten Punkt wie Verletzungen und Infektionen können auch zu einem geschwollenen Fuß oder Knöchel auf der betroffenen Seite führen. Das Anschwellen eines Knöchels auf einer Seite ist meist das Ergebnis von Verstauchungen oder Zerrungen. Manchmal betreffen Erkrankungen jedoch den ganzen Körper, beispielsweise Herzerkrankungen oder Nieren- oder Leberversagen, und das kann zu einem Übermaß an Flüssigkeitsaufbau (Ödem) führen, das sich oft in den Beinen oder Füßen konzentriert und zu einem Anschwellen nicht nur der Knöchel, sondern auch der Füße und Unterschenkel führt. Dies kann auch bei einer Verengung des Venensystems die Folge sein, wie dies bei einer Schwangerschaft oder bei Übergewicht vorkommen kann. Erkrankungen der Gelenke, wie etwa bei einer Arthritis, können ebenfalls die Gelenke der Fußknöchel oder Füße beeinträchtigen und zu einer Schwellung der so betroffenen Bereiche führen. Welche Behandlungen man für geschwollene Knöchel und Füße ausführt, ist abhängig von den Hintergründen, die dazu geführt haben.

Ursachen für ein Anschwellen der Füße

Zu einem Anschwellen der Füße kann es aufgrund zahlreicher Störungen kommen, die von einer Beeinträchtigung des Muskel-Skelett-Systems über das Stoffwechselsystem bis zum Kreislaufsystem reichen, es kann aber auch aufgrund von ernährungsbedingten Störungen zu diesen Schwellungen kommen, genauso wie durch Bewegungsmangel oder wenn man zu wenig Flüssigkeit zu sich genommen hat.

Die tägliche Ernährung einer Frau sollte etwa 1 800 Kalorien umfassen und herzgesunde Nahrungsmittel enthalten, wie beispielsweise Vollkorn und gesunde Fette. Die Ernährung sollte reich an Proteinen sein, damit die Muskulatur definiert und tonisiert sein kann. Wenn man einige Übungen einführt, die sich auf die Muskulatur der Knöchel konzentrieren, wird dies hilfreich sein und die Spannkraft der Knöchelregion wiederherstellen, was Ihnen helfen wird, diese gefürchteten Anschwellungen der Füße und Knöchel zu verlieren.

Der ganzheitliche Ansatz

Der ganzheitliche Ansatz zielt darauf ab, den Grund für die Schwellungen herauszufinden und ihn dann mit den verschiedenen Behandlungstechniken und Medikamenten zu behandeln.

Die Behandlungen schließen solche für eine Entgiftung ein, für eine Verjüngung, für eine Stärkung der Muskeln und Gelenke, für eine Verbesserung des Kreislaufs und des venösen Rückflusses.

Veränderungen in der Diät und der sportlichen Betätigung verhindern, dass dasselbe auch in Zukunft vorkommt.

Homöopathie

- Apis wird eingesetzt, um ein Narbenödem am Fuß mit einer Rötung des betroffenen Bereiches zu behandeln.
- Rhus Toxicodendron kann genommen werden, um ein Anschwellen der Füße beim „Restless Legs Syndrom“ zu reduzieren.
- Pulsatilla ist ein gutes Heilmittel, um Fußschwellungen aufgrund von Krampfadern zu bekämpfen.

Naturheilkunde
Wohltuende Behandlungen in solchen Situationen sind Massagen, die den Energiefluss umkehren, Arm- und Fußbäder, Akupunktur und feuchte Wickel für die Beine. Schlammbäder und –anwendungen, Packungen und Kompressen können ebenfalls unterstützen.

Ayurveda
Die Gründe für geschwollene Füße sind vielfältig. Je nach Symptomen und Ursachen werden Behandlungen und Medikamente ausgewählt.

Yoga
Bein-Hebe-Asanas sind am besten für geschwollene Füße.

Ernährung
- Eine salzfreie Ernährung ist am besten.
- Trinken Sie 8-10 Gläser Wasser täglich, zusätzlich zu den Flüssigkeiten, die Sie sonst zu sich nehmen.
- Gerstenwasser sowie der Saft von Wegerichmark unterstützen einen Abbau der Schwellung.

Beckenbodenmuskeln

Die Beckenbodenmuskeln sind die wichtigsten Muskeln, die man bei der Wehentätigkeit einsetzen kann. Der Druck der Gebärmutter, die sich vergrößert, wird von diesen Muskeln getragen. Sie müssen also die Last der gesamten Schwangerschaft tragen und können dadurch schwächer werden.

Selbst vor einer Schwangerschaft ist es gut, diese Muskeln zu stärken. Es ist möglich, sie allein schon durch regelmäßigen Sport zu stärken. Yoga-Asanas und Techniken wie Vajrasana, Baradwajasana, Merudandasana, Baddha Konasana, Parswakonasana, Janusirasana, Gomukhasana, Dhanurasana, Veerbhadrasana, Upavistakonasana, Setubandhasana,Vyagrasana und Ashwani Mudra stärken alle den Beckenboden.

Milchabsonderung

Wenn eine Frau schwanger wird, gehen das gesamte Fortpflanzungssystem und auch die Brüste einer Frau durch vielfältige Veränderungen, die den weiblichen Körper auf die Mutterschaft vorbereiten. Milchabsonderung ist ein solch wichtiger Aspekt dieses Stadiums. Es ist der Prozess, bei dem die Brustdrüsen beginnen, Milch abzusondern, sodass sie später Nahrung, Flüssigkeit und eine Immunisierung an das Baby weitergeben können.

Eine regelmäßige Brustpflege sollte in etwa in der Mitte der Schwangerschaft beginnen. Alle Unregelmäßigkeiten der Brüste wie eingezogene Brustwarzen oder rissige Brustwarzen sollten jetzt behandelt werden. Eine gute Hygiene ist jetzt besonders wichtig. Die Brüste sollten regelmäßig mit Olivenöl oder Kokosnussöl massiert werden, um ihre Geschmeidigkeit zu bewahren.

Muttermilch ist jeder anderen Ernährungsform überlegen, da sie auf natürliche Weise steril ist und dem Kind direkt von der Mutter bei Raumtemperatur zugeführt wird. Es gibt absolut keine Möglichkeit, dass man eine Allergie gegen die Muttermilch entwickelt. Sie schenkt auch eine passive Immunität dadurch, dass es in der Muttermilch Antikörper gibt.

Etwa zwei Tage nach der Geburt fließt das Kolostrum, das schon während der gesamten Schwangerschaft abgesondert wurde, reichlicher. Es wird zu einer tiefgelben Flüssigkeit, die einen sehr hohen Proteinanteil hat. Außerdem enthält es Vitamin A, Natrium und Chlorid. Es enthält weniger Kohlenhydrate, Fett und Kalium als die Muttermilch. Es ist reich an Antikörpern wie IgA, IgM und IgG, die eine Immunisierung bewirken und auch einen abführenden Effekt besitzen. Es ist reich an Vitamin D und verhindert daher auch Rachitis.

Eine gesunde Mutter produziert jeden Tag zwischen 500 und 800 ml Milch. Die stillenden Mütter sollten bitte daran denken, dass sie während des Stillens einen vermehrten Flüssigkeitsbedarf haben. In der ersten Woche sollte das Baby häufig (alle 2-3 Stunden) gefüttert werden, am Ende der ersten Woche kann man den Rhythmus auseinanderziehen und es alle 3-4 Stunden füttern. Die anfängliche Stillzeit sollte bei 5-10 Minuten auf jeder Brustseite liegen, um die Reflexe anzulegen. Später kann das Baby eine Brust ganz leertrinken und dann erst auf der anderen Seite angelegt werden. Man sollte die Brustseiten immer abwechseln.

In der Nacht sollte man anfänglich das Baby ebenfalls füttern, damit es nicht hungrig schlafen muss, aber nach und nach sollte man diese Mahlzeiten verringern, und ihm nach und nach nachts nur noch abgekochtes, gekühltes Wasser geben.

Babys sollten bis zum sechsten Lebensmonat voll gestillt werden, und danach kann die Häufigkeit durch andere Ernährungsformen ersetzt werden. Das Stillen kann mit 12-18 Monaten ganz beendet werden.

Wenn das Baby nur nuckelt oder wenn es eine Unterdrückung von Prolaktin gibt, dem Hormon, das für die Milchabsonderung verantwortlich ist, dann kann es zu einer unzureichenden Milchabsonderung kommen. Häufiges und regelmäßiges Stillen kann diese Schwierigkeiten überwinden.

Das Stillen sollte erst nach einer guten Brustreinigung vorgenommen werden. Die Brüste könnten abgewaschen oder mit einem nassen Lappen vor und nach dem Stillen abgewischt werden.

Für das Stillen ist ebenfalls eine gute Stillhaltung wichtig. Die beste Position ist die, bei der die Mutter aufrecht sitzt, ihren Rücken gut abstützt, das Baby mit seinem Kopf auf dem Arm aufstützt, und zwar auf der Seite, auf der es trinken soll, sodass das Kinn des Babys an der Brust liegt. Die Mutter sollte dann die Brustwarze und den sie umgebenden Warzenhof in den Mund des Babys einführen. Es ist besser, sich nicht über das Kind zu legen, während man stillt, da dies das Baby ersticken könnte. Dieser Kontakt während des Stillens stärkt die Mutter-Kind-Beziehung sehr.

Wenn eine stillende Mutter viele Stunden lang das Kind nicht anlegt, dann kann es zu einer Brustvergrößerung kommen, die sehr schmerzhaft ist und die Brust sehr empfindlich macht. Um dies also zu verhindern, ist regelmäßiges Stillen oder ein Abpumpen der angesammelten Milch nötig. In sehr schwierigen Fällen gerinnt die Milch, was zu einer Entzündung der Milchkanäle usw. führen kann, sodass sogar eine kleine Operation nötig werden könnte. Warm-feuchte Umschläge auf die Brüste können dieses Problem jedoch auch lösen. Aloe Vera Gel und das Aufbringen von Gelbwurz auf die Brüste können ebenfalls lindern. Nach der Lehre des Ayurveda sollte das Baby anfangs Muttermilch erhalten. Wenn diese nicht verfügbar ist, dann sollte es verdünnte Ziegen- oder Kuhmilch bekommen, die mit speziellen Kräutern abgekocht wurde.

Eine frischgebackene Mutter sollte möglichst nicht wütend oder traurig werden. Sie sollte auch nicht fasten. Sie sollte mit nahrhaften Nahrungsmitteln wie Gemüse- oder Fleischbrühe, Porridge usw. ernährt werden. Und sie sollte möglichst viel meditieren.

Der ganzheitliche Ansatz

Es gibt einige Kräuter, die verschrieben werden können, um den Milchfluss anzuregen. Diese sind:

- Pulverisierte Wurzel von Satavari (Aspaagus Racemosus), die oral zusammen mit Milch eingenommen werden sollte
- Yastimadhu (Glicyrrhiza Glabra), die man mit gesüßter Milch nimmt
- Aswagandha (Withania Somnifera)

Kürbis, Jeevanti (Leptadenia Reticulate) und Pippali (Piper Longum) sollten ebenfalls eingenommen werden. Traditionelle Heiler schlagen zudem gerösteten Kreuzkümmel vor, der über die Nahrung gestreut werden kann. Wenn der Milchfluss unterdrückt werden soll, können Jasminblüten und Kohlblätter in einer Packung auf die Brust gelegt werden. Um die Form der Brust nach dem Stillen wiederzugewinnen, sollte man sich eine Paste aus den Wurzeln von Mimosa Pudika und Aswagandha reiben und diese auf die Brust auftragen.

Homöopathie

Ricinus Communis und Urtica Urens sind gute Heilmittel, um die Milchproduktion einer Frau zu steigern.

Naturheilkunde

In der Stillphase empfiehlt die Naturheilkunde Nahrungsmittel, die reich an Kalzium und Protein sind. Das bedeutet, Vollkorn zu essen, Milch und Milchprodukte zu sich zu nehmen, außerdem Soja und Sojapodukte sowie viele Gemüse und Früchte.

Meditation, Tiefenentspannungstechniken und Pranayamas können helfen, sich zu entspannen, sich zu entstressen und dadurch das Stillen zu erleichtern.

Ayurveda

Trinken Sie viel Milch, nehmen sie Milch zu sich, die zusammen mit Aswagandha (einem Strauch, der als eines der wichtigsten Nervenstärkungsmittel im Ayurveda gilt) und Mungbohnen gekocht ist, außerdem Vidarayadi Lehyam, Panchajeeraka Gudam und Aswagandhadi Lehyam.

Uterusprolaps

Ein Uterusprolaps bedeutet, dass der Uterus (die Gebärmutter) aus seiner normalen Position in den Bereich der Vagina (Scheide) vorfällt.

Ursachen

Muskelschwäche oder -lockerung kann dazu führen, dass der Uterus schlaff wird oder vollständig aus dem Körper heraushängt. Das kann in unterschiedlichen Abstufungen der Fall sein.

Viele Schwangerschaften, Schwäche der Unterleibsmuskulatur, starkes Übergewicht oder chronischer Husten können dazu führen, dass es zu einem Druck im Unterleib kommt. Auch übermäßiges Heben von schweren Gewichten kann zu einem solchen Zustand führen.

Symptome

- Gefühl der Fülle und des Drucks im Unterleib (wird manchmal beschrieben, als ob man auf einem kleinen Ball sitzt)
- Schmerzen im unteren Rücken
- Gefühl, dass etwas aus der Scheide herauskommt
- Schmerzhafter Sex
- Schwierigkeiten beim Wasserlassen oder beim Stuhlgang
- Schwierigkeiten beim Gehen

Vorbeugung

- Kegelübungen, um die Beckenbodenmuskulatur zu stärken
- Ernährung: zur Gewichtsreduktion, wenn der Prolaps auf Übergewicht zurückzuführen ist
- Heben Sie nicht so schwer.
- Behandeln Sie zunächst die Faktoren, die zu einem Druck auf die Unterleibsorgane führen, wie beispielsweise chronischer Husten.
- Achten Sie auf eine sehr gute Hygiene, um Infektionen vorzubeugen.

Der ganzheitliche Ansatz

Homöopathie

Medikamente werden die Unterleibsmuskulatur stärken. Homöopathische Mittel können einem weiteren Prolaps vorbeugen und spielen zudem eine große Rolle, um Komplikationen wie Infektionen, Beschwerden beim Wasserlassen und Schmerzen im unteren Rücken vorzubeugen.

Naturheilkunde

Naturheilkundliche Behandlungen wie T-Wickel, Beckenbäder, Duschen und Akupunktur.

Ayurveda

Ayurvedische Behandlungen wie Einläufe, Kräuterbeckenbäder, Massage mit Kräuterstempeln und Vierhand-Ganzkörpermassagen stärken die Muskulatur und beugen einem weiteren Prolaps vor. Die Behandlungen unterstützen auch dabei, dass sich der Zustand nicht weiter verschlimmert. Ayurvedische Medikamente stärken gleichzeitig die Gebärmuttermuskulatur, die Bänder und die Unterleibsmuskulatur.

Yoga

Yogahaltungen, die den Beckenboden stärken (werden weiter hinten beschrieben) sollten regelmäßig praktiziert werden. Darunter sind Baddha Konasana, Upavistakonasana, Bakasana, Vajrasana und Ashwini Mudra, die alle die Beckenbodenmuskulatur stärken.

Was tun mit den überflüssigen Kilos nach der Geburt?

Wie viele Kilos man in der Schwangerschaft zunimmt, ist von Frau zu Frau sehr unterschiedlich. Im Frühstadium der Schwangerschaft kann es sogar zu einem Gewichtsverlust aufgrund von Übelkeit, Erbrechen und vermindertem Appetit kommen. Deshalb nimmt man im ersten Trimester der Schwangerschaft meist nicht mehr als maximal ein oder zwei Kilo zu. Aber dann gibt es meist eine konstante Gewichtszunahme, außer in den letzten zwei Wochen der Schwangerschaft, wenn das Baby geburtsbereit ist und sich auf den Weg macht. Insgesamt nimmt eine Frau im Laufe der Schwangerschaft zwischen zehn und zwölf Kilogramm zu. Diese Gewichtszunahme hat teilweise mit Wassereinlagerungen zu tun, die aufgrund der hormonellen Veränderungen zustande kommen. Dieses so eingelagerte Wasser kann bis zu 6,5 Liter ausmachen.

Normalerweise ist nach einer Geburt mehr als 70 Prozent des zusätzlichen Gewichts wieder verschwunden. Das liegt einmal am Gewicht des Babys, an den ausgeschiedenen Geweben, aber auch am Flüssigkeitsverlust. Schon in der ersten Woche bzw. den ersten zehn Tagen ist das übrige Gewicht meist auch wieder verschwunden, jedenfalls das, was auf die Wassereinlagerungen zurückgeht.

Später jedoch, wenn die Frau stillt und sich gut mit nahrhaftem Essen ernährt, nehmen viele Frauen wieder zu. Der Stoffwechsel ist noch nicht wieder angekurbelt und führt in Kombination mit Unbeweglichkeit und des Glücks der Mutterschaft dazu, dass die Waage immer mehr Kilos anzeigt. Die stillenden Mütter achten zudem nicht so sehr auf die Qualität und Menge der Nahrung, da sie stillen und dies vielleicht die Gesundheit des Babys beeinträchtigen könnte. Das verbindet sich auf ungute Weise mit dem Mythos, dass stillende Mütter ja für zwei essen und doppelt so viel Nahrung brauchen, um dem Kind auch genügend Nährstoffe zuzuführen, während in Wirklichkeit eine ausgewogene Ernährung entscheidend ist.

Der ganzheitliche Ansatz

Homöopathie

Kalium Carbonicum, Calcarea Carbonicum, Sulphur, Natrium Carbonicum und Thuja sind einige der Mittel, die in dieser Situation eingesetzt werden können. Sie sollten jedoch in Absprache mit einem homöopathischen Arzt eingenommen werden.

Ayurveda

Das Ziel besteht darin, das Nervensystem durch die Behandlungen und Medikamente zu stärken, den Körper wiederzugewinnen und zu erneuern, den Stoffwechsel anzukurbeln und die Rückbildung der Gebärmutter zu erleichtern. Dies unterstützt auch die Kräftigung des Körpers und beugt übermäßigem Gewicht vor. Manchmal führt auch eine nachgeburtliche Depression zu einer Gewichtszunahme, da man mehr isst als normal und sich weniger bewegt. Der ayurvedische Ansatz kann auch eine solche Depression behandeln, besonders mit Behandlungen wie Kopfmassagen und Ölanwendungen auf dem Körper.

Yoga

Meditation und Tiefenatmung können helfen, die Emotionen zu kontrollieren. Sie unterstützen die Frau auch darin, ihren Geist entspannt zu halten. Yoga-Asanas sollten erst 20 Tage nach der Geburt wieder geübt werden. Die Frau sollte mit einfachen Bewegungen und bewusstem Atmen wieder anfangen.

Nach einer Woche dieser Praxis können nach und nach etwas fortgeschrittene Übungen wieder praktiziert werden. Vor allem Asanas, die den Beckenboden stärken, können geübt werden. Sie unterstützen die Unterleibsmuskulatur bei der Rückbildung und verhindern, dass der Unterleib schlaff wird. Sie kräftigen den Po und die inneren Oberschenkel, verbessern die Verdauung und heilen Verstopfung oder Blähungen. Sie kräftigen auch den allgemeinen Stoffwechsel.

Einige der Asanas, die dafür besonders geeignet sind (abgesehen von denen, die speziell den Beckenboden stärken), sind Yoga Mudrasana, Gomukhasana, Vakrasana, Trikonasana, Sarvangasana, Pawanmuktasana, Padahastasana, Paschimottanasa usw., abgesehen vom Sonnengruß.

Ernährung

Die Ernährung nach der Geburt sollte vor allem sattvisch sein. Vegetarische Nahrungsmittel, frisch gekocht, mit sehr wenigen Gewürzen, werden empfohlen. Die Wasseraufnahme sollte ausreichend sein, um die Giftstoffe aus dem System zu befördern.

Wenn die Frau aufhört zu stillen, sollte sie bewusst darauf achten, dass sie die Menge an Nahrung reduziert, etwa die Hälfte oder sogar weniger isst, da sie ansonsten zu viele Kalorien zu sich nimmt, was zur Gewichtszunahme führt.

Kapha verstärkende Nahrungsmittel wie Milchprodukte, kalziumreiche Nahrungsmittel, Kohlehydrate und Proteine sollten Bestandteile dieser Ernährung sein. Die Nahrung sollte alle sechs Geschmacksrichtungen umfassen, also süß, sauer, bitter, zusammenziehend, salzig und scharf. Die Ernährung sollte bewusst leicht sein, damit sie auch leicht verdaut werden kann.

Große Mengen Obst, viele Gemüse, Fruchtsäfte und dünne Suppen und Brühen sollten Hauptbestandteile dieser Ernährung sein.

DR. MATHAIS TIPPS

- Gehen Sie fünf bis sechs Wochen nach der Geburt in schnellem und kraftvollem Tempo spazieren.
- Krafttraining oder Sport im Fitness-Studio sollten Sie erst nach drei Monaten wieder aufnehmen.

Schwangerschaftsdiabetes

Schwangerschaftsdiabetes ist eine vorübergehende Form der Diabetes (hohen Blutzuckers), die sich während einer Schwangerschaft durch hormonelle Störungen entwickeln kann. Normalerweise ermöglicht das Insulin, das die Bauchspeicheldrüse produziert, dass der Körper Blutzucker in Energie umwandelt, aber die Schwangerschaftshormone können diesen Prozess beeinflussen und den Körper dem Insulin gegenüber resistent werden lassen, sodass die Blutzuckerwerte steigen. Der Blutzucker senkt sich auf natürliche Weise wieder, sobald das Baby geboren ist. Normalerweise gibt es keinerlei Symptome, oder wenn sie da sind, sind sie nur leicht und nicht lebensbedrohlich für die schwangere Frau.

Etwa 4 Prozent der Schwangeren entwickeln eine Schwangerschaftsdiabetes, gewöhnlich in der Mitte der Schwangerschaft, zwischen der 24. und der 28. Woche. Es ist sehr wichtig, dass man die Schwangere in dieser Zeit auf Diabetes testet, und wenn sie einer Risikogruppe zuzurechnen ist, sogar früher. Sie haben eine vergrößerte Wahrscheinlichkeit, an Schwangerschaftsdiabetes zu erkranken, wenn Sie älter als 25 Jahre sind, in der Familiengeschichte Diabetes vorkommt, wenn Sie einen hohen Blutdruck haben, übergewichtig sind, zu viel Fruchtwasser vorhanden ist, eine unerklärliche Fehlgeburt oder eine Totgeburt erlitten haben oder wenn Sie schon vor der Schwangerschaft übergewichtig waren.

Das Behandlungsziel muss darin bestehen, die Blutzuckerwerte während der Schwangerschaft innerhalb der normalen Grenzen zu halten, um sicherzustellen, dass das heranwachsende Baby gesund ist. Im Allgemeinen sollte die Ernährung, was Fett und Proteine betrifft, gemäßigt sein und nur kontrollierte Kohlehydratmengen enthalten, vor allem durch Nahrungsmittel, die Obst enthalten, Gemüse und komplexe Kohlehydrate (wie Brot, Getreide, Nudeln und Reis). Halten Sie sich zurück bei Nahrungsmitteln, die viel Zucker enthalten, wie beispielsweise Cola oder Limonaden, aber auch Obstsäften oder Gebäck.

Essen Sie täglich drei kleinere oder mittlere Mahlzeiten und einen bis mehrere Snacks. Lassen Sie keine Mahlzeiten oder Snacks aus. Lassen Sie die Menge und Art Ihrer Ernährung (Kohlehydrate, Fette, Proteine) in der Zusammensetzung jeden Tag gleich sein.

Wenn Sie über eine kontrollierte Ernährung die Blutzuckerwerte nicht konstant halten können, dann könnte es sein, dass Sie Diabetes-Medikamente oder eine Insulintherapie verordnet bekommen und Ihre Zuckerwerte überprüfen müssen. Die meisten Frauen, die eine Schwangerschaftsdiabetes entwickeln, brauchen solche Medikamente nicht, einige aber schon.

Der ganzheitliche Ansatz

Ein ganzheitlicher Ansatz, der die Vorteile der Kräuter- und homöopathischen Medizin sowie naturheilkundlicher Behandlungen und Yoga miteinander kombiniert, ist bei solchen Störungen sehr hilfreich. Die Behandlungen für eine Schwangerschaftsdiabetes konzentrieren sich darauf, dass Ihre Blutzuckerwerte durch eine spezielle Diät und Sport im Rahmen bleiben. Walken und leichte Übungen, die sowieso in der Schwangerschaft angezeigt sind, sind besonders wichtig bei einer Schwangerschaftsdiabetes.

Akupunktur kann nicht nur die Blutzuckerwerte senken, sondern auch übermäßigen Hunger und Durst mindern, die Häufigkeit des Wasserlassens mindern, den Kreislauf verbessern und einen guten Energiefluss im Körper wiederherstellen. Kräutermedikamente können die Blutzuckerwerte unterstützen und die Symptome, die die Diabetes begleiten, verbessern.

Homöopathie

Eine Schwangerschaftsdiabetes entwickeln vor allem ältere Schwangere. Medikamente wie Phosphorus, Natrium Muriaticum oder Kalium Carbonicum können die Blutzuckerwerte kontrollieren helfen. Syzygium Jumbolanum Q, Cephalandra Q und Gymnema Q helfen ebenfalls, den Blutzucker zu kontrollieren, und können auch kombiniert mit einer allopathischen Behandlung eingenommen werden.

Naturheikunde
Vermindern Sie die Aufnahme direkter Zucker in Ihrer Ernährung und nehmen Sie gemahlenen Bockshornklee und Bittergurke zu sich.

Ayurveda
Nishakadakadi Kashayam kann genommen werden, um die Blutzuckerwerte zu kontrollieren. Abgekochtes Wasser mit Kadira und getrocknetem Ingwer hilft ebenfalls.

Schwangerschaftserbrechen

Erbrechen ist eins der herausragenden Symptome einer Schwangerschaft. Alle schwangeren Frauen haben wenigstens einige Male in ihrer Schwangerschaft ein Gefühl von Übelkeit oder müssen erbrechen. Dies geschieht aufgrund der hormonellen Veränderungen und der Veränderungen im Körper aufgrund des Wachstums des Fötus.

Zum Erbrechen kommt es bereits im Frühstadium der Schwangerschaft und es endet meist erst mit dem Ende des ersten Schwangerschafts-Trimesters. In einigen Fällen bleibt es sogar die gesamte Schwangerschaft bis zum Einsetzen der Wehentätigkeit bestehen.

Normalerweise kommt es unmittelbar nach dem Aufwachen zum Erbrechen, manchmal aber auch während des Tages. Starke Gerüche oder schlechte Luft, selbst wenn diese von Nahrungsmitteln kommt oder von Gewürzen, sowie der Anblick bestimmter Nahrungsmittel können Übelkeit und Erbrechen auslösen.

Schwangerschaftserbrechen kann komplikationslos verlaufen, aber auch Komplikationen aufweisen. Unkontrolliertes Erbrechen, das zu einer Unfähigkeit führt, überhaupt Nahrung oder Getränke bei sich zu behalten, kann zu einer Erschöpfung und Unterernährung führen. Diese Störung wird medizinsich als Hyperemesis Gravidarum (übermäßiges Schwangerschaftserbrechen) bezeichnet. In sehr seltenen Fällen muss dies medizinisch behandelt werden.

In einigen wenigen Fällen kann dieses kontinuierliche Erbrechen ein Anzeichen für eine schwere Erkrankung wie die Eklampsie sein, die von Bluthochdruck, Ödemen, Krämpfen und Hyperproteinämie begleitet wird. Diese Erkrankung kann zu einer Fehlgeburt oder zu einem medizinischen Abbruch der Schwangerschaft führen.

Vorbeugung

- Versuchen Sie trockene Kohlehydrate wie Kräcker oder Knäckebrot direkt nach dem Aufwachen zu essen, sogar noch vor dem Zähneputzen.
- Trinken Sie Wasser mit einigen Spritzern Zitronensaft, um der Übelkeit entgegenzuwirken.
- Essen Sie nur kleine Mengen Nahrung, aber in regelmäßigen Abständen.
- Essen Sie vor allem relativ fades Essen, ohne viele Gewürze.
- Vermeiden Sie Nahrungsmittel mit starken Gerüchen.

Der ganzheitliche Ansatz

Homöopathie

Ipecacuanha C 30 oder Symphoricarpus Racemosa C 30 oder C 200 können eingenommen werden, wenn dies nötig sein sollte.

Naturheilkunde

Naturheilkundliche kalte Wickel und Kompressen bringen Erleichterung bei Sodbrennen und Verdauungsbeschwerden. Die Naturheilkunde rät weiterhin dazu, Eis zu lutschen und kalte Milch in kleinen Schlucken zu trinken, um einem Erbrechen vorzubeugen.

Ayurveda

Medikamente wie Madiphalarasayanam oder Wasser, das mit Puffmais gekocht wurde, helfen. Stellen Sie sicher, dass Sie Wasser in ausreichender Menge zu sich nehmen.

Unfruchtbarkeit

Empfängnis, Schwangerschaft und Geburt sind Ereignisse, die den gesamten Körper einer Frau beeinflussen, doch dies ist nicht alles. Der Geist, der Intellekt und das gesamte Drüsensystem sind ebenfalls daran beteiligt und haben einen großen Einfluss auf das Geschehen.

Unfruchtbarkeit ist ein Zustand, bei dem die Frau nicht in der Lage ist, trotz eines normalen Sexlebens ein Kind zu empfangen.

Ursachen

Es gibt viele Gründe für Unfruchtbarkeit, vor allem Störungen im männlichen oder im weiblichen Fortpflanzungssystem. Andere Gründe könnten bei der Frau bestehen in:

- anlagebedingten Fehlbildungen
- einem veränderten pH-Wert in der Schleimhaut
- hormonellen Störungen wie einer Unterfunktion der Schilddrüse oder einem polyzystischen Ovarialsyndrom
- unnormalen Geschlechtshormonen
- Östrogenüberflutungen
- genetischen Störungen

Beim Mann sind folgende Einflussfaktoren denkbar:

- verminderte Spermienanzahl
- verminderte Spermienbeweglichkeit
- verminderte Spermienqualität
- Hormonstörungen
- Hodenkrampfadern können ebenfalls zu Unfruchtbarkeit führen.

Eine erhöhte Stressbelastung trägt eine Menge zur Unfruchtbarkeit bei. Stress verursacht im Drüsensystem eine Störung, was zu unnormalen Ausschüttungen von Geschlechtshormonen – vor allem Östrogen und Progesteron bei der Frau und Testosteron beim Mann – führt.

Auch die Gedanken beeinflussen die Fruchtbarkeit. Wenn eine Frau beispielsweise Zweifel daran hat, ob sie eine gute Mutter ist, könnte ihre Fruchtbarkeit vermindert sein, ebenso, wenn ein Mann Zweifel daran hat oder sich Sorgen darüber macht, ob es gut ist, ein Kind zu haben. Dann könnte seine Fähigkeit, ein Kind zu zeugen, eingeschränkt sein.

Symptome

Wenn eine Frau gestresst ist, dann könnten sich Gebärmutter und Eileiter verkrampfen, was einen normalen Durchgang und eine Einpflanzung des Eis verhindern könnte.

Die Unfähigkeit zu empfangen kann bei Frauen eine starke Enttäuschung auslösen und ihr viel Stress machen. Dieser trägt leider oft zu einer weiteren Unfruchtbarkeit bei und so wird oft ein Teufelskreis ausgelöst.

Frauen erleben durch ihre Unfruchtbarkeit häufig einen starken Selbstwertverlust und Schuldgefühle sowie Anspannung ihrem Partner gegenüber, weil sie glauben, ihn enttäuscht zu haben. Auch Männer fühlen sich schuldig, wenn sie kein Kind zeugen können, was zu Beziehungsproblemen und einer verminderten sexuellen Aktivität führen kann. Dies wiederum kann die Qualität, die Struktur und die Menge der Spermien beeinträchtigen, auch Probleme wie Impotenz oder Ejakulationsstörungen kommen dadurch vor.

Der sexuelle Genuss wird beeinträchtigt, man denkt nur noch daran, ein Baby zu bekommen, und weniger daran, dass Sex Spaß machen darf. Schlafstörungen und Schlaflosigkeit können dafür ein Symptom sein, der tägliche Rhythmus wird dadurch beeinträchtigt, was wiederum die Hormonausschüttung beeinträchtigt.

Vorbeugung

Wenn eine gesunde Frau und ein gesunder Mann im gebär- und zeugungsfähigen Alter mit gesunden Ei- und Spermienzellen aufeinandertreffen, wenn die Kanäle offen sind und ihr Geist glücklich und bereit ist, dann werden sie ein gesundes Baby zeugen.

Der ganzheitliche Ansatz

Naturheilkunde

Naturheilkundliche Behandlungen wie T-Wickel, Beckenbäder usw. helfen dabei, die Gebärmuttermuskulatur und den Geburtskanal zu kräftigen.

Ayurveda

Diejenigen Frauen, die unter einer Beeinträchtigung ihrer Doshas leiden, gleich ob Vata, Pitta oder Kapha, sollten mit entsprechenden Medikamenten und Panchakarma-Behandlungen behandelt werden.

Wenn es um Stress geht, dann sind Behandlungen wie Sirodhara (Stirnguss), Thalam (Ölanwendung auf dem Kopf) und Abhyanga (eine Vierhandmassage) sinnvoll, um Stress zu mindern und das Nervensystem zu stärken.

Kräuter-Beckenbäder, Ölgüsse auf dem Rücken und Massagen mit Kräuterstempeln werden verabreicht, um das weibliche Fortpflanzungssystem zu stärken. Die Einnahme von medizinischem Ghee (geklärter Butter), versetzt mit bestimmten Kräutern, wird ebenso empfohlen. Ölanwendungen in der Nase sowie bestimmte Einläufe entgiften und verbessern den Stoffwechsel und das Immunsystem.

Alle körperlichen und hormonellen Störungen sollten mit geeigneten Mitteln behandelt werden.

Kräuter wie Abutilon Indica, Aloe Vera, Hibiscus Rosacinensis, Racinus Communis, Soalnum Igrum, Trigonell Fenumgracum, Serraca Asoka oder Mimosa Pudica werden innerlich angewendet.

Nach den Lehren des Ayurveda sollte der Mann sich einer Diät unterziehen, die hauptsächlich aus Ghee und Milch besteht, die mit süßen Kräutern versetzt wird. Die Frau sollte sich einer Diät unterziehen, bei der Öle und schwarze Mungbohnen (Linsenbohnen) eingesetzt werden. Dies verbessert die Qualität der Ei- und Spermazellen.

Ernährung

Die Nahrungsmittel, die wir zu uns nehmen, beeinflussen die Qualität unserer Gewebe, unserer Körperabsonderungen usw. Wenn wir minderwertige Nahrung und ungesunde Lebensmittel zu uns nehmen, dann schüttet unser Körper ungesunde Stoffe aus. Deshalb sollte die Ernährung vollwertig und nahrhaft sein. Sie sollte alle Nährstoffe im richtigen Mengenverhältnis enthalten, die vom Körper benötigt werden. Darüberhinaus spielen Folsäure und Kalzium eine wichtige Rolle. Nehmen Sie viele grüne Blattgemüse zu sich, um Folsäure und Kalzium aufzunehmen. Milchprodukte, Soja, Huhn, Fisch mit kleinen Gräten und Eier können zur Kalziumaufnahme ebenfalls gegessen werden.

DR. MATHAIS TIPPS

Regelmäßiger Sport wie Yoga, Walken und Schwimmen sind sinnvoll, um den Kreislauf anzuregen, Muskelkrämpfen vorzubeugen und sich zu entstressen.

Unterschied zwischen dem allopathischen und dem ganzheitlichen Medizinsystem

allopathisch	Ganzheitlich
Beschäftigt sich vor allem mit dem Messen, ist symptomorientiert	Beschäftigt sich vor allem mit der Erfahrung, mit Ursachen und Mustern
Sieht Krankheiten als Einheiten, versucht, Schmerz zu vermeiden	Sieht Krankheiten als Prozesse, versucht den Schmerz zu verstehen
Allgemein klassifizierbare Diagnosen	Spezifische individuelle Bedürfnisse
Techniken, Handwerkszeug	Integrale Therapien
Medikamente/kämpferisch/reaktiv	Vorbeugend/korrektiv/pro-aktiv
Krisenorientiert: Gelegentliche Interventionen	Lebensführungsorientiert: Nachhaltige Erhaltung
Radikal, abwehrend	Natürlich, ökologisch
Medikamente als Gegenmittel	Medikamente als Unterstützer
Nebenwirkungen, chemische Mittel, Operationen, Bestrahlung, Ersatz	Niedriges Risiko, konservativ, organisch, reinigend, formend, korrigierend
Betonung auf „beheben“	Betonung auf „heilen“
Geschwindigkeit, Annehmlichkeit, Nutzen	Wiederherstellung, Regeneration, Transformation
Arzt als Autorität, beruhigend	Arzt als Lehrer, aktivierend
Patient als passiver Empfänger	Patient als Quelle der Heilung
Mechanisch/analytisch/biophysikalisch	Systemisch/multidimensional/ Körper-Geist-Seele
Am besten geeignet für: Infektionskrankheiten, Trauma, Strukturelle Schäden, Organversagen, Notfälle, Operationsfälle	Am besten geeignet für: Abbau, Verfall, chronischen Stress und Störungen durch Lebensführung, systemisches Ungleichgewicht, Immunstärkung

Parswa Chakrasana (seitliche Bogenposition)

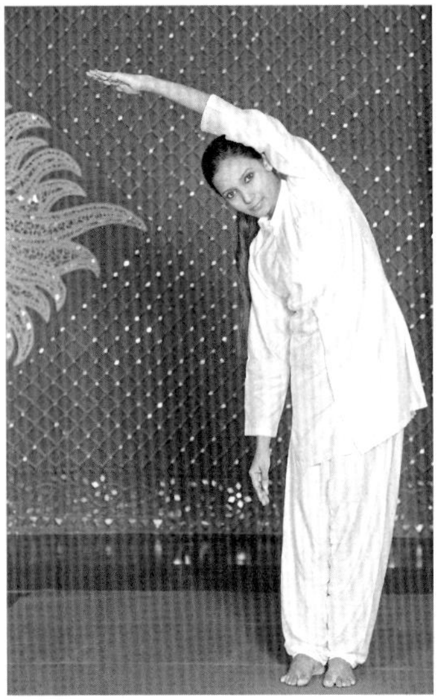

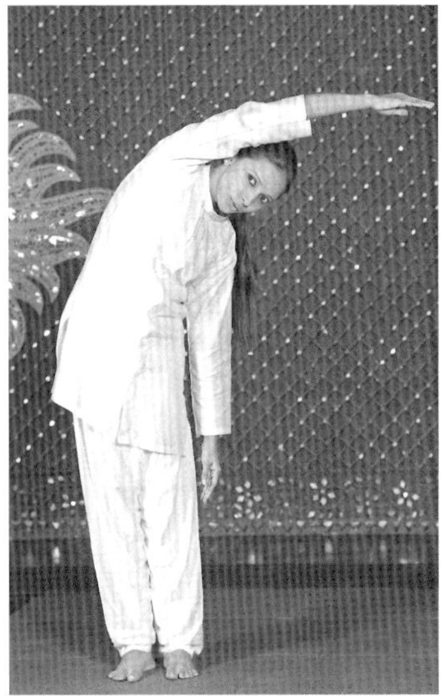

- Bitte stehen Sie mit nebeneinandergestellten Beinen.
- Atmen Sie ein und heben Sie den rechten Arm hoch.
- Schieben Sie ihn sanft nach oben und atmen Sie aus. Neigen Sie dabei die Wirbelsäule nach links.
- Atmen Sie normal weiter. Spüren Sie die Dehnung auf der gesamten rechten Seite des Körpers und den Druck auf der linken Hüfte. Halten Sie die Position einige Zeit lang.
- Beim Einatmen kommen Sie mit Ihrer Wirbelsäule zu einem aufrechten Stand, schieben Sie den rechten Arm hoch, atmen Sie aus und bringen Sie den Arm nach unten.
- Spüren Sie das leichte Vibrieren in den Fingerspitzen, das sich aufgrund der stärkeren Blutversorgung ergibt.
- Entspannen Sie sich und wiederholen Sie die Übung dann auf der anderen Seite.

Wirkung:
Die Übung verbessert den Energiefluss in der Wirbelsäule.

Parswakonasana

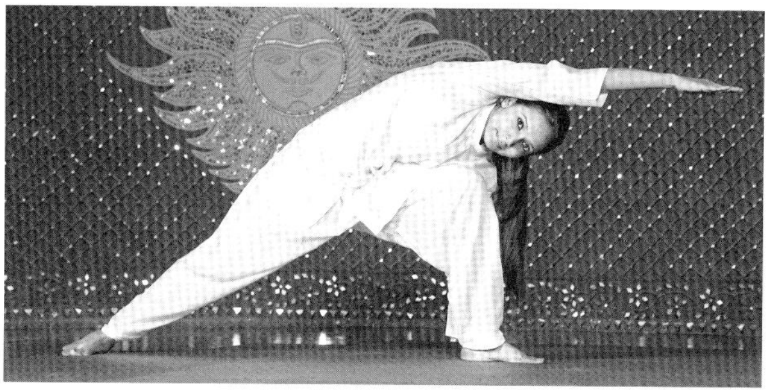

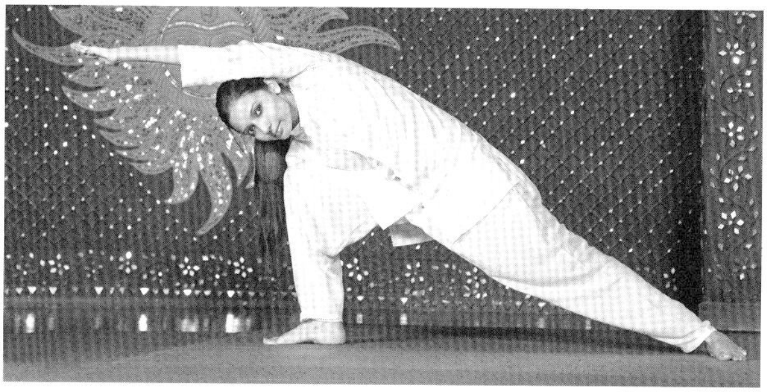

- Stehen Sie mit gespreizten Beinen.
- Drehen Sie den rechten Fuß zur Seite, die Zehen zeigen nach rechts.
- Beugen Sie das rechte Knie, soweit möglich.
- Beugen Sie sich zur Seite, sodass Sie die rechte Hand neben die Seite des Fußes legen können, atmen Sie dabei ein.
- Heben Sie den linken Arm, sodass der linke Oberarm das linke Ohr berührt, atmen Sie dabei aus.
- Spüren Sie die Dehnung in den inneren Oberschenkeln und im Unterleib.
- Bei einer der nächsten Einatmungen entspannen Sie den linken Arm.
- Beim Ausatmen strecken Sie die Wirbelsäule und das rechte Bein, entspannen Sie die rechte Hand.
- Entspannen Sie sich mit gespreizten Beinen, dann wiederholen Sie die Übung auf der anderen Seite.

Wirkung:

Diese Asana stärkt die Hüften, die Oberschenkel und tonisiert die Bauchmuskeln.

Pawanmuktasana (Embryonalhaltung)

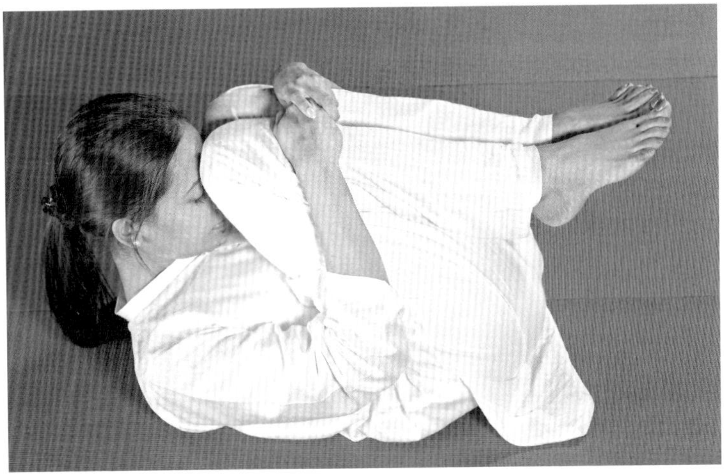

- Legen Sie sich bitte auf den Rücken, beugen Sie Ihre Knie, sodass die Fußsohlen auf dem Boden stehen.
- Beim Einatmen heben Sie bitte die Füße hoch und halten Sie die Knie mit Ihren Händen fest.
- Beim Ausatmen heben Sie die Wirbelsäule an und versuchen Sie, die Knie näher an die Brust zu ziehen.
- Versuchen Sie, das Kinn zwischen die Knie zu bringen.
- Halten Sie die Position mit normaler Atmung.
- Spüren Sie die Entspannung in Ihrem unteren Rücken.
- Spüren Sie den Druck und die Spannung in Ihrem Bauch.
- Atmen Sie ein und kommen Sie langsam und vorsichtig mit Ihrem Kopf nach unten. Legen Sie den Kopf auf dem Boden ab.
- Atmen Sie aus und lösen Sie die Beine. Entspannen Sie sich.

Setubandhasana (Brückenposition)

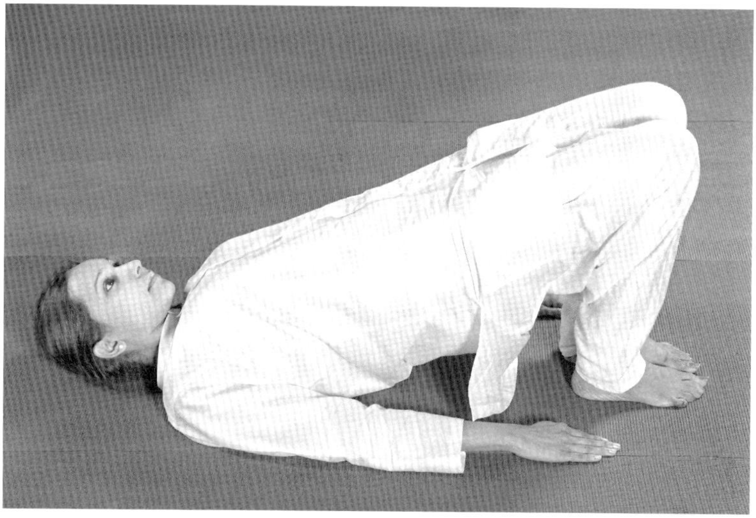

- Legen Sie sich auf den Rücken.
- Beugen Sie die Knie und setzen Sie die Füße auf den Boden.
- Beim Einatmen heben Sie bitte die Hüften hoch. Dabei heben sich gleichzeitig der untere Rücken und die Oberschenkel.
- Halten Sie mit normaler Atmung.
- Falls nötig, können Sie Ihre Hüften mit den Händen abstützen.
- Bewegen Sie nun langsam die Füße nach vorn, um dem Körper die Form einer Brücke zu geben.
- Beim Ausatmen kommen Sie langsam auf den Boden herunter, strecken Sie die Beine aus und entspannen Sie sich.

Wirkung:
Diese Haltung vermindert Rückenschmerzen, entspannt die Wirbelsäule und die Muskeln neben der Wirbelsäule.

KAPITEL 7

Wechseljahre (Klimakterium)

Die Wechseljahre sind der krönende Abschluss des fruchtbaren Lebens, die Eisprünge hören dann auf und auch die Menstruation. Das geschieht im allgemeinen zwischen dem 45. und dem 50. Lebensjahr. Der Zeitpunkt variiert aber individuell sehr stark, je nach Erbfaktoren, Stress, eingenommenen Medikamenten oder Erkrankungen.

Das Klimakterium bedeutet, dass die Eierstöcke ihre Tätigkeit einstellen. Als Folge davon verändern sich auch die Funktionen vieler Drüsen, was zu den Symptomen der Wechseljahre führt.

Symptome

Wenn das Klimakterium beginnt, zieht sich das weibliche Fortpflanzungssystem zusammen, es atrophiert als Folge der Untätigkeit und der hormonellen Veränderungen. Die äußeren Genitalien zeigen ebenfalls einige Veränderungen.

Als Folge der erschlafften Muskeln und Bänder wird die Wahrscheinlichkeit eines Gebärmuttervorfalls größer. Die Brüste sind nicht mehr so straff und tendieren zum stärkeren Herabhängen. Die Haut zeigt Falten. Arthritische Veränderungen entwickeln sich in den Gelenken und es kann zu einem Anstieg des Blutdrucks, zu Herzklopfen und/oder Tachykardien (beschleunigter Herzschlag) kommen.

Hitzewallungen treten besonders in den Nachmittags- und Abendstunden auf, sie sind verbunden mit starken Schweißausbrüchen und können bis zu 10-15 Minuten dauern. Der Schlaf kann auch gestört sein. Verdauungsbeschwerden wie Blähungen, Verstopfung usw. sind auch weit verbreitet.

Manche Frauen klagen über Kribbeln in den Extremitäten. Sexuelle Gefühle nehmen gewöhnlich in den Wechseljahren noch einmal zu. Kopfschmerzen, Reizbarkeit, Depression und Melancholie können einsetzen.

Das Ausbleiben der Menstruation zusammen mit den beschriebenen Symptomen können sich manchmal wie eine Schwangerschaft anfühlen. Man nennt dies eine Scheinschwangerschaft.

Arten

Es gibt drei Arten, wie die Menstruation enden kann:

- Es kann ein plötzliches Ende der Menstruation sein, wobei die Menstruation nicht mehr wiederkehrt.
- Es kann regelmäßige Zyklen geben, nur dass die Menstruation nach und nach schwächer wird. Manchmal werden die Abstände zwischen den Blutungen auch größer und dann hört die Blutung auf. Das wird als ganz normal angesehen.
- Wenn es aber sehr starke Blutungen gibt oder wenn die Blutungen zu häufig kommen, dann sollte eine andere pathologische Ursache, besonders eine Krebserkrankung, ausgeschlossen werden.

Alle oben genannten Symptome zeigen sich, weil es zu Hormonveränderungen kommt. Deshalb wird häufig eine Hormonersatztherapie empfohlen. Als Folge der hormonellen Veränderungen kann die Frau eine Scheidentrockenheit, häufige Blasenentzündungen usw. erleben. Die verminderten Östrogenwerte können in den Kalzium-Stoffwechsel eingreifen, was zu Knochenbrüchigkeit führen kann.

Vorbeugung

- Belastungsübungen, Walken und Yogahaltungen können die Knochen und Gelenke stärken.
- Pranayama und Meditation können helfen, den Geist zu stützen und Stimmungsschwankungen auszugleichen.
- Eine Vollwertdiät mit einer ausreichenden Kalziummenge kann die Knochen kräftig und gesund erhalten. Sie beinhaltet fettreduzierte Milchprodukte, Spinat und alle grünen Blattgemüse, Hirse, Hafer und Sojaprodukte.
- Nahrungsmittel, die Phytoöstrogene enthalten, wie Soja und Sojaprodukte, dazu Fenchel, Alfalfa und Leinsamen, sollten konsumiert werden.

Der ganzheitliche Ansatz

Homöopathie

Lachesis, Calcarea Carb, Sulphur, Graphytis, Calcarea Phos, Sepia, Pulsatilla und Ignatia können als Konstitutionsmittel verordnet werden.

Lachesis C 200, Sulphur 1m und Belladona C 200 sind gute Mittel gegen Hitzewallungen. Calcarea phosphoricum 6x kann eingenommen werden, um die Kalziumwerte aufrechtzuerhalten.

Naturheilkunde

Ganz allgemein gesprochen helfen Körpermassagen, Vollbäder und Halbbäder, den Körper zu unterstützen. Eine regelmäßige Körpermassage mit Aromaölen und medizinischen Ölen hilft der Frau, leichter durch diese Lebensphase zu gehen.

Ayurveda

Behandlungen wie Sirodhara (Stirnguss), Abhyanga (Vierhandmassage) usw. helfen, die hormonelle Balance aufrechtzuerhalten und den Geist so zu beruhigen, dass man besser schläft. Giloy Satwa hilft bei Hitzewallungen. Chandanasavam kann ebenfalls eingenommen werden.

Yoga

Yoga-Haltungen und Pranayama-Übungen wie Brahmari, Ujjayi oder Nadi Shodhana helfen, den Geist entspannt und ruhig zu halten. Meditation hilft, den Geist und die Gefühle unter Kontrolle zu halten.

Wie man sich seine Jugendlichkeit erhält

Jugendlichkeit ist ein Geisteszustand. Dieser Geisteszustand beeinflusst auch unsere Körperlichkeit und unser Erscheinungsbild. Unser numerisches Alter ist nur eine Zahl und unser Körper ist in Wirklichkeit wesentlich jünger, als wir denken.

Wenn dies gesagt ist, müssen wir auch sagen, dass die Gesundheit ein wichtiger Aspekt unseres Gefühls ist, jung zu sein. Wenn jemand sich in einem vollkommenen Zustand körperlicher, geistiger und emotionaler Harmonie befindet, dann fühlt man sich aktiv und jung. Gesundheit ist ein Seinszustand, der erreicht werden kann, wenn man die folgenden einfachen Schritte befolgt und wenn man sich ein wenig mehr Pflege gönnt.

Essen ist ein wichtiger Aspekt unserer täglichen Bedürfnisse. Eine gute Ernährung kann durch nichts anderes ersetzt werden. Um eine ausgewogene Ernährung mit vielen Nährstoffen zu erhalten, ist es sehr wichtig, dass man Nahrungsmittel aus allen Nahrungsmittelgruppen zu sich nimmt. Eine abwechslungsreiche Kost zu sich zu nehmen vergrößert die Möglichkeiten, dass alle Ernährungsbedürfnisse des Körpers erfüllt werden.

Proteine, Kohlehydrate und Fette sind die Hauptnährstoffe, die der Körper braucht, um seine Funktionen zu erhalten und zu regulieren. Die meisten Menschen, die tagsüber eine normale Aktivität ausführen, benötigen etwa 50 Prozent ihrer täglichen Kalorienmenge durch Kohlehydrate, 15-20 Prozent durch Proteine und 30 Prozent aus einer Fettquelle. Unser Körper enthält 60-75 Prozent Wasser. Selbst wenn wir es nicht bemerken, ist Wasser ein wichtiger Teil einer guten Ernährung. Es wird für eine ganze Reihe von Schlüsselfunktionen wie der Temperaturregulierung oder für den Transport und die Aufnahme von Nährstoffen sowie für die Ausscheidung von Abfallprodukten aus dem Körper gebraucht.

Ein weiterer wichtiger Aspekt, wie man sich seine Jugendlichkeit erhalten kann, besteht in regelmäßigem Sport. Dieser erhöht die Vitalität, verbessert den Stoffwechsel und die Körperfunktionen und unterstützt dabei, das Idealgewicht zu erhalten. Es ist hilfreicher, eine feste Zeit für Sport einzurichten, sodass man ihn regelmäßig ausführen kann. Praktiken wie Yoga, Atemübungen usw. arbeiten ebenfalls am Geist und Körper, um ein Gleichgewicht im Leben aufrechtzuerhalten.

Hobbys wie aktiver Sport, Kunst und Theater, das Hören guter Musik und Tanzen sind ebenfalls hilfreich, um sich seine Jugendlichkeit zu erhalten.

Die Gesellschaft junger Menschen und interessante Gespräche unterstützen den Geist dabei, jung und beweglich zu bleiben. Sich bei den jüngsten Entwicklungen der Gesellschaft sowie der technologischen Fortschritte auf dem Laufenden zu halten und sich die Mühe zu machen, die neuen Techniken zu beherrschen und anzuwenden, ist ebenso ein Teil der Jugendlichkeit.

Wenn man altert, tendiert die Haut dazu, trockener zu werden. Eine regelmäßige Behandlung mit Feuchtigkeitscreme, vor allem mit Milchcreme, Glyzerin und Rosenwasser, kann einer Faltenbildung vorbeugen. Man sollte auch die Gesichtsmuskeln mit sanften Bewegungen und Übungen trainieren.

Kräuteröle wie Kokosnussöl, mit Aloe Vera, schwarzem Pfeffer und Hennablättern gekocht und aufgetragen, können Haarausfall vorbeugen und die Entwicklung von grauem Haar verzögern.

Der ganzheitliche Ansatz

Der ganzheitliche Ansatz beschäftigt sich mit dem Geist, dem Körper und der Seele und verbessert die Gesamtgesundheit, um die Jugendlichkeit zu erhalten.

Naturheilkunde

Zusätzlich zu einer guten Ernährung und sportlicher Betätigung sind einige natürliche Wickel, Schlammanwendungen und Fruchtpackungen hilfreich, um die Haut zu straffen.

Yoga

Yogahaltungen wie Suryanamaskar, der Sonnengruß, können die Straffheit des Körpers erhalten, ihm eine wunderbare Form geben und eine aufrechte Haltung erhalten.

Wenn man altert, gibt es eine Tendenz, krumm dazusitzen. Dadurch erscheint man jedoch wesentlich älter, als man in Wirklichkeit ist. Deshalb ist es wichtig, eine aufrechte Haltung zu bewahren. Panchakarma ist jenseits der 40 die beste Art, sich seine Jugendlichkeit zu erhalten.

Vermindertes sexuelles Verlangen

Medizinisch wird dieser Zustand als Libidomangel bezeichnet, was geringere sexuelle Appetenz bedeutet. Die Libido ist nichts anderes als das sexuelle Verlangen eines Menschen nach sexueller Betätigung. Das Verlangen nach Sex ist ein Aspekt der menschlichen Sexualität, aber es ist von Mensch zu Mensch sehr unterschiedlich ausgeprägt. Es kann auch je nach den Umständen und der besonderen Zeit variieren. Das sexuelle Verlangen hat gewöhnlich biologische, psychologische und soziale Komponenten. Biologisch betrachtet beeinflussen die Hormonwerte wie etwa das Testosteron wahrscheinlich das sexuelle Verlangen, aber auch die gesellschaftlichen

Faktoren wie die Arbeit oder die Familie haben einen Einfluss, ebenso psychische Faktoren wie Persönlichkeitsprobleme und Stress.

Das sexuelle Verlangen kann durch Erkrankungen, Medikamente und die Lebensgewohnheiten sowie durch Beziehungsthemen beeinflusst werden. Ein Mensch, der ein sehr häufiges und plötzlich aufflammendes sexuelles Verlangen in sich spürt, kann sich hypersexuell fühlen, aber es gibt keine Richtwerte dafür, was ein gesundes Maß an sexuellem Verlangen eigentlich ist.

Ursachen

Die Ursachen für mangelndes sexuelles Verlangen sind gewöhnlich psychischer Stress, Depression, Angst vor einer Schwangerschaft, Scham und häufig auch Langeweile – häufiger als hormonelle oder körperliche Ursachen. Es gibt keinen „Normwert“ für das sexuelle Verlangen in Männern und Frauen, obwohl es bei beiden Geschlechtern der „männliche“ Testosteronwert ist, der es aufrechterhält. Der Testosteronwert kann durch eine geringe Leber- oder Nierenfunktion sinken, ebenso durch Hypophysenprobleme, Erschöpfung, Schmerzen, Krankheiten, Depression und Stress wie auch durch Beruhigungsmittel, Opiate, Blutdrucksenker, Appetitzügler und Alkohol.

Der Mangel an sexuellem Verlangen kann bereits zu Beginn einer Ehe einsetzen oder in späteren Jahren. Ein einfacher Grund kann darin bestehen, dass man seinen Partner einfach nicht mag oder dass man den sexuellen Akt nicht mag, dass es einen unangenehmen Körpergeruch gibt oder dass man an vorhergehende sexuelle Erfahrungen denkt. Sehr selten ist der Mangel an sexuellem Verlangen in hormonellen Ursachen zu suchen. Manchmal kann er auch einfach die Folge von tiefverwurzelten Überzeugungen zum Thema Sex sein.

Stress spielt dabei eine große Rolle. Obwohl guter Sex Spaß macht und nach Meinung vieler Menschen ein hervorragendes Mittel ist, um Stress abzubauen, mindert Stress in den meisten Fällen auch das sexuelle Verlangen.

Manche Frauen entwickeln nach ihrer Schwangerschaft und Geburt ein geringeres sexuelles Verlangen. Die Gründe dafür können entweder hormonell sein, in einer Angst vor einer weiteren Schwangerschaft bestehen oder einfach darin, dass es durch die Pflege des Säuglings weniger Energie dafür gibt. Später dann kann sich dies in eine Angst, dass die Kinder einen beim Sex erwischen könnten, oder in einen Mangel an Privatsphäre verwandeln.

Eine gute Beratung und die Ermittlung der genauen Ursachen durch eine detaillierte Befragung sind hier der Schlüssel. Auf der Basis dieser Ergebnisse können weitere Beratungsstunden empfohlen werden, außerdem kann eine medizinische Betreuung helfen oder Ratschläge hinsichtlich der körperlichen Geborgenheit.

Der ganzheitliche Ansatz

Homöopathie
Eine Behandlung der zugrundliegenden Ursachen ist der erste Schritt zu einer Wiederherstellung der Libido. Wenn es vor allem um einen psychologischen Grund geht, dann kann eine Sexualtherapie helfen. Der homöopathische Ansatz richtet sich meist nach der Konstitution.

Naturheilkunde
Behandlungen wie Massagen mit Aromaölen, Aromatherapie usw. werden neben Ernährungsberatungen und yogischen Behandlungen eingesetzt.

Ayurveda
Ayurvedische Behandlungen wie Sirodhara (Stirnguss), Abhyanga (Vierhandmassage) und Medikamente wie Vidaryadi Kashayam, Kräuter wie Kapikachu, Narasimha Rasayanam und Manasamitravatakam sind hilfreich.

Zu viel Bauchfett

Wenn Frauen in die mittleren Jahre kommen, dann verändert sich das Verhältnis zwischen Fett und Körpergewicht so, dass das Fett mehr überhandnimmt als bei Männern. Das geschieht vor allem in den Wechseljahren, und das Plus an Fett setzt sich vor allem auf den Hüften und am Bauch fest. Selbst Frauen, die normalerweise nicht zunehmen, können jetzt zusätzliche Zentimeter an Bauchumfang zulegen.

Akkumuliertes Fett im Unterleib wie in den Hüften ist meist subkutan (unter der Haut liegend), während das Fett in der Bauchregion meist tiefsitzend ist. In den Wechseljahren vermindert sich die Östrogenproduktion und das Verhältnis zwischen Androgen und Östrogen nimmt zu. Dieser Wandel kann zu einem gesteigerten Bauchfett nach den Wechseljahren führen.

Tiefsitzendes Fett löst sich leicht auf, wenn man viel Sport macht und sich gut ernährt. Subkutanes Fett, das sich in der Taille befindet, ist oft viel schwerer loszuwerden. Eine Gewichtsabnahme durch Diäten und Sport jedoch bringt viele Veränderungen hervor und hat in jedem Fall einen positiven Gesundheitseffekt.

Fettzellen, das adipöse Gewebe, wurden einmal so betrachtet, als ob sich dort einfach Fett ablagert, das eingesetzt werden kann, wenn es gebraucht wird. Die neueste Forschung geht aber davon aus, dass Fettzellen, und besonders die Bauchfettzellen, biologisch aktiv sind. In Wirklichkeit werden Fettzellen so betrachtet, dass sie kleine endokrine Organe bzw. Drüsen sind, die Hormone und andere Substanzen produzieren, die unsere Gesundheit tiefgreifend beeinflussen können.

Eins dieser Hormone ist das Leptin, das normalerweise nach einer Mahlzeit ausgeschüttet wird und den Appetit vermindert. Fettzellen produzieren auch das Hormon Adiponectin, von dem man annimmt, dass es die Antwort der Zellen auf Insulin beeinflusst. Obwohl die individuelle Rolle der Hormone noch nicht ganz erforscht ist, ist klar, dass wenigstens dieses Zuviel an Körperfett, und besonders Bauchfett, das normale Gleichgewicht und die Funktion dieser Hormone unterbricht.

Zusätzliches Bauchfett soll auch die Leberfunktion beeinträchtigen, sodass sie träge wird. Es führt dazu, dass der Gesamtwert des Cholesterins steigt, und tendiert dazu, dass das schlechte Cholesterin zunimmt und das gute Cholesterin abnimmt. Es beeinträchtigt auch die Insulinproduktion und den Insulineinsatz. Als Folge können Diabetes mellitus, Bluthochdruck, Arteriosklerose und Schlaganfälle entstehen. Auch geistig fühlt man sich meist dadurch träge und passiv.

Das zusätzliche Bauchfett kann auch Rückenschmerzen verursachen, da es auf die unteren Bereiche der Wirbelsäule drückt. Es kann zu Schmerzen in den Beinen kommen, da es zunehmend schwerer wird, Lasten zu tragen. Bei Menschen mit schlechten Venen kann es zu Krampfadern führen.

Vorbeugung

- Um allgemein das Gewicht unter Kontrolle zu bringen und das Bauchfett im Besonderen zu vermindern, ist es erforderlich, dass man wenigstens eine halbe bis dreiviertel Stunde täglich eine mäßige körperliche Aktivität ausführt.
- Übungen, die die Stärke verbessern, sind auch hilfreich im Kampf gegen Bauchfett.
- Übungen, die genau die Problemzonen angehen, wie beispielsweise Situps, kön-

nen die Bauchmuskulatur stärken, werden aber die tiefliegenden Fettschichten nicht reduzieren können.

- Spezielle Yogahaltungen wie Pawan Muktasana, Ardha Matsyendrasana, Salabhasana, Naukasana, Dhanurasana und Merudandasana können das Bauchfett vermindern.
- Es ist auch wichtig, die Kernmuskulatur durch Haltungen Bhujangasana, Salabhasana, Sarpasana und Parswa Konasana zu aktivieren.
- Eine entsprechende Ernährung ist ebenso wichtig. Sie sollten weniger Nahrungsmittel zu sich nehmen, die Fette, und mehr, die Ballaststoffe enthalten. Vermeiden Sie Fast Food und frittierte Speisen vollständig.
- Vermeiden Sie, sich nach den Mahlzeiten hinzusetzen. Versuchen Sie stattdessen, nach einer Mahlzeit 10-15 Minuten langsam spazierenzugehen.
- Schlafen Sie nicht unmittelbar nach einer Mahlzeit.
- Schränken Sie beim Abendessen die Menge der Kohlehydrate und Fette ein. Nehmen Sie eine leichte Mahlzeit zu sich, sowohl, was die Menge als auch, was die Inhaltsstoffe betrifft.

Der ganzheitliche Ansatz

Homöopathie

Homöopathische Mittel können den Stoffwechsel beschleunigen und das übermäßige Gewicht reduzieren. Phytolacca Beere ist ein solches Präparat. Ebenso Medikamente wie Kalzium Carboicum, Lycopodium, Natrium Carbonicum und Medorrhinum können das Gewicht reduzieren helfen. Diese Medikamente sollten aber nur von einem Arzt nach einer vollständigen homöopathischen Anamnese verordnet werden.

Naturheilkunde

Naturheilkundliche Behandlungen wie Halbbäder, Bauchkompressen und Leberwickel unterstützen die Behandlungen neben Yoga und einer speziellen Diät.

Ayurveda

Ayurvedische Behandlungen wie Udvarthanam, Choorna Swedam, Patrapotala Swedam und Vasti verbessern den Stoffwechsel und vermindern Bauchfett. Ayurvedische Medikamente können diesen Prozess zusätzlich unterstützen.

Salabhasana (Heuschreckenposition)

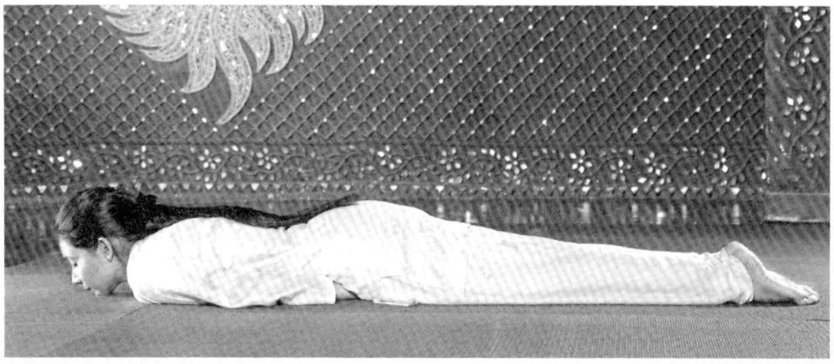

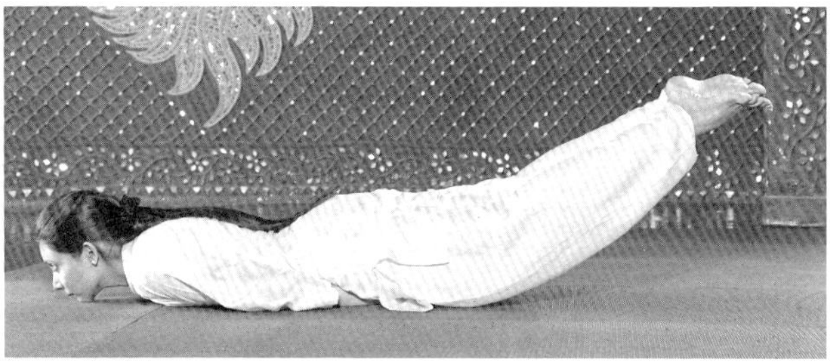

- Legen Sie sich auf den Bauch, die Beine zusammen.
- Machen Sie Fäuste aus Ihren Händen und legen Sie sie unter die Leisten, die Handfläche nach oben zu den Oberschenkeln gerichtet.
- Beim Einatmen heben Sie die Beine nach oben, aus der Spannung in den Oberschenkeln heraus, ohne die Knie zu beugen.
- Lassen Sie das Kinn den Boden berühren.
- Sie können die Oberschenkel mit Ihren Fäusten nach oben drücken, wenn nötig.
- Spüren Sie die Dehnung vom unteren Rücken bis zu den Zehen.
- Spüren Sie den Druck im Unterbauch.
- Halten Sie die Position mit normalem Atem.
- Dann, beim Ausatmen, nehmen Sie die Beine langsam wieder nach unten.
- Halten Sie die Beine leicht gespreizt, entspannen Sie die Hände und überkreuzen Sie sie vor dem Körper, sodass sie eine Art Kissen für Ihr Gesicht bilden.
- Lassen Sie zu, dass sich der gesamte Körper entspannt.

Wirkung:

Diese Haltung entspannt die Steifheit des Rückens, sie stärkt den Ischiasnerv und vermindert Bauchfett.

Shatkriyas

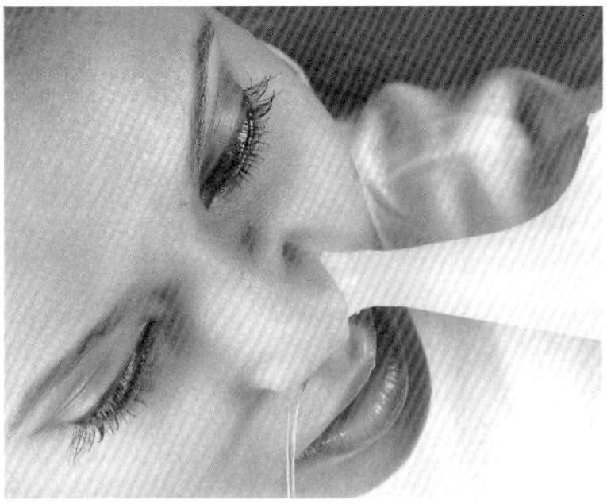

Shat bedeutet sechs und Karma oder Kriya bedeutet Handlung. Es gibt sechs Reinigungstechniken, die im Hatha-Yoga empfohlen werden.

Diese sechs Techniken sind: Neti, Dhauti, Nauli, Basti, Kapalabhati und Trataka.

- Neti ist der Prozess, mit dem man die Nasenlöcher und die vorderen Stirnhöhlen reinigt. Die beiden Arten von Neti sind heute Jalaneti (wird mit Wasser durchgeführt) und Sutraneti (wird mit feinen Gummikathetern durchgeführt).
- Dhauti sind eine Serie von Anwendungen und Techniken, die eingesetzt werden, um die inneren Organe zu reinigen, vor allem den Verdauungskanal. Diese Techniken heißen Sankha Prakshalana und Laghu Sankha Prakshalana, Agnisara, Kunjal Kriya und Vatsara Dhauti. Sie sind fortgeschrittene Praktiken und sollten nur durchgeführt werden, wenn man von einem erfahrenen Lehrer begleitet wird und die Anwendungen empfohlen werden.
- Nauli ist eine Methode der inneren Massage und der Stärkung der Bauchorgane.
- Basti wird durchgeführt, um den Dickdarm zu reinigen und zu tonisieren.
- Kapalabhati wird sowohl als Pranayama wie auch als Shatkarma betrachtet. Es stimuliert und reinigt die vordere Gehirnregion. Da der Atem Teil dieser Technik ist, wird es auch als Pranayama angesehen.
- Trataka ist eine Praxis, bei der man auf einen festen Punkt schaut, und wird eingesetzt, um die Konzentration zu fördern.

Alle oben genannten Übungen brauchen Praxis. Sie sollten erst dann eingesetzt werden, wenn der Yogalehrer meint, dass es der richtige Zeitpunkt für Sie ist. Sie sollten anfangs nur in Gegenwart des Lehrers durchgeführt werden. Sie sollten niemals durchgeführt werden, wenn man darüber nur in einem Buch gelesen oder ein Video darüber gesehen hat.

Schulterbewegungen

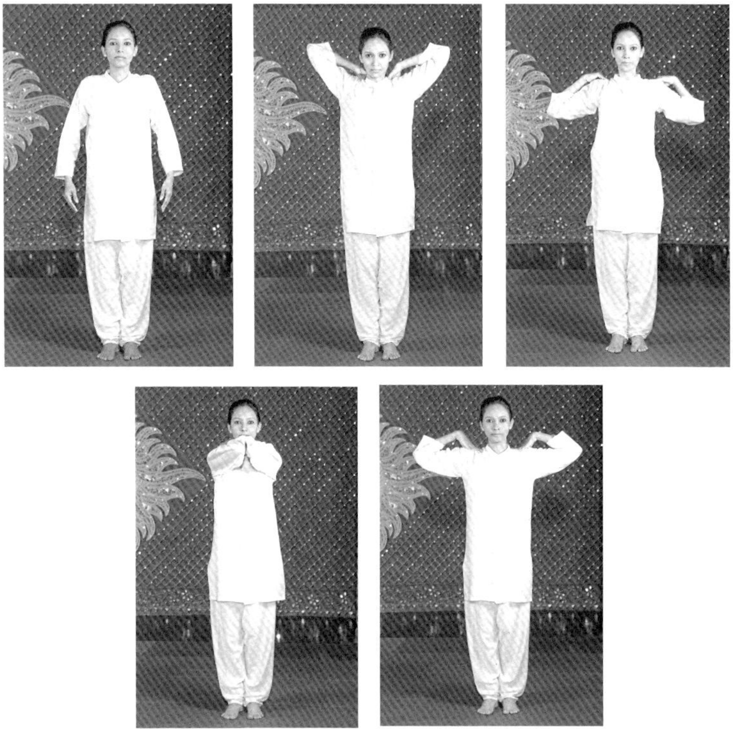

- Schultern hochziehen: Beim Einatmen heben Sie die Schultern hoch, beim Ausatmen lassen Sie sie sanft wieder sinken. Spüren Sie dabei den Druck in den Muskeln rund um den Nacken, in der oberen Rückenregion und in den Schultern. Sie können auch fühlen, wie sich die Steifheit im Nacken und in den Schultern langsam löst, wenn Sie die Schultern loslassen.
- Beugen Sie die Ellenbogen und setzen Sie die Finger auf den Schultern auf. Bringen Sie die Ellenbogen enger zusammen. Beim Einatmen öffnen Sie die Ellenbogen und beim Ausatmen bringen Sie die Ellenbogen wieder enger zusammen. Sie können die Dehnung und den Druck in den Schultern und im oberen Brustkorb spüren.
- Aus der vorherigen Position nehmen Sie die Ellenbogen nach hinten, während Sie einatmen, und bringen Sie sie nach vorn, während Sie ausatmen, um die Drehung abzuschließen. Nach fünf Runden machen Sie die Bewegung in die entgegengesetzte Richtung.
- Sie können die Wirkung der Massage auf die Muskeln rund um die Schultergelenke spüren.

Wirbelsäulenbewegungen

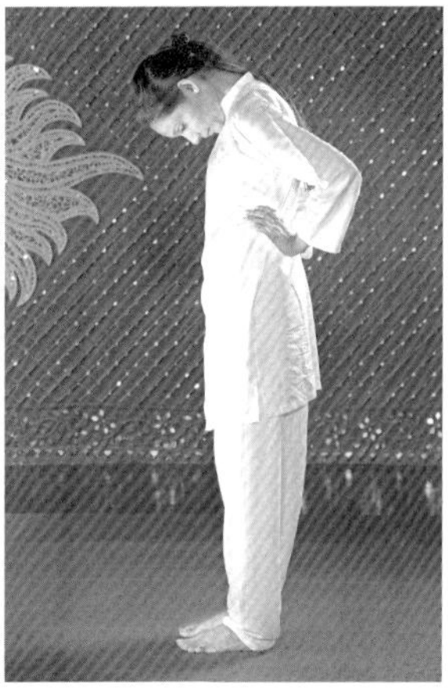

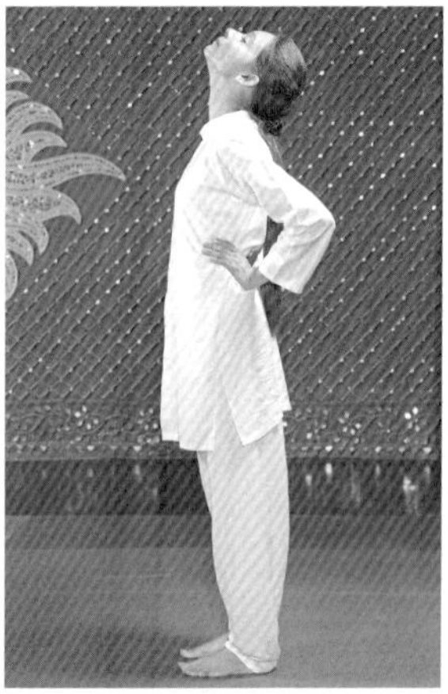

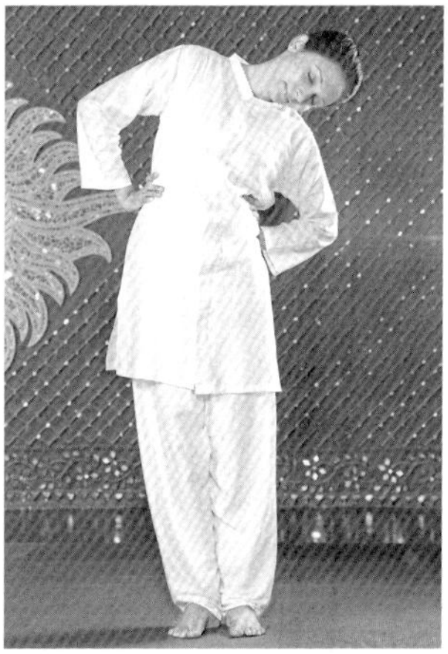

- Rückwärts- und Vorwärtsbeuge der Wirbelsäule. Atmen Sie ein, beugen Sie sich nach hinten, atmen Sie aus und beugen Sie sich nach vorn, ohne dass Sie die Hüften mitbeugen. Sie können die vollständige Dehnung und den Druck in der Wirbelsäule und in den Muskeln seitlich der Wirbelsäule wahrnehmen.
- Atmen Sie nun tief ein, und wenn Sie ausatmen, beugen Sie sich zu einer Seite, atmen Sie ein und kommen Sie hoch, atmen Sie aus und beugen Sie sich zur anderen Seite, atmen Sie ein und kommen Sie hoch. Sie können die seitliche Dehnung in der Wirbelsäule und in den Muskeln seitlich der Wirbelsäule spüren.

KAPITEL 8

Andere verbreitete Störungen

Hautpigmentierung

Die Hautfarbe hängt von einem Hautpigment ab, das man Melanin nennt. Melanin wird von speziellen Zellen produziert, die Melanozyten genannt werden. Hellhäutige Menschen produzieren sehr wenig Melanin, dunkelhäutige Menschen produzieren mittlere Mengen und sehr dunkelhäutige Menschen produzieren die meisten. Menschen, die Albinos sind, haben nur sehr wenig oder gar kein Melanin.

Zur Veränderungen der Hautpigmentierung kommt es hauptsächlich, weil das Melanin von den Melanozyten ungleichmäßig produziert wird.

Arten

- Sonnenbrand/Hautbräune: Wenn sie dem Sonnenlicht ausgesetzt sind, dann produzieren die Melanozyten vermehrt Melanin, was dazu führt, dass die Haut dunkler wird oder bräunt.
- Sommersprossen: Einige Melanozyten produzieren als Reaktion auf das Sonnenlicht mehr Melanin als andere und das verursacht Sommersprossen. Eine Tendenz zu Sommersprossen wird offenbar vererbt. Sommersprossen sind kleine hochpigmentierte Flecken auf der Haut.
- Unterpigmentierung: Die Melanozyten produzieren sehr geringe Mengen Melanin und das kann große Bereiche des Körpers betreffen. Vermindertes Melanin ist häufig auch die Folge einer vorherigen Verletzung der Haut, beispielsweise durch Blasen, Geschwüre, Verbrennungen oder Hautinfektionen.

- Überpigmentierung: Die Melanozyten produzieren große Melaninmengen, die Juckreiz, Verdickungen und dunkle Flecken auf der Haut verursachen. Beispiele für eine solche Überpigmentierung sind die Schwangerschaftsstreifen nach der Schwangerschaft, chronische Lichenflechten, Narben nach Verletzungen und die Addison-Erkrankung. Während der Schwangerschaft können die Hormonwerte die Melaninproduktion steigern.
- In der Zeit nach den Wechseljahren kann es aufgrund der Hormonveränderungen zu einer stärkeren Hautpigmentierung kommen, manche Frauen tendieren dazu, diese Pigmentierung im Gesicht, im oberen Rücken, an den Ellenbogen oder im Nacken zu bekommen.
- Die Pigmentierung kann aber auch in der Schwangerschaft beginnen, was auch auf hormonelle Veränderungen zurückzuführen ist. Sie verschwinden meist aber bald nach der Geburt wieder.
- Auch Lebererkrankungen können zu Hautpigmentierungen führen.
- Hautpigmentierungen können auch eine allergische Reaktion auf gewisse Kosmetika sein.

Vorbeugung

Vermeiden Sie eine direkte Sonnenbestrahlung und stellen Sie sicher, dass der Körper ganz bedeckt ist, wenn Sie der Sonne ausgesetzt sind.

Der ganzheitliche Ansatz

Der Hauptansatz besteht darin, das System mit Hilfe ayurvedischer und naturheilkundlicher Behandlungen sowie Medikamenten zu entgiften. Eine Entgiftung stellt ein gesundes Funktionieren der inneren Organe sicher und stärkt jede einzelne Zelle Ihres Körpers. Das wird sich positiv auf die körperlichen Gründe auswirken. Eine Entgiftung wirkt auch auf mentaler Ebene und klärt die Emotionen, was den Menschen ruhiger werden lässt, was sich wiederum auch auf die Haut auswirkt.

Die richtige Ernährung spielt auch eine große Rolle, wenn es um den Hautschutz und darum geht, Hautschäden zu verhindern. Eine Ernährung, die reich an Vitaminen und Mineralien ist, sollte Weizengrassaft, Möhrensaft und eine ausreichende Flüssigkeitsaufnahme sicherstellen und fettreiche Nahrungsmittel sowie Fast Food vermeiden.

Homöopathie

Nach der homöopathischen Theorie sind Hautstörungen Widerspiegelungen innerer Themen und sollten deshalb durch einzunehmende Heilmittel behandelt werden. Homöopathische Medikamente können die Regulierung hormoneller Ungleichgewichte unterstützen und die Melaninproduktion kontrollieren helfen. Die Hautfarbe und Textur kann man mit homöopathischen Mitteln ebenfalls ins Gleichgewicht bringen. Das Auftreten neuer Hautflecken wird dadurch vermindert und dann vollkommen gestoppt.

Naturheilkunde

Kräuterpackungen mit Pfefferminzblättern, Gelbwurz und verschiedenen Kräuter-Schlammpackungen helfen bei den Pigmentstörungen.

Ayurveda

Ayurvedische Gesichtsbehandlungen mit Navara Reis, Manjishta und Lodhra sowie Medikamente wie Manjistadi Kashayam, Sukumaram Kashayam oder Saaribadyasavam sind sehr hilfreich.

Yoga

Übungen, die die Sauerstoffaufnahme der Haut verbessern und die Hautbeschaffenheit erhalten, sollten geübt werden. Asanas, Pranayamas und Meditation sind besonders wohltuend, da sie unmittelbar die Haut durch eine gute Sauerstoffversorgung beeinflussen.

Hausmittel

Es gibt einige Hausmittel, mit denen man einer übermäßigen Pigmentierung begegnen kann:

- Waschen Sie Ihr Gesicht nach einem Sonnenbad mit Joghurt, das hilft nicht nur gegen Sonnenbrand, sondern nimmt auch die Bräune.
- Bereiten Sie eine Maske aus Kichererbsenmehl, einigen Tropfen Zitronensaft, Eiweiß, Honig und Gelbwurz. Streichen Sie sie aufs Gesicht, lassen Sie es einwirken. Das vermindert die Pigmentierung.
- Papaya, Kartoffeln und Karotten, püriert, zu einer Paste gerührt und auf das Gesicht aufgetragen, helfen ebenfalls.
- Zitronensaft mit Honig als Maske auf dem Gesicht hat einen bleichenden Effekt.

- Rotes Sandalpuder kann die Pigmentierung nehmen.
- Milchcreme mit Gelbwurz als Maske kann die Pigmentierung ebenfalls verhindern.

Hämorrhoiden

Hämorrhoiden sind geschwollene Venen im Analkanal. Sie kommen häufig vor und können sehr schmerzhaft sein. Normalerweise sind sie nicht gefährlich. Die Ursache liegt meist in einem zu großen Druck auf die Venen im Genital- und Rektalbereich.

Ursachen

Normalerweise ist das Gewebe innerhalb des Anus mit Blut gefüllt, damit die Stuhlgänge kontrolliert werden können. Wenn Sie sich jedoch anstrengen müssen, um den Stuhl nach außen zu bewegen, dann bringt dieser Druck die Venen im Gewebe dazu, anzuschwellen und sich auszudehnen. Das kann Hämorrhoiden verursachen. Durchfall und Verstopfung können auch zu einer Anstrengung beim Stuhlgang führen und können den Druck auf die Venen im Analkanal vergrößern.

Schwangere Frauen können während der letzten sechs Monate ihrer Schwangerschaft leichter Hämorrhoiden bekommen. Das hängt damit zusammen, dass es zu einem zunehmenden Druck auf die Blutgefäße im Beckenbereich kommt. Auch die Anstrengung während der Geburt, wenn die Frau presst, um das Baby zu gebären, kann die Hämorrhoiden verschlimmern.

Auch Übergewicht kann zu Hämorrhoiden führen.

Symptome

Die Symptome, die am häufigsten sowohl bei inneren wie bei äußeren Hämorrhoiden vorkommen, sind:

- Bluten während des Stuhlgangs. Sie können manchmal Streifen roten Blutes auf dem Toilettenpapier sehen, wenn Sie sich angestrengt haben, um den Stuhl herauszupressen.

- ❖ Ein juckender Schmerz im Rektum. Es kann auch wehtun, den Analbereich zu reinigen.

Arten

Innnere Hämorrhoiden

Bei inneren Hämorrhoiden sehen Sie hellrote Blutstreifen auf dem Toilettenpapier oder rotes Blut in der Toilette, nachdem Sie Stuhlgang hatten. Es kann auch sein, dass sie diese Streifen auf dem Stuhl selbst erkennen können.

Innere Hämorrhoiden sind oft sehr kleine, geschwollene Venen, die sich in der Wand des Analkanals befinden. Es können aber auch große, durchhängende Venen sein, die ständig aus dem Anus hängen. Es kann sehr wehtun, wenn sie dies tun, und dann, wenn sie von den Anusmuskeln zusammengedrückt werden. Sie sind besonders schmerzhaft, wenn die Blutversorgung zu den Hämorroiden abgeschnitten ist. Wenn die Hämorrhoiden herausdrängen, dann kann es sein, dass Sie auf dem Toilettenpapier oder auf dem Stuhl Schleim entdecken.

Äußere Hämorrhoiden

Äußere Hämorrhoiden können sehr schnell gereizt reagieren und sich unter der Haut zusammenballen, sodass sie sich anfühlen wie ein harter, schmerzhafter Klumpen. Das wird medizinisch als thrombosierte, verklumpte Hämorrhoiden bezeichnet.

Untersuchungsmethoden

Ihr Arzt kann Ihnen sagen, ob Sie Hämorrhoiden haben, wenn er Sie nach Ihrer bisherigen Gesundheit fragt und Sie körperlich untersucht. Anfangs brauchen Sie wahrscheinlich nicht viele Untersuchungen, besonders, wenn Sie unter 50 sind und Ihr Arzt glaubt, dass Ihre Rektalblutungen von Hämorrhoiden verursacht worden sind. Ihr Arzt kann vielleicht einfach nur Ihr Rektum mit einem behandschuhten Finger untersuchen. Oder es kann sein, dass er ein kurzes, beleuchtetes Instrument einführt, um in Ihr Rektum hineinzuschauen.

Der ganzheitliche Ansatz

Bei den meisten Hämorrhoiden ist eine Behandlung zu Hause alles, was Sie brauchen. Das bedeutet, es reicht, dass Sie viele Ballaststoffe in Ihre Ernährung einbauen und mehr Wasser trinken sollten. Gesunde Ernährungsgewohnheiten können Sie dabei unterstützen und verhindern, dass Ihre Hämorrhoiden schlimmer werden. Essen Sie also Nahrungsmittel, die viele Ballaststoffe enthalten, wie Obst, Gemüse und Vollkorn. Trinken Sie außerdem viel Wasser und machen Sie viel Sport. Sie können auch natürliche Stuhlweichmacher zu sich nehmen, beispielsweise Weizenkleie, Papayas und Blattgemüse.

Homöopathie

- Aesculus kann eingenommen werden, wenn Sie große, bläuliche schmerzhafte Hämorrhoiden haben, die von Rückenschmerzen begleitet werden.
- Aloe kann eingenommen werden, wenn Sie Hämorrhoiden haben, die aussehen wie eine Traube mit Weintrauben und Schmerzen im Rektum und lockere Stühle verursachen.
- Acitum Nitricum kann eingesetzt werden, wenn Sie blutende Hämorrhoiden mit brennenden Schmerzen haben.
- Ratania ist ein gutes Heilmittel bei Hämorrhoiden, die starke Schmerzen machen, die lange Zeit nach dem Stuhlgang noch anhalten.
- Nux Vomica kann eingesetzt werden bei Hämorrhoiden, die sich vorwölben und mit Verstopfung und einem unwirksamen Stuhldruck einhergehen.

Naturheilkunde

Therapien wie Halbbäder, kalte Bidetbäder, Eis auf die betroffene Region aufbringen oder kalte Duschen können das Bluten stoppen und die Hämorrhoiden zum Zusammenschrumpfen bringen.

Ayurveda

Je nachdem, ob die Hämorrhoiden bluten oder trocken sind, können die Behandlungen sehr unterschiedlich sein. Feuchte Umschläge mit schwarzen Mungbohnen werden angelegt, um die Schwellungen und die Entzündung zu vermindern. Danach werden Halbbäder mit Kräutern gemacht, die die Menge der Hämorrhoiden verringern können. Räucherungen mit Kräutern wie Vidanga oder Devadaru sind hilfreich.

Eine Ernährung, die auf leichte Verdaulichkeit und Ausscheidung abzielt, wird verschrieben. Sie umfasst grüne Mungbohnensuppe, Yamswurzel mit Paprika, Vollkornreis, Milch sowie alle Arten gesunder Nahrungsmittel.

Wenn die Hämorrhoiden bluten, dann sind kalte Ölmassagen, Wasserstrahlbehandlungen und das Aufbringen von Ghee (geklärter Butter) sehr hilfreich.

Kräuterhalbbäder mit Mimosa Pudika, Lotusblättern und weißem Sandal sind ebenfalls zu empfehlen.

Buttermilch ist sehr gut und sollte ein regelmäßiger Bestandteil Ihrer Ernährung sein.

Hinguvachadi Choornam, Vaiswanarachoornam, Manibhadra Gulam, Kalyanagulam werden alle verschrieben.

Kalzium- oder Vitamin-D-Mangel

Ein Mangel an Vitamin D und Kalzium hängen oft zusammen. Wenn es einen Vitamin-D-Mangel gibt, dann verursacht dies auch eine Verminderung der Kalziumwerte. Vitamin D ist wichtig für den Erhalt der Kalziumwerte in Ihrem Körper. Es gibt zwei Arten von Vitamin D: D2 und D3. Vitamin D2 ist in allen Vitamin-Nahrungsergänzungsmitteln enthalten und Vitamin D3 kommt in natürlicher Form vor.

Kalzium ist ein wichtiger Bestandteil Ihrer Knochen. Wenn die Kalziumwerte absinken, dann wird das PTH, das parathyroide Hormon ausgeschüttet und das verursacht, dass Ihre Knochen vermehrt Kalzium abgeben. Das ist der Grund, warum sich dann so oft ein Kalziummangel entwickelt.

Vitamin D wiederum ist wichtig, um die Aufnahme von Kalzium im Körper zu verstärken und ebenso für den Erhalt von Kalzium und Phosphat. Vitamin D reguliert die Kalzium-Aufnahme und seinen Ausstoß, wenn die Werte zu niedrig sind.

Symptome

Knochenschmerzen, Muskelschwäche, wiederholte Knochenbrüche, Petechien, Kribbeln in der Mundhöhle, Rachitis, Knochenerweichung und Osteoporose sind die Symptome eines Kalzium- und Vitamin-D-Mangels.

Frauen nach den Wechseljahren tendieren zu einem Kalziummangel. Das liegt daran, dass der absinkende Östrogenwert dazu führt, dass Kalzium aus den Knochen aufgenommen wird.

Die meiste Zeit über werden die allgemeine Schwäche und die leichten Schmerzen im Körper ignoriert. Der Mangel kann nur über einen speziellen Bluttest diagnostiziert werden. Es ist also wichtig, dass ein Mensch jenseits der 40 diese Untersuchungen durchführen lässt.

Vorbeugung

Obwohl es möglich ist, dass man das benötigte Kalzium durch eine entsprechende Ernährung, viel Sonnenlicht und Sport ersetzt, ist es für die meisten Menschen notwendig, dass man es synthetisch ergänzt.

Natürliche Vitamin-D-Quellen sind Lebertran, fette Fische (Lachs, Makrelen, Sardinen, Thunfisch, Aal), Eier oder Shiitake Pilze, die eins der wenigen veganen Lebensmittel sind, die als Vitamin-D-Quellen gelten können.

Wenn Sie sich zwischen 7 und 9 Uhr in die Sonne legen und dann noch einmal zwischen 5 Uhr und 6.30 Uhr am Nachmittag, ohne ein Sonnenschutzmittel aufzutragen, dann hilft Ihnen das, die Vitamin-D-Werte im Körper zu verbessern.

Kalzium wird vor allem durch Milch und Milchprodukte aufgenommen. Während der Menopause sollten Frauen jeden Tag einen halben Liter Milch trinken, um die Kalziumwerte aufrechtzuerhalten. Sojamilch, Hirse, Spinat, Samen und Nüsse, kleine Fische mit hauchfeinen Gräten oder Hühnerfleisch mit weichen Knochen sind gute Kalziumquellen.

Gewichtheben als Sport verbessert die Knochendichte und beugt auf diese Weise den meisten der gefährlichen Symptome des Kalziummangels vor, vor allem der Osteoporose, bei der die Knochen porös und brüchig werden.

Der ganzheitliche Ansatz

Homöopathische und ayurvedische Medikamente können die hormonelle Balance wiederherstellen, sie können die Kalziumaufnahme verbessern und das Kalzium ergänzen, wenn dies notwendig sein sollte.

Da ein Kalzium- und Vitamin-D-Mangel nicht immer auftreten, weil man zu wenig davon aufgenommen hat, sondern weil der Stoffwechsel nicht richtig arbeitet, sollten die Untersuchungen sich in erster Linie auf die Ernährung, auf die Hormone und die Verdauung konzentrieren. Die Behandlungen sollen ebenfalls so geplant werden, dass sie den Stoffwechsel verbessern und die Hormone und die Verdauung korrigieren. Ernährungsumstellungen sind auch wahrscheinlich nötig.

Homöopathie

Konstitutionelle Medikamente können nur verschrieben werden, wenn der Arzt eine ausführliche Anamnese des Falles aufgenommen hat.

Naturheilkunde

Die naturheilkundlichen Behandlungen wie Leberwickel, Magen-Leber-Wickel oder Halbbäder sollen eine Verbesserung des Stoffwechsels unterstützen.

Ayurveda

Ayurvedische Behandlungen wie Navarakizhi, Nasya und Vasti sind auch sehr hilfreich, um die Knochendichte zu verbessern und den Stoffwechsel neu auszurichten.

Medikamente, die die Kalziumwerte verbessern und die Vitamin-D-Aufnahme erhöhen, werden verschrieben, beispielsweise Bone Tone, Gandha Thailam und Dhantawantaram Kashayam.

Ernährung

Ihre Ernährung sollte Nahrungsmittel enthalten, die reich an Kalzium sind. Dazu gehören Blattgemüse, Hirse, Soja und Sojaprodukte, Hafer, Produkte aus fettreduzierter Milch, Mungbohnen und Fisch mit kleinen Gräten.

Damit Ihr Vitamin-D-Wert sich erhöht, sollten Sie vor allem Sonnenbäder nehmen, aber auch Nahrungsmittel wie aus Vitamin-D-angereicherte Milch, Fische wie Makrelen, Heringe oder Sardinen und außerdem Eigelb oder Leinsamen in Ihren Speiseplan aufnehmen.

Wassereinlagerungen

Wassereinlagerungen, auch als Flüssigkeitsansammlungen bekannt, bedeuten, dass der Körper übermäßig Flüssigkeiten im Kreislaufsystem, in den Körpergeweben oder den Höhlungen des Körpers einlagert. Bis zu 70 Prozent des menschlichen Körpers bestehen aus Wasser, sowohl innerhalb als auch außerhalb der Körperzellen. Blut besteht ebenfalls hauptsächlich aus Wasser, genauso wie unsere Organe und die Muskulatur.

Symptome

Wassereinlagerungen machen sich im allgemeinen so bemerkbar, dass die Hände und die Füße anschwellen, angeschwollene Finger zeigen sich, indem die Ringe auf den Fingern plötzlich eng werden, das Gesicht kann anschwellen oder man spürt ein Schweregefühl im Körper. Man bemerkt dies vor allem in den Morgenstunden oder nachdem man lange gereist ist. Nichtstun macht es normalerweise schlimmer. Und wenn der Tag voranschreitet, dann nehmen auch die Schwellungen und die Einlagerungen ab.

Arten

Wassereinlagerungen kommen bei Frauen hauptsächlich vor, wenn sie auf die Menstruation zugehen oder wenn sie schwanger sind, was in erster Linie hormonelle und kreislaufbedingte Gründe hat. Manchmal gibt es auch im Zuge von Nierenerkrankungen, Herzerkrankungen oder Bluthochdruck, bestimmten Lebererkrankungen, Schilddrüsenstörungen oder anderen Hormonstörungen diese Wassereinlagerungen.

Vorbeugung

Die Salzmengen zu verringern, die man tagsüber aufnimmt, sowie auf eine ausreichende Trinkwassermenge zu achten, kann auf einfache Weise schon das eingelagerte Wasser wieder vermindern. Entwässernde Mittel wie Gerstensaft, frisches Kokosnusswasser, grüner Tee usw. können dazu gut eingesetzt werden. Wenn der Grund für die Einlagerung in der Beteiligung anderer Systeme oder Organe liegt, dann sollten sie entsprechend behandelt werden. Ein Hausmittel besteht darin, die Füße im Liegen höher zu lagern als den Kopf, zum Beispiel auf Kissen, und dann so zu schlafen.

Körperliche Aktivität hilft den Beinvenen, das Blut zurück zum Herzen zu pumpen (gegen die Schwerkraft). Sport ist auch notwendig, um das lymphatische System zu stimulieren, damit es seine Funktion der Regulation erfüllen kann, die darin besteht, dass es Flüssigkeiten zurück in den Blutstrom bringt, und zwar in einer Geschwindigkeit, die die Werte des Körperwassers regulieren kann. Sehr lange Zeitabschnitte körperlicher Unbeweglichkeit, wie beispielsweise bei einem Langstreckenflug, erhöhen das Risiko einer Wassereinlagerung. Während eines Langstreckenfluges können schon kleinere körperliche Bewegungen, die man öfter ausführt, wie das Stehen auf den Zehenspitzen und sich wieder absenken, das Kreisen der Fußgelenke oder das Wackeln mit den Zehen, Wassereinlagerungen verhindern.

Menschen brauchen ein gewisses Maß an Proteinen, damit sie ihr Wasser-Gleichgewicht halten können. Ein Mensch mit einem starken Proteinmangel könnte es darum schwerer finden, das Gewebswasser zurück in die Kapillaren zu lenken. Die aufgeblähten Bäuche von ernsthaft unterernährten und/oder verhungernden Menschen werden vor allem durch einen Proteinmangel in ihrer Ernährung verursacht.

Der ganzheitliche Ansatz

Akupunktur, Aurikulatherapie, Nierenwickel, feuchte Umschläge, Unterwassermassagen, eine besondere Ernährung, Yogatherapie, Darmspülungen oder Dampfbäder – sie alle können das übermäßige Wasser durch die Anregung der ausscheidenden Organe aus dem Körper spülen. Homöopathische Mittel, ayurvedische Medikamente und Behandlungen wie eine Kräuterstempelmassage (Choorna Swedam) und Einläufe (Vasti) sind in solchen Situationen sehr hilfreich.

Homöopathie

Apis ist gut gegen allgemeine Schwellungen und Ödeme im Körper. Die anderen Medikamente, die empfohlen werden, sind Calcarea Carbonicum, Thuja, Kalium Carbonicum und Graphites. Sie sollten jedoch nur in Absprache mit einem homöopathischen Arzt genommen werden.

Naturheilkunde
Behandlungen, die das Einlagern von Wasser reduzieren, können Dampfbäder sein oder Türkische Bäder, Unterwassermassagen und Ganzkörperwickel mit feuchten Tüchern. Wechselbäder mit heißem und kaltem Wasser lösen Wassereinlagerungen ebenfalls. In manchen Fällen helfen auch Schlammpackungen.

Ayurveda
Um das elektrolytische Ungleichgewicht zu korrigieren, muss der Kreislauf verbessert werden. Hilfreich sind hier Choorna Swedam (Kräuterstempelmassagen), Beinmassagen in Kombination mit Ölen und Kräuterpastenanwendungen. Kräuter wie Gokshura, Punarnava, Ingwer und Doldenspurre, Brihatyadikashayam, Punarnavadi Kashayam und Kokilaksham Kashayam sind alle hilfreich.

Trockene Augen

Trockene Augen bedeuten, dass die natürliche Bildung von Tränenflüssigkeit im Auge oder die Tränenabsonderung nicht mehr richtig funktioniert. Tränen befeuchten die Augen und unterstützen sie dabei, Allergene und Infektionen zu bekämpfen.

Ursachen

Zur Trockenheit im Auge kommt es gewöhnlich als Folge von Schlaflosigkeit, einer starken Allergie, wenn das Auge extremem Wind oder Wetter ausgesetzt ist oder wenn man das Auge ständig reibt. Manchmal geschieht es auch aufgrund bestimmter Infektionen. Manche Augenkosmetika verursachen ebenfalls Augentrockenheit.

Augentrockenheit kann auch durch Kontaktlinsen zustandekommen, wenn man sie stundenlang getragen hat. Sie wird auch als Symptom bestimmter Autoimmun-Erkrankungen angesehen.

Vorbeugung

- Baden Sie Ihre Augen regelmäßig mit reinem Rosenwasser oder einer Triphala-Abkochung.

- ❖ Entfernen Sie Ihr Augenmakeup, sobald Sie es nicht mehr benötigen. Gehen Sie niemals mit Augen-Makeup schlafen.
- ❖ Legen Sie Gurkenscheiben oder mit Rosenwasser getränkte Wattepads auf Ihre Augen, während Sie sich entspannen.

Der ganzheitliche Ansatz

Yogakriyas, Pranayama, Augenpackungen, Frucht- und Gemüsepackungen, yogische Augenübungen, Trataka, Netra Tarpana, Kräutermittel, Augentropfen und ayurvedische Behandlungen sind alle nützlich, um die Augenflüssigkeit wieder anzuregen.

Eine Ernährung, die reich an Vitamin A ist, hilft Ihren Augen ebenfalls.

Homöopathie
Pulsatilla kann bei Augentrockenheit helfen. Belladonna ist hilfreich, wenn es eine Augenrötung zusätzlich zu der Augentrockenheit gibt.

Naturheilkunde
Schlammpads auf den Augen können die Muskeln stärken. Yogische Techniken wie Trataka (eine Meditation, bei der man intensiv auf ein spirituelles Bild oder Foto schaut) und bestimmte Augenübungen begünstigen eine Befeuchtung des Auges.

Ayurveda
Augentropfen aus Kräutern und Medikamente, die die Tränenflüssigkeit anregen, werden verschrieben. Behandlungen wie Netra Tarpanam (eine Behandlung der Augen mit medizinischem Öl) wird auch hilfreich sein.

Blähbauch

Ein aufgeblähter Bauch ist eine Störung, bei der Ihr Bauch sich voll, prall und ausgedehnt anfühlt. Blähungen, abgehende Winde und Stuhlgang helfen in den meisten Fällen, das Symptom des Blähbauches zu vermindern.

Der Darmbereich eines normalen Menschen enthält etwa 200 ml Gas. Ungefähr 600 ml Gas wird jeden Tag von uns ausgestoßen. Die fünf Hauptgase, die man im Darmbereich findet, sind Stickstoff, Sauerstoff, Kohlendioxyd, Wasserstoff und Methan. Von den genannten Gasen werden der Stickstoff und der Sauerstoff aus der geschluckten Luft aufgenommen und die anderen Gase bilden sich aufgrund des Gärungsprozesses durch Bakterien im Dünndarm. Das überflüssige Gas im oberen gastrointestinalen Bereich wird durch Rülpsen freigesetzt. Abgehende Winde sind das unfreiwillige Loslassen von Gas aus dem unteren gastrointestinalen Bereich.

Wussten Sie das schon?

Im Durchschnitt lässt ein gesunder Mensch etwa 14-mal Winde pro Tag aus dem Darm entweichen. Manche berichten sogar von 25 Abgängen.

Völlegfühl ist die Wahrnehmung, dass sich im Darm übermäßig viel Gas gebildet hat. Frauen berichten von diesem Völlegefühl wesentlich häufiger als Männer.

Obwohl manche Störungen zu einer vermehrten Gasproduktion führen, zeigen die meisten Menschen tatsächlich durchaus normale Gasmengen im Bauch.

Ursachen

Eine Vielzahl von Störungen, die zu einem Völlegefühl führen, sind nicht wirklich ernsthaft und basieren etwa auf Störungen wie dem Luftschlucken, bei dem das Völlegefühl dadurch entsteht, dass man unbewusst viel Luft geschluckt hat.

Die meiste Zeit entsteht das Völlegefühl aus einer Störung der Funktion des Magen-Darm-Traktes. Ein Völlegefühl im Bauch kann sich aus folgenden Gründen ergeben:

- ❖ Unbewusstes Luftschlucken (Aerophagie). Es geschieht vor allem, wenn man schnell isst oder schluckt, Kaugummi kaut, raucht oder lockere Zahnprothesen trägt. Diese Art Völlegefühl ist bei nervösen Menschen häufiger. Die meiste Luft im oberen Darmbereich kommt durch ein solches Luftschlucken zustande.
- ❖ Reizdarm – Er ist charakterisiert durch Bauchschmerzen oder ein Unbehagen, das mit veränderten Stuhlgangsgewohnheiten in Zusammenhang gebracht wird. Bei dieser Störung ist die Menge und die Verteilung des Gases im Bauch normal. Aber durch die vermehrte Empfindlichkeit gibt es eine verstärkte Wahrnehmung von Gas und Völlegefühl. Manchmal können auch bestimmte Ballaststoff-Ergänzungsstoffe, mit denen man den Reizdarm behandelt, dieses Völlegefühl verursachen.

- Verstopfung – Chronische Verstopfung kann einen aufgeblähten Magen verursachen.
- Übermäßiges Bakterienwachstum im Dünndarm. Dies ist eine Störung, bei der ungewöhnlich große Mengen an Bakterien im Dünndarm gefunden werden. Das stört die Verdauung und die Aufnahme von Nährstoffen und verursacht Symptome wie Völlegefühl und Durchfall.
- Übermäßig viel Gas in den Eingeweiden – könnte durch eine Fehlaufnahme von Nährstoffen verursacht sein, kommt beispielsweise bei einer Laktose-Intoleranz vor. Fette Nahrungsmittel verschleppen die Leerung des Magens und ermöglichen, dass sich Gas akkumuliert, was das Völlegefühl verursacht.
- Unnormale Darmbewegungen – Störungen, die die Bewegung der Eingeweide beeinflussen, können zu mehr Gas und Völlegefühl führen.
- Darmverengung – wenn es eine Darmverengung gibt, dann verursacht diese eine Baucherweiterung, Übelkeit und Verstopfung. Dies ist eine sehr ernsthafte Störung und es ist nötig, sofort einen Arzt aufzusuchen.
- Ein Völlegefühl im Bauch muss nicht immer auf Gas in den Eingeweiden zurückgehen. Manchmal kann sich der Bauch auch aus anderen Gründen voll, prall und ausgeweitet anfühlen.

Der ganzheitliche Ansatz

Der ganzheitliche Ansatz muss die wirklichen Gründe für das Völlegefühl herausfinden und es durch die richtigen Übungen und Behandlungen korrigieren. Das beinhaltet Behandlungen aus der Naturheilkunde, dem Ayurveda und Medikamente aus dem Ayurveda und der Homöopathie.

Ernährungstipps und Rezepte werden der Patientin mitgegeben, damit den Symptomen in Zukunft vorgebeugt werden kann.

Homöopathie

- Carbo Veg. ist ein gutes Heilmittel gegen Völlegefühl, bei dem man auch viel rülpsen muss. Das Völlegefühl wird dann meist im Oberbauch gefühlt.
- China kann eingesetzt werden, wenn es ein allgemeines Völlegefühl mit Schwäche gibt.
- Lycopodium ist für Völlegefühl des Unterbauches.

Naturheilkunde
Der naturheilkundliche Ansatz besteht in einer Regulierung der Ernährung und im Fasten, einem Monodiät-Fasten sowie naturheilkundlichen Behandlungen wie Halbbädern, Rhizinus-Ölwickeln, Einläufen und Darmspülungen, Nierenumschlägen, abwechselnd durchgeführt, feuchten Umschlägen für den Bauch. Yogische Techniken wie Vaman Dhouti (Schlucken und Erbrechen von Salzwasser) sind sehr hilfreich, um das zu viel akkumulierte Gas loszulassen.

Ayurveda
Ayurvedische Behandlungen wie Vasti (Einläufe) und Medikamente helfen, das Völlegefühl zu überwinden.

Ernährung
Veränderungen in der Ernährung beinhalten Säfte wie Ingwersaft, Bitterkürbissaft usw., auch Lebensmittel mit wenig Stärke und Protein, die das Ausstoßen von Gas erleichtern.

Vermeiden Sie Lebensmittel wie Mungbohnen, Kartoffeln, Tapioka, Eier, Kohl und Auberginen.

Appetitmangel

Ein verminderter Appetit ist ein Symptom, das vielen medizinischen und psychischen Störungen zu eigen ist. Beinahe jede Krankheit kann zu einem verminderten Appetit führen. Wenn dieser stark ist, dann kann der verminderte Appetit zu ungewolltem Gewichtsverlust und Unterernährung führen. Medizinisch wird ein Appetitmangel als Anorexie bezeichnet.

Der Appetitmangel wird als Symptom einer gestörten Verdauung gesehen. Er könnte aber auch einfach ein Symptom für Stress oder Depression sein. Sehr selten ist er ein Symptom für eine ernsthafte darunterliegende Erkrankung wie Krebs. Er könnte auch eine Folge bestimmter Therapien wie Chemotherapie, Bestrahlung, Antibiotika oder einiger bestimmter Fieberarten sein.

Im Alter ist ein verminderter Appetit ein sehr verbreitetes Symptom. Wenn man eine hauptsächlich sitzende Lebensweise hat, kann dies auch zu Appetitmangel führen. Der Stoffwechsel wird träge, wenn man altert. Völlegefühl und andere Verdauungssymptome können auch den Appetit mindern. Die Leberfunktion durch eine geeignete Entgiftungsbehandlung zu stärken kann den verschwundenen Appetit wieder wecken.

Ursachen

Ältere Menschen haben fast immer einen verminderten Appetit, ohne dass ein Grund dafür gefunden werden kann. Traurigkeit, Depression, Trauer oder Angst können alle zu Appetitmangel führen und einen Gewichtsverlust verursachen.

Gründe für einen Appetitmangel können sein:

- Nachwirkungen einer Krankheit wie Fieber, Grippe usw.
- Stress
- Manche Verdauungsstörungen wie Verstopfung
- Einnahme bestimmter Medikamente wie Antibiotika, Chemotherapie-Medikamente, Kodein und Morphin-Präparate
- Krebs kann auch den Appetit mindern, abgesehen von verschiedenen anderen Erkrankungen, die mit den Nieren, der Leber und den Lungen zusammenhängen können.

Der ganzheitliche Ansatz

Homöopathie

Alfalfa Urtinktur, Tuberculinum, Sulphur, Silicea, China können alle verschrieben werden, um den Appetit zu verbessern. Alfalfa-Tonikum hilft, den Appetit bei Erwachsenen und Kindern wiederherzustellen. Es gibt auch noch weitere homöopathische Medikamente, die helfen, den Appetit wiederherzustellen und ebenso den Stoffwechsel. Man sollte sie aber nur in Absprache mit einem homöopathischen Arzt nehmen.

Naturheilkunde

Leberwickel, Bauchwickel, Schlammpackungen, Magen-Leber-Wickel, Halbbäder, Massagen und Einläufe unterstützen die Leberfunktion. Verschiedene Fastenmethoden wie Wasserfasten, Saftfasten, Mono-Diät-Fasten, eine Reinigungsdiät und Therapien wie Leberwickel, Schlammpackungen, Schlamm-Anwendungen, feuchte

Wickel für den Bauch, Vaman Dhouti (Erbrechen von Salzwasser), Darmspülungen, Einläufe und besondere yogische Haltungen für den Bauch sowie dynamische Übungen werden sicherlich helfen.

Ayurveda

Medikamente, die Musta enthalten, Shunti (trockenen Ingwer), Langer Pfeffer (Pippali), Rasna, schwarzer Pfeffer werden eingesetzt, um den Appetit anzuregen. Er könnte eine Folge einer Krankheit oder durch akkumulierte Giftstoffe (Ama) entstanden sein. Medikamente, die die Verdauung anregen oder Ama aus dem System entfernen, verbessern die Verdauung und den Stoffwechsel.

Vaiswanara Choornam, Hinguvachadi Choornam und Shaddharanam Gulika sind hilfreich, wenn es starke Vergiftungserscheinungen gibt. Ansonsten hilft Fasten.

Ernährung

Reinigende Säfte wie Zitronensaft mit Honig, Weizengrassaft, Grüner Saft aus Sellerie, Spinat, Curry-Blättern, Pfefferminzblättern helfen, die Leber zu entgiften. Eine Abkochung aus getrocknetem Ingwer, Pfeffer, Zitronensaft in heißem Wasser kann den Appetit ebenfalls wieder anregen.

Kurze Spaziergänge und regelmäßige Yogaübungen können das Verdauungssystem anregen.

Verlust des Geschmackssinns

Zu einem Verlust des Geschmackssinns kommt es gewöhnlich nach einer langandauernden Erkrankung, einer langanhaltenden Einnahme von Antibiotika, bei Verdauungsstörungen usw., aber auch bei anhaltendem Stress und gewissen Erkrankungen, die den Geschmackssinn der Zunge beeinflussen.

Der Verlust des Geschmackssinns führt zu vermindertem Essen, was wiederum eine Gewichtsabnahme und Unterernährung zur Folge hat.

Der ganzheitliche Ansatz

Das Ziel besteht darin, den Geschmackssinn wiederherzustellen. Damit dies geschehen kann, muss ein Reiz durch die verschiedenen Geschmacksrichtungen ausgeübt werden. Man sollte Nahrungsmittel zu sich nehmen, die alle sechs Geschmacksrichtungen wie süß, salzig, sauer, scharf, bitter und zusammenziehend enthalten.

Die Verdauung sollte durch verschiedene Behandlungen und Kräutermedikamente verbessert werden.

Pfeffer, Ingwer, Kreuzkümmel und Knoblauch sollten in die Ernährung einbezogen werden, damit die Geschmacksknospen stimuliert werden und die Verdauung angeregt wird.

Eine vollständige Entgiftung mit einer Darm-Hydrotherapie, gefolgt von einer Flüssigkeits-Fastenkur, wird sicherstellen, dass die Sinne einschließlich des Geschmackssinns geschärft und wiederhergestellt werden.

Spezifische ayurvedische und homöopathische Medikamente können unterstützend genommen werden, um den Geschmackssinn wieder anzuregen und den Verlust dieses Sinnes rückgängig zu machen.

Homöopathie

Natrium Muriaticum, Pulsatilla, Phosphorus und Silicea sind einige der homöopathischen Konstitutionsmittel, die bei einem Verlust des Geschmackssins eingesetzt werden. Die Behandlung für einen Verlust des Geschmackssinns kann nur erfolgen, wenn man eine sorgfältige homöopathische Anamnese durchgeführt und die zugrundeliegenden Ursachen verstanden hat.

Naturheilkunde

Um den Geschmackssinn wiederherzustellen, wird Ingwersaft mit Honig gegeben. Wenn eine Frau in der Lage ist zu fasten, dann wird sie mit geeigneten Säften einige Tage lang auf eine Fastenkur gesetzt.

Ayurveda

Madiphala Rasayana hilft dabei, den Geschmackssinn wiederherzustellen.

Unterfunktion der Schilddrüse

Eine Unterfunktion der Schilddrüse (Hypothyreose) ist eine Erkrankung, bei der die Schilddrüse nicht genügend Schilddrüsenhormon bereitstellt. Die Schilddrüse befindet sich vorne an der Kehle unmittelbar unter dem Kehlkopf. Sie schüttet Homone aus, die den Stoffwechsel kontrollieren.

Gründe

Der häufigste Grund für eine Unterfunktion der Schilddrüse ist eine Entzündung der Schilddrüse, die die Drüsenzellen schädigt. Weltweit betrachtet ist ein Jodmangel der häufigste Grund für eine Unterfunktion der Schilddrüse. Bei Menschen ohne Jodmangel wird eine Unterfunktion der Schilddrüse häufig durch eine Hashimoto-Infektion verursacht. Sie kann aber auch die Folge eines Fehlens der Schilddrüse selbst oder eines Problems im Hypothalamus oder in der Hypophyse sein, die nicht in ausreichendem Maß die notwendigen Hormone stimulieren.

Stress ist als ein wichtiger Faktor bekannt, der eine Fehlfunktion der Schilddrüse beeinflusst. Es kann sich dabei um Umweltstress oder um den weniger beachteten homöostatischen Stress handeln, den beispielsweise unterschiedliche Blutzuckerwerte oder Probleme mit dem Immunsystem auslösen.

Eine Hypothyreose kann auch durch eine Entzündung der Schilddrüse nach der Geburt (nachgeburtliche Thyreoditis) entstehen – eine Erkrankung, die jährlich etwa fünf Prozent aller Frauen betrifft, die ein Kind zur Welt bringen. Typischerweise wird dadurch zunächst eine Überfunktion der Schilddrüse (Hyperthyreose) ausgelöst, danach normalisiert sich die Schilddrüsenfunktion entweder wieder oder die Frau entwickelt eine Unterfunktion. Von diesen Frauen, die eine Unterfunktion entwickeln, wird eine von fünf eine permanente Hypothyreose entwickeln und eine lebenslange Behandlung benötigen.

Eine angeborene Unterfunktion der Schilddrüse ist sehr selten, nur 0,2 Prozent der Menschen sind davon betroffen und die Unterfunktion hat meist andere Hintergründe, wie eine Nichtanlage der Schilddrüse oder Fehlfunktionen im Hormonhaushalt.

Symptome

Frühsymptome:

- Kälteempfindlichkeit
- Verstopfung
- Depression
- Erschöpfung, niedrige Energie, verminderte Aktivität
- Stärkere Menstruationsblutungen
- Gelenk- oder Muskelschmerzen
- Blässe, trockene Haut
- Dünnes, brüchiges Haar oder Fingernägel
- Schwäche
- Gewichtszunahme

Spätfolgen, wenn unbehandelt:

- Verminderter Geschmacks- oder Geruchssinn
- Heiserkeit
- Verquollenes Gesicht, Hände und Füße
- Langsame Sprache
- Verdickte Haut
- Verdünnung der Augenbrauen

Anzeichen und Untersuchungen

Eine Röntgenuntersuchung könnte ein vergrößertes Herz zeigen. Besondere Bluttests können durchgeführt werden, mit denen die Werte der Schilddrüsenhormone bestimmt und die Menge der Elektrolyte in Ihrem Blut festgestellt werden.

Vorbeugung

- Aufgrund des verlangsamten Stoffwechsels von Patientinnen mit Schilddrüsenunterfunktion fällt es ihnen schwerer als anderen, Gewicht zu verlieren. Deshalb wird solchen Patientinnen geraten, sich regelmäßig zu bewegen, zu walken oder viel spazierenzugehen, um wenigstens ihr Gewicht zu erhalten.
- Der Verzehr von Lebensmitteln wie Soja und Sojaprodukten, Kohl, Blumenkohl,

Brokkoli und Rosenkohl sollte eingeschränkt werden, da sie in die Ausschüttung der Schilddrüsenhormone eingreifen.

- Sie sollten regelmäßig kleine Mengen Nahrung zu sich nehmen.

Der ganzheitliche Ansatz

Homöopathie

Patientinnen im Anfangsstadium der Diagnose können mit homöopathischen Medikamenten behandelt werden, die ihnen helfen, die Schilddrüsenhormonwerte mit homöopathischen Hormonersatzstoffen und Konstitutionsmitteln zu regulieren, und die die Schilddrüse leicht anregen können. Das wird sie dabei unterstützen, dass die Schilddrüsenhormone wieder ausgeschüttet werden können.

Patientinnen mit einer chronischen Schilddrüsenunterfunktion, die schon länger synthetisches Thyroxin bekommen haben, sollten die Dosierung so weiternehmen, wie es ihnen ihr Arzt geraten hat. Homöopathische Konstitutionsmittel können dann gegeben werden, gefolgt von einer Ausschleichung der Schilddrüsenmedikamente. Dies sollte aber unter Überwachung eines Endokrinologen geschehen und ist abhängig von den gemessenen Werten des Schilddrüsenhormons.

In vielen Fällen müssen die Patientinnen die Medikamente weiternehmen, die ihnen ihr Endokrinologe verschrieben hat. Homöopathische Konstitutionsmittel werden nur gegeben, um weitere Komplikationen zu vermeiden und die richtigen Schilddrüsenhormonwerte beizubehalten, sodass sie keine höheren Dosierungen des Schilddrüsenersatzhormons nehmen müssen. Neue Fälle können mit homöopathischen Mitteln geheilt werden.

Naturheilkunde

- Halswickel und Kompressen sind ratsam, um die mangelhaft arbeitende Schilddrüse zu stimulieren.
- Allgemeine Behandlungen, die den Stoffwechsel verbessern, wie Schlammvollbäder, Tauchbäder und Massagen werden verabreicht.
- Eine Ernährungsberatung wird durchgeführt, um mit den Symptomen im Hinblick auf das Verdauungssystem umzugehen und eine Gewichtsreduktion zu ermöglichen.

Ayurveda
Um die Schilddrüse zu stimulieren und den Stoffwechsel anzuregen, werden Behandlungen wie Sirodhara, Choorna Swedam, Nasya, Vasti und äußere Anwendungen von Kräuterpasten auf der Schilddrüse durchgeführt. Genauso werden ayurvedische Medikanente verabreicht.

Yoga
Yoga-Asanas wie Matsyasana, Sarvangasana, Halasana, Viparita Karani oder Pawanmuktasana werden empfohlen, ebenso Pranayamas wie Brahmari, Ujjayi oder Nadi Shodhana.

Hautausschläge

Hautausschläge können aufgrund verschiedener Gründe auftreten. Und es kann auch ganz unterschiedlich sein, wie solche Ausschläge auftauchen. Sie können ganz plötzlich da sein, als winzigkleine Hauterhebungen, die meist rötlich sind und die überall am Körper vorkommen können. Meist sind sie von Juckreiz begleitet. Sie können trocken sein oder durch das Kratzen nass werden. Nach und nach breiten sie sich meist aus und bilden größere Flecken. Nach einiger Zeit werden diese Ausschläge meist dunkler und manchmal dicker, mit extremer Hauttrockenheit und starkem Juckreiz.

Sie erscheinen meist auf den Gliedmaßen sowie rund um den Hals und am oberen Rücken. Nur selten sind sie am Bauch oder im Gesicht zu sehen.

Wenn sie nicht richtig behandelt werden, können sich diese Ausschläge in Ekzeme verwandeln.

Ursachen

Zu Hautausschlägen kann es in Folge von Insektenbissen kommen, aufgrund von Allergien gegen bestimmte Stoffe oder Kleidung, gegen Parfüm, Kosmetik usw. Manche Hautausschläge zeigen eine Allergie gegen bestimmte Medikamente an oder einfach, weil der Körper sich mit bestimmten Giftstoffen in seinem Inneren auseinandersetzen muss. Hautausschläge erscheinen auch infolge von Stress.

Vorbeuung

- Trinken Sie viel Wasser (2-3 Liter pro Tag) als ersten Schritt einer Entgiftung. Das sorgt auch dafür, dass Ihre Haut befeuchtet wird, und vermindert so das unangenehme Gefühl der Ausschläge.
- Versuchen Sie, die Ursache der Ausschläge herauszufinden, und vermeiden Sie diese von nun an vollständig.
- Allergien, wenn es sich darum handelt, sollten ausreichend behandelt und vermieden werden.
- Baden Sie niemals in heißem Wasser, da dies die Haut austrocknet. Und Trockenheit führt zu Juckreiz.
- Tragen Sie nur Kleidung aus gereinigter Baumwolle, da dies die Haut gut atmen lässt.
- Frische Luft hilft der Haut auch besser zu atmen.
- Versuchen Sie sich, wenn möglich, nicht zu kratzen, da dies zu einer Superinfektion führen kann.
- Seien Sie sanft zu Ihrer Haut, verwenden Sie nur sanfte Feuchtigkeitscremes, Seifen usw.
- Geben Sie immer eine Feuchtigkeitscreme auf Ihre Haut. Sie können auch reines Kokosnussöl verwenden, Olivenöl gemischt mit Mandelöl und sollte unmittelbar nach dem Baden oder Duschen aufgetragen werden. Das hält die Feuchtigkeit in der Haut fest.

Der ganzheitliche Ansatz

Die Haut mit einem ganzheitlichen Ansatz zu behandeln, beginnt im Kopf. Emotionaler Stress und Anspannung haben einen großen Einfluss auf den Zustand der Haut. Deshalb geht es bei einem ganzheitlichen Ansatz in erster Linie darum, ein inneres Gleichgewicht zu erzeugen, indem man verschiedene Behandlungen anwendet und sie durch Tiefenatmung, Pranayama und Meditation ergänzt.

Die Ernährung spielt auch eine gewichtige Rolle. Wenn Sie sich einfach nur vegetarisch ernähren und nicht viel Salz oder Gewürze verwendden sowie viel Wasser trinken, dann kann das allein schon ihre Haut heilen. Verdauungsstörungen wie Sodbrennen oder Verstopfung werden durch eine richtige Ernährung und Medikamente aus der Naturheilkunde abgewendet.

Medikamente und Behandlungen helfen, die Hauterkrankungen zu verbessern, und beugen einer weiteren Infektion vor.

Homöopathie

Rhus Toxicodendron kann bei einfachen allergischen Ausschlägen mit starkem Juckreiz eingenommen werden. Belladonna ist ein gutes Heilmittel, wenn es aufgrund von Empfindlichkeitsreaktionen zu Hautausschlägen kommt. Kalium Muriaticum 6x verhält sich wie ein Hauttonikum und kann bei allgemeinen Hautstörungen eingenommen werden. Stärkere Hauterkrankungen wie Ekzeme, Psoriasis oder Lichen planus müssen von einem ausgebildeten homöopathischen Arzt untersucht und ganzheitlich behandelt werden.

Naturheilkkunde

- Bittersalz (Magnesiumsulfat) verhält sich wie ein mildes Reizmittel und hilft so, den Juckreiz zu vermindern. Man kann Bittersalz auch mit Wasser zu einer Paste verreiben und direkt auf den Hautausschlag streichen.
- Neemblätter, mit Gelbwurz zu einer Paste verrieben, kann aufgetragen werden, um den Juckreiz zu mindern und den Ausschlag auszutrocknen.
- Kochen Sie Neemblätter in Wasser zusammen mit frisch zerdrücktem Gelbwurz und Bittersalz. Geben Sie diese Mischung in eine mit Wasser gefüllte Badewanne und baden Sie in dieser Flüssigkeit. Das vermindert den Ausschlag und den Juckreiz.
- Auch die Nahrungsaufnahme sollte bedacht werden. Die Mahlzeiten sollten viel Obst und Gemüse enthalten. Es ist besser, einige Tage lang auf Kohlehydrate zu verzichten, ebenso auf Milch und Milchprodukte, Fast Food, scharfes Essen und ölhaltige Speisen oder Nüsse, damit eine Entgiftung im Köper stattfinden kann.
- Nehmen Sie stattdessen viel Obst und Fruchtsäfte zu sich.
- Sie sollten auch über eine Fastenperiode nachdenken, bei der Sie vollkommen auf gekochte Speisen verzichten. Trinken Sie in dieser Zeit entweder nur Flüssigkeiten oder nehmen Sie nur Obst zu sich, um eine vollständige Entgiftung zu erreichen.
- Yogatechniken helfen, die Haut auf körperlicher, mentaler und spiritueller Ebene zu stärken.

Ayurveda

Ayurveda glaubt, dass die Ursache für Hautausschläge in unreinem Blut liegt. Deshalb ist der Schlüssel zur Heilung die Entgiftung. Ayurveda glaubt an die Behandlung der wahren Ursache der Erkrankung, ob es sich nun um Allergien oder um Stress handelt, nicht daran, dass man nur die Symptome wie die Hautausschläge behandelt.

- ❖ Äußere Anwendungen wie Eladi Choornam mit Kokosnussmilch, Eladi Thailam und Nalpamaradi Thailam sind hilfreich, um eine Hauttrockenheit und einen Juckreiz zu vermindern und die Haut zu befeuchten.
- ❖ Durva-Paste (Cynodon Dactylon) mit Gelbwurz wird zur äußeren Anwendung eingesetzt.
- ❖ Bei Kindern wird Chembaruthiyadi Tailam verwendet.
- ❖ Bäder mit Nalpamara Kashayam oder Wasser, gekocht mit Durva und Gelbwurz, können helfen.
- ❖ Vermeiden Sie Seife. Verwenden Sie stattdessen eine Paste aus Mungbohnenmehl, Gelbwurz und Joghurt.

MIGRÄNE

Das Wort Migräne ist von dem griechischen Wort „Hemi Crania" abgeleitet, was „Schmerz auf einer Kopfseite" bedeutet. Migränekopfschmerzen erscheinen typischerweise im Alter von 10 bis 45 Jahren zum ersten Mal. Manchmal beginnen sie auch später im Leben. Frauen leiden bis zu dreimal mehr an Migräne als Männer und sie tendiert dazu, sich in Familien weiterzugeben. Manche Frauen, aber nicht alle, haben weniger Migräne, wenn sie schwanger sind.

Eine Migräne ist eine sehr typische Art von Kopfschmerzen, die mit Symptomen wie Übelkeit, Erbrechen oder Lichtempfindlichkeit einhergehen kann. Bei vielen Menschen kommt es zu einem pochenden, pulsierenden Schmerz nur auf einer Seite des Kopfes. Manche Menschen, die Migräne bekommen, spüren Warnhinweise, die „Aura" genannt werden, bevor der eigentliche Kopfschmerz beginnt. „Aura" bezeichnet eine Gruppe von Symptomen, darunter Sehstörungen, die eine Warnung sind, dass die schlimmen Kopfschmerzen beginnen.

Ursachen

Alkohol, Stress und Unruhe, bestimmte Gerüche oder Parfum, laute Geräusche oder helle Lichter und auch Rauchen können eine Migräne auslösen. Migräneanfälle können auch durch Koffeinverzicht, Veränderungen in den Hormonwerten während des Menstruationsflusses oder durch die Einnahme der Anti-Baby-Pille hervorgerufen werden. Auch Veränderungen in den Schlafgewohnheiten, Sport oder anderer körperlicher Stress, das Auslassen von Mahlzeiten, Rauchen oder auch Passivrauchen können diese Kopfschmerzen auslösen.

Symptome

Ein typischer Migräneanfall ist einseitig, pochend, mittel bis schwer und kann durch körperliche Aktivitäten schlimmer werden. Nicht alle Symptome müssen notwendigerweise auftreten. Der Schmerz kann auch anfangs beidseitig sein oder auf einer Seite anfangen und dann den gesamten Kopfbereich umfassen und kann auch vorrangig auf einer Seite sein oder je nach Anfall die Seiten wechseln. Der Beginn ist meist langsam und steigert sich dann. Der Schmerz erreicht seinen Höhepunkt und flaut dann wieder ab. Er hält bei Erwachsenen im Schnitt zwei bis 72 Stunden an, bei Kindern zwischen einer und 48 Stunden. Die Häufigkeit der Anfälle schwankt sehr stark, von ein paarmal während des gesamten Lebens bis zu mehrmals die Woche, und im Durchschnitt hat eine Migränepatientin zwischen ein und drei Anfälle pro Monat. Auch das Ausmaß des Kopfschmerzes variiert sehr stark und kann extrem schmerzhaft sein.

Vorbeugung

Präventive Migränebehandlungen können Medikamente, Nahrungsergänzungsmittel und Lebensführungsveränderungen umfassen. Das Ziel besteht darin, die Häufigkeit, das Ausmaß des Schmerzes und/oder die Zeitdauer des Migräneanfalls zu vermindern.

Veränderungen im Lebensstil können die Häufigkeit der Migräneanfälle vermindern und eine echte Veränderung bewirken.

- ❖ Vermeiden oder begrenzen Sie die auslösenden Faktoren.
- ❖ Stehen Sie immer zur selben Zeit auf und gehen Sie ebenso regelmäßig zu Bett.

- Essen Sie gesunde Lebensmittel und lassen Sie keine Mahlzeiten aus.
- Treiben Sie regelmäßig Sport.
- Begrenzen Sie Ihren Alkohol- und Kaffeekonsum.
- Lernen Sie Arten und Weisen, wie Sie mit Stress umgehen und ihn vermindern können.

Der ganzheitliche Ansatz

Dieser Ansatz konzentriert sich auf Behandlungen gegen Stress und auf eine Stärkung des Nervensystems, je nach den ursächlichen Faktoren. Kräuterheilmittel, homöopathische Medikamente und besondere ayurvedische Therapien helfen, den Körper zu entgiften und sich zu verjüngen. Aromatherapie, Akupunktur, Akupressur, Reflexzonenbehandlungen, Einläufe, Hydrotherapie und eine therapeutische Diät sind in der Behandlung einer Migräne sehr hilfreich gewesen. Yogatherapie mit Atemübungen, einer Tiefenentspannung und Meditationstechniken spielt eine wichtige Rolle in der Vorbeugung und Behandlung einer Migräne.

Homöopathie

Belladona wird bei rechtsseitigem Kopfschmerz mit Augenschmerzen und Lichtempfindlichkeit verordnet. Gelsemium ist für Kopfschmerzen, die nach Sonnenbädern und Anspannung entstehen. Sanguinaria ist ein gutes Heilmittel für rechtsseitigen Kopfschmerz. Spigelia tut dasselbe für den linksseitigen Kopfschmerz. Iris Versicolor hilft bei Migränekopfschmerz, bei dem es auch zu Übelkeit und Erbrechen kommt. In der Homöopathie kann wiederkehrenden Migräneanfällen dadurch vorgebeugt werden, dass man die Ursache für sie herausfindet, was durch einen erfahrenen homöopathischen Arzt geschehen kann.

Naturheilkunde

Der Versuch besteht darin, die Crania zu entlasten und die Nerven durch entsprechende Behandlungen zu entspannen. Behandlungen, die dazu durchgeführt werden, umfassen Arm- und Fußbäder, Wirbelsäulenbäder, Schlammanwendungen auf dem Kopf und im Nacken usw.

Eine fettarme und gewürzarme Ernährung hilft sehr bei der Verminderung der Häufigkeit und Intensität der Migräneanfälle. Zucker sollte ganz vermieden werden, außerdem Lebensmittel mit Konservierungsmitteln, zugesetzten Geschmacksstoffen und Farbstoffen. Sie sollten besonders viel Wasser trinken, da eine Austrocknung heftige Anfälle hervorrufen kann.

Akupunktur ist die wirksamste Methode bei der Migränebehandlung. Besondere Punkte auf der Kopfhaut, im Nacken und auf den Händen werden stimuliert, die eine sofortige Erleichterng bringen und auch Langzeiteffekte besitzen.

Ayurveda

Je nach vorherrschendem Dosha werden medizinisch aufbereitetes Öl, Buttermilch oder Milch eingesetzt. Behandlungen wie Thalam mit Kräuterpasten, eine äußere Anwendung der Kachuram Paste auf der Stirn, die Anwendung von einer Paste aus getrocknetem Ingwer mit Joghurt usw. sind sinnvoll. Nasya, Virechanam und Vasti sind auch hilfreich. Warme, leichte Speisen, nicht allzu ölhaltig, die sehr leicht verdaulich sind, sollten eingenommen werden. Medikamente wie Varanadi Kashayam und Pathyashadangam werden zusätzlich verschrieben.

Yoga

Yogische Kriyas wie Jalaneti und Augenspülungen helfen bei der Erkrankung. Paranayamas wie Nadi Shodhana, Brahmari, Sitali Pranayam und Sitkari werden empfohlen. Yoga Nidra und eine Tiefenentspannung sind sehr hilfreich.

Hausmittel

- Massieren Sie die Stirn mit Schlüsselblumenöl.
- Kohlblätter sind hilfreich, um den Schmerz eines Migräneanfalls zu mildern. Zerquetschen Sie dazu Kohlblätter und legen Sie sie auf ein Leinentuch. Legen Sie das Leinentuch einige Zeit auf Ihre Stirn. Wenn der Kohl trocken geworden ist, nehmen Sie das Tuch weg und erneuern Sie es mit einem frischen Tuch.
- Zitronenschale ist hilfreich bei Kopfschmerzen. Verrühren Sie kleingeschnittene Zitronenschalen, sodass Sie eine Paste erhalten, streichen Sie diese Paste auf Ihre Stirn. Lassen Sie sie trocknen und spülen Sie sie mit kaltem Wasser ab.
- Eine Mischung aus Karottensaft, Spinat, Roter Bete oder mit Gurkensaft ist sehr wirksam, um Migränen zu bekämpfen. Kombinieren Sie 300 ml Karottensaft mit einem anderen dieser Säfte und trinken Sie die Mischung.
- Kauen Sie 2 Teelöffel Kreuzkümmelsamen mit Palmzucker und trinken Sie dann ein Glas warmes Wasser. Das kann Ihre Kopfschmerzen vermindern.

Dunkle Augenringe

Dunkle Augenringe sind dunkle Flecken rund um die Augen. Dunkle Augenringe sind gewöhnlich ein Zeichen von Erschöpfung, obwohl sie auch dazu beitragen können, dass Sie älter aussehen, ungesund und müde. Dunkle Augenringe findet man sowohl bei Männern als auch bei Frauen, sie beginnen meist im Erwachsenenalter, obwohl auch Kinder sie entwickeln können.

Dunkle Augenringe werden meist mit der Zeit ausgeprägter und sichtbarer. Das liegt daran, dass Menschen, die älter werden, Kollagen in der Haut verlieren und ihre Haut dünner und transparenter wird.

Ursachen

Schlafmangel oder starke Übermüdung kann eine Hautblässe verursachen, sodass das Blut darunter sichtbarer wird und bläulich oder dunkler schimmert. Nährstoffmangel in Ihrer Ernährung oder eine unausgewogene Ernährung kann zu einem Farbverlust unter den Augen beitragen. Man glaubt, dass ein Eisenmangel zu dunklen Augenringen führen kann. Eisenmangel ist die häufigste Form einer Anämie und ist ein Anzeichen dafür, dass Ihr Körpergewebe nicht genügend Sauerstoff bekommt. Alle Störungen, die die Augen dazu bringen, zu jucken, kann zu den dunklen Augenringen beitragen, da man dann die Haut um die Augen herum reibt oder kratzt. Manche Nahrungsmittelallergien können auch dazu führen, dass die Region unter den Augen dunkler erscheint. Dennoch, dunkle Augenringe sind gewöhnlich kein medizinisches Problem, und Hausmittel gegen dunkle Augenringe könnten alles sein, was Sie brauchen, um mit diesem Problem fertigzuwerden.

Vorbeugung

- Lassen Sie Ihre Allergien, wenn welche vorhanden sind, gut behandeln, ebenso Verengungen der Nasenwände und andere medizinische Störungen.
- Trinken Sie ausreichende Mengen Flüssigkeit.
- Meiden Sie Rauchen, zu viel Salz und zu häufige Sonnenbäder.
- Nehmen Sie Nahrungsmittel mit einem hohen Vitaminn-C-Anteil zu sich. Das können Cranberries, Blaubeeren, grüner oder schwarzer Tee, schwarze Johannis-

beeren, Zwiebeln, Hülsenfrüchte, Petersilie und Nahrungsergänzungsmittel wie Traubenkernextrakte sein.

Der ganzheitliche Ansatz

Beim ganzheitlichen Ansatz geht es darum, die dunklen Augenringe vor allem dadurch zu beseitigen, dass man alle Aspekte des Lebens eines Menschen betrachtet. Therapien wie spezielle ayurvedische Gesichtsmasken, Frucht- und Gemüsemasken, Massagen mit Kräuterölen und Schlammpackungen sind wohltuend. Alle diese Behandlungen kräftigen die Haut und vermindern die dunklen Ringe unter Ihren Augen.

Homöopathie

Dunkle Augenringe können vererbt sein oder sie können sich aufgrund von Stress, Übermüdung, Schlaflosigkeit oder zu langer Computerarbeit entwickeln. Ein Ansatz mit Konstitutionsmitteln hilft, die dunklen Augenringe zu vermindern. Die Anwendung von Berberis Aquifolium um die Augen herum wird die dunklen Augenringe vermindern.

Naturheilkunde

Schlammpackungen oder kalte Packungen auf den Augen, Augenbäder mit Rosenwasser, Augenwaschungen mit Wasser aus einem Kupferkessel oder mit Tulsi helfen, die Augen zu entspannen und dunklen Augenringen vorzubeugen.

Ayurveda

Je nach Ursache werden Behandlungen eingesetzt, die entstressen und die Schlafqualiät verbessern, Erschöpfung vermindern und den Körper nähren. Besondere Kräuterölanwendungen wie Kumkumadi Tailam, Nalpamaradi Tailam und frisches Kokosnussöl sind sehr hilfreich. Mischen Sie sich eine Paste aus rotem Sandal, Joghurt und Gelbwurz.

Yoga

Yoga verbessert den Blutkreislauf, kräftigt die Muskeln und die Haut, reduziert Stress und verbessert die Sauerstoffkonzentration im Blut. All dies hilft, die dunklen Augenringe zu vermindern.

Tiefenentspannungen wie Yoga Nidra schenken angemessene Ruhe und Entspannung. Pranayama ist besonders wohltuend, da es die Sauerstoffversorgung der Zellen verbessert und auf diese Weise dunkle Augenringe vermindert und den Hauttonus erfrischt.

Hausmittel

Leichte bis mittelstarke Augenringe reagieren gut auf einfache Behandlungen wie die folgenden:

- Versuchen Sie eine kalte Kompresse bestehend aus zwei gekühlten Teelöffeln auf die Augen zu legen. Möglich ist auch ein kleiner Beutel mit gefrorenen Erbsen, die man in ein weiches Tuch einwickelt und auf die Augen legt. Das kann zumindest vorübergehend die dunklen Augenringe mildern. Oder nehmen Sie einen eisgekühlten Teebeutel.
- Legen Sie sich kühle Gurkenscheiben auf die geschlossenen Augen. Ruhen Sie eine Viertelstunde lang.
- Erhöhen Sie die Lage Ihres Kopfes um zwei Kissen oder mehr, um Schwellungen vorzubeugen, die sich entwickeln, wenn Flüssigkeit in Ihre unteren Augenlider strömt.
- Schlafmangel macht Sie blasser und hohläugiger, sodass Schatten und Ringe, die Sie bereits haben, noch sichtbarer werden.
- Spülen Sie Ihre Nase mit einer Salzwasserlösung (mischen Sie ¼ Teelöffel Meersalz mit 2 Tassen warmem Wasser).
- Mischen Sie frisch gepressten Kartoffelsaft und Gurkensaft zu gleichen Teilen. Tauchen Sie zwei Baumwollläppchen in die Mischung und legen Sie sie 20 Minuten lang auf Ihre Augenlider. Waschen Sie die Augen dann mit kaltem Wasser ab.
- Sie können Rosenwasser oder Mandelöl verwenden, um die dunklen Augenringe zu massieren, damit sie verschwinden.
- Reiben Sie Muskatnuss und mischen Sie sie mit Milch, sodass eine Paste entsteht. Streichen Sie diese Paste auf die dunklen Augenringe.
- Machen Sie eine Paste aus gemixten Tomaten und Zitronensaft zu gleichen Teilen. Geben Sie eine Prise Kichererbsenmehl und Gelbwurzpulver dazu, tragen Sie die Paste auf und lassen Sie sie 15 Minuten ziehen. Dies wird Wunder wirken!

DR. MATHAIS TIPPS

- Schädliche Sonnenstrahlen können ebenfalls Augenringe verursachen. Deshalb sollten Sie immer eine Sonnenbrille tragen, wenn Sie das Haus verlassen und die Sonne scheint.
- Stress ist einer der wichtigsten Faktoren für das Entstehen dunkler Augenringe. Wenn Sie sehr unter Stress stehen, dann wird sich das auch in Ihrem Gesicht zeigen. Atemübungen und Meditation können Ihnen helfen, dem Stress aus dem Wege zu gehen.

Schlaflosigkeit

Schlaflosigkeit ist ein weit verbreitetes Problem, das einem viel Energie rauben kann und das sich auch auf die Stimmung, die Gesundheit und die Fähigkeit auswirkt, während des Tages gut zu funktionieren. Chronische Schlaflosigkeit kann sogar dazu beitragen, dass es zu ernsthaften Gesundheitsproblemen kommt. Aber ganz einfache Veränderungen Ihrer Lebensführung und Ihrer Alltagsgewohnheiten können die schlaflosen Nächte beenden.

Schlaflosigkeit ist die Unfähigkeit, die Menge Schlaf zu bekommen, die Sie benötigen, um ausgeruht und erfrischt aufzuwachen. Da unterschiedliche Menschen unterschiedliche Mengen Schlaf benötigen, wird Schlaflosigkeit durch die Schlafqualität, die Sie haben, und durch die Art und Weise definiert, wie Sie sich nach dem Schlafen fühlen – nicht durch die Anzahl der geschlafenen Stunden und durch die Geschwindigkeit, mit der Sie einschlummern. Selbst wenn Sie jede Nacht acht Stunden im Bett verbringen, sich aber hinterher benommen und erschöpft im Tagesverlauf fühlen, kann es sein, dass Sie unter Schlaflosigkeit leiden.

Obwohl Schlaflosigkeit die häufigste Klage ist, die man von Menschen hört, die über eine Beeinträchtigung ihres Schlafes sprechen, ist sie nicht einfach eine Schlafstörung. Es ist präziser, sich Schlaflosigkeit als ein Symptom für etwas anderes vorzustellen. Das Problem, das die Schlaflosigkeit verursacht, ist von Mensch zu Mensch verschieden. Es könnte etwas so Einfaches sein wie die Tatsache, dass man tagsüber zu viel Kaffee getrunken hat, oder auch ein darunterliegendes medizinisches Problem oder ein Gefühl, dass man von seinen Verantwortlichkeiten erdrückt wird.

Die gute Nachricht ist, dass die meisten Fälle von Schlaflosigkeit durch Veränderungen geheilt werden können, die Sie selbst durchführen können, ohne dafür Schlafspezialisten in Anspruch nehmen zu müssen oder ohne dass Sie dafür verschriebene oder frei verkäufliche Schlafmittel brauchen.

Ursachen

Damit Sie Ihre Schlaflosigkeit richtig behandeln und heilen können, müssen Sie zum Schlafdetektiv werden. Emotionale Themen wie Stress, Unruhe und Depression verursachen die Hälfte aller Fälle von Schlaflosigkeit. Aber Ihre Tagesgewohnheiten, Ihre Schlafgewohnheiten und Ihre körperliche Gesundheit können auch eine Rolle spielen. Versuchen Sie alle möglichen Gründe für Ihre Schlaflosigkeit zu entdecken. Wenn Sie erst einmal die wahre Ursache gefunden haben, können Sie sich eine genau passende Behandlung schneidern.

- Stehen Sie unter starkem Stress?
- Sind Sie manchmal niedergeschlagen? Fühlen Sie sich emotional leer oder hoffnungslos?
- Kämpfen Sie mit chronischen Gefühlen von Sorge oder Unruhe?
- Sind Sie kürzlich durch eine traumatische Erfahrung gegangen?
- Nehmen Sie vielleicht Medikamente, die Ihren Schlaf beeinträchtigen könnten?
- Haben Sie gesundheitliche Probleme, die Ihren Schlaf beeinträchtigen könnten?
- Ist Ihre Schlafumgebung ruhig und gemütlich?
- Verbringen Sie während des Tages ausreichend Zeit in der Sonne und in der Dunkelheit während der Nacht?
- Versuchen Sie täglich etwa zur selben Zeit ins Bett zu gehen und aufzustehen?

Häufige geistige und körperliche Gründe für Schlaflosigkeit:

Manchmal dauert die Schlaflosigkeit nur einige wenige Tage und geht dann von alleine weg, besonders, wenn die Schlaflosigkeit an eine offenkundige vorübergehende Ursache gebunden ist, wie beispielsweise an Stress wegen einer baldigen Präsentation oder an Kummer wegen eines schmerzlichen Beziehungsendes oder an einen Jetlag. Manchmal und zu anderen Zeiten jedoch ist die Schlaflosigkeit einfach nicht wegzubekommen. Chronische Schlaflosigkeit hat meist ein darunterliegendendes geistiges oder körperliches Thema als Ursache.

- **Psychische Probleme, die Schlaflosigkeit verursachen können:** Depression, Unruhe, chronischer Stress, bipolare Störung, posttraumatische Stresstörung.
- **Medikamente, die Schlaflosigkeit verursachen können:** Antidepressiva, Erkältungs- und Grippemittel, die Alkohol enthalten, Schmerzmittel, die Koffein enthalten, Entwässerungsmittel, Cortisonpräparate, Schilddrüsenhormon, Bludrucksenker.
- **Medizinische Probleme, die Schlaflosigkeit verursachen können:** Asthma, Allergien, Parkinson, Schilddrüsenüberfunktion, Säure-Reflux, Nierenerkrankungen, Krebs, chronische Schmerzen.
- **Schlafstörungen, die Schlaflosigkeit verursachen können:** Schlafapnoe, Narkolepsie, Restless Legs Syndrom.

Die meisten Menschen, die an einer Angst-Störung oder einer Depression leiden, haben Schwierigkeiten mit dem Schlaf. Mehr noch, der Schlafmangel kann die Angstsymptome oder die Depression verstärken. Wenn Ihre Schlaflosigkeit durch eine Angststörung oder eine Depression verursacht wird, dann ist die Behandlung des psychischen Problems der Schlüssel für Ihre Heilung.

Vorbeugung

- Stellen Sie sicher, dass Ihr Schlafzimmer ruhig, dunkel und kühl ist. Lärm, Licht und Hitze können Ihren Schlaf beeinträchtigen. Versuchen Sie eine Einschlafhilfe oder Ohrstöpsel einzusetzen, um eventuelle Lärmquellen von außen auszuschließen, ein offenes Fenster oder einen Ventilator anzustellen, um den Raum kühl zu halten, und Verdunkelungs-Vorhänge anzubringen oder eine Augenmaske aufzusetzen, um das Licht zu blockieren.
- Bleiben Sie bei einer regelmäßigen Zeit, zu der Sie ins Bett gehen. Unterstützen Sie Ihre biologische Uhr, indem Sie jeden Tag zur selben Zeit ins Bett gehen und jeden Tag zur selben Zeit aufstehen, auch während des Wochenendes. Stehen Sie zur selben Zeit morgens auf, selbst wenn Sie müde sind. Das wird Ihnen helfen, in einen regelmäßigen Schlafrhythmus zurückzufinden.
- Vermeiden Sie tagsüber kurze Schlummer. Wenn Sie während des Tages schlummern, kann es schwieriger sein, nachts zu schlafen. Wenn Sie Lust auf einen

kurzen Schlummer haben, dann begrenzen Sie ihn auf 30 Minuten vor drei Uhr nachmittags.

- Vermeiden Sie stimulierende Aktivitäten und stressreiche Situationen vor dem Schlafengehen. Das bedeutet auch keine heftigen Sportaktivitäten, Streitigkeiten oder große Diskussionen vor dem Schlafengehen, Fernsehen, Computer oder Computerspiele.
- Begrenzen Sie Koffein, Alkohol, Nikotin. Trinken Sie acht Stunden, bevor Sie zu Bett gehen, keine koffeinhaltigen Getränke mehr. Vermeiden Sie abends zu trinken. Auch wenn Alkohol Sie schläfrig macht, beeinträchtigt er dennoch die Qualität Ihres Schlafes. Hören Sie auf zu rauchen oder rauchen Sie wenigstens abends nicht mehr, da Nikotin ein Anregungsmittel ist.

Der ganzheitliche Ansatz

Schlaflosigkeit kann mit einem ganzheitlichen Ansatz sehr gut behandelt werden. Ayurvedische Therapien wie Sirodhara, Takradhara, Shirolepam, Thalam oder Abhyanga Nasyam helfen, den Kreislauf zu verbessern, sie konditionieren den unterbewussten Geist und verbessern so die Schlafqualität.

Eine therapeutische Diät spielt eine wichtige Rolle bei einer solchen Störung. Warme, gesüßte Getränke zur Bettzeit begünstigen einen guten Schlaf, beispielsweise warmes Wasser oder Milch mit Honig. Yogatherapien mit spezifischen Asanas, Atemtechniken und Entspannungs- und Meditationstechniken entspannen den Geist und bringen einen guten Schlaf. Das beinhaltet vor allem Pranayamas wie Brahmari und Ujjayi, Yoga Nidra und Shavasana.

Homöopathie

Passiflora Q in Wasser zur Nacht verhilft zu einem guten Schlaf. Kalium Phosphoricum beruhigt dieNerven und hilft ebenfalls. Nux Vomica hilft vor allem Menschen zu einem guten Schlaf, die sehr aufgeregt sind. Konstitutionsmittel können ebenfalls die Schlaflosigkeit von der Wurzel her angehen.

Naturheilkunde

- Einfache Maßnahmen wie ein Schlafzimmerlicht mit einer blauen Lampe können Ihren Schlaf schon verbessern.
- Vor dem Schlafengehen heiß zu duschen kann ebenfalls helfen.

- ❖ Ein heißes Fußbad bis zu den Waden kann Ihnen einen erholsamen Schlaf bringen.

Ayurveda

Schlafstörungen werden im Ayurveda als Störungen von Vata und Pitta gesehen. Schlaflosigkeit stört wiederum Vata und bildet so einen Teufelskreis. Deshalb sind Behandlungen, die Vata und Pitta beruhigen, wie Sirodhara, Abhyanga, Thalam, Takradhara, und eine allgemeine Entgiftung sehr hilfreich. Eine nährende Diät mit Milch und Ghee ist ebenfalls von großem Nutzen.

Kräuter wie Aswagandha, Brahmi und Vidari sind gute Mittel zur Behandlung der Störung.

Yoga-Asanas für verschiedene Probleme

	Problem	Yoga-Asana
1	Schilddrüsen-unterfunktion	1. Kopf-, Nacken- und Schulterübungen 2. Asanas: Makarabyasa, Setubandhasana 3. Pranayama: Nadi Shudhi und Brahmari 4. Entspannungstechniken
2	Diabetes	1. Kopf-zu-Zeh-Übungen 2. Asanas: Padahastasana, Ardha Chakrasana, Parswa Chakrasana, Ustrasana, Vakrasana, Makarabyasa 3. Pranayama: Chandra Nadi und Nadi Shudhi. 4. Entspannungstechniken
3	Bluthochdruck	1. Kopf-zu-Zeh-Lösungsübungen 2. Asanas: Tadasana, Vakrasana, Makarabyasa 3. Pranayama: Chandra Nadi, Brahmari 4. Entspannungs- und Meditationstechniken
4	Arthritis	1. Kopf-zu-Zeh-Übungen 2. Pranayama: Nadi Shudhi und Brahmari 3. Entspannungstechniken
5	Knochengesundheit	1. Asanas: Tadasana, Padahastasana, Ardha Chakrasana, Parswa Chakrasana, Vikrasana, Ustrasana. Makarabhayasa, Setubandhasana, Bhujangasana, Salabhasana 2. Pranayama: Nadi Shudhi 3. Entspannungs- und Meditationstechniken
6	Verstopfung	1. Asanas: Tadasana, Padahastasana, Ardha Chakrasana, Parswa Chakrasana, Vikrasana, Ustrasana, Makarabhayasa, Setubanandhasana, Bhujangasana, Salabhasana 2. Pranayama: Bhastrika 3. Entspannungstechniken
7	Haare	Allgemeine Yogaasanas und Entspannungstechniken
8	Haut	Allgemein Yogaasanas und Entspannungstechniken

	Problem	Yoga-Asana
9	Übergewicht	1. Sonnengruß, 12 Runden 2. Asanas: Tadasana, Padahastasana, Ardha Chakrasana, Parswa Chakrasana, Vikrasana, Ustrasana, Makarabhayasa, Setubandhasana, Bhujangasana, Salabhasana 3. Pranayama: Nadi Shudhi 4. Entspannung und Meditationstechniken
10	Kopfschmerzen/ Migräne	1. Yoga Kriyas 2. Pranayama: Nadi Shudhi 3. Entspannung und Meditationstechniken

Tadasana (Baumübung)

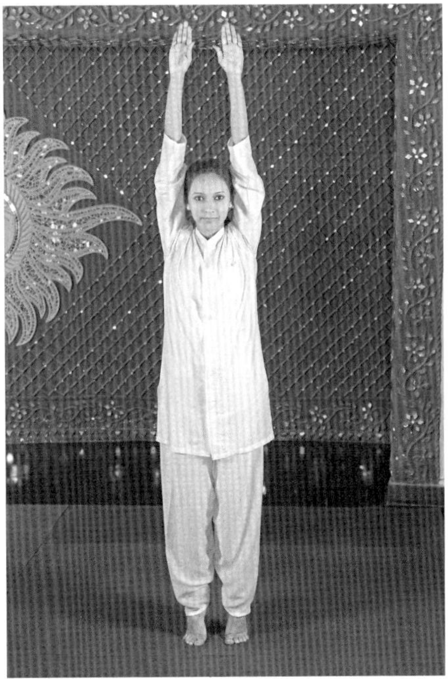

- Stehen Sie aufrecht, halten Sie die Beine zusammen.
- Beim Einatmen heben Sie die Arme und gleichzeitig die Fersen nach oben.
- Strecken Sie den gesamten Körper.
- Fixieren Sie den Blick, sodass Sie ein besseres Gleichgewichtsgefühl bekommen.
- Atmen Sie ein und aus in normalem Tempo und halten Sie die Position ohne Mühe. Spüren Sie die Dehnung im gesamten Rücken, in den Knöcheln und den Schultern.
- Mit dem Ausatmen lassen Sie langsam die Hände sinken und setzen Sie die Fersen auf den Boden.
- Entspannen Sie sich vollständig.

Wirkung:
Tadasana verbesert das Gleichgewicht.

Trikonasana (Dreiecksposition)

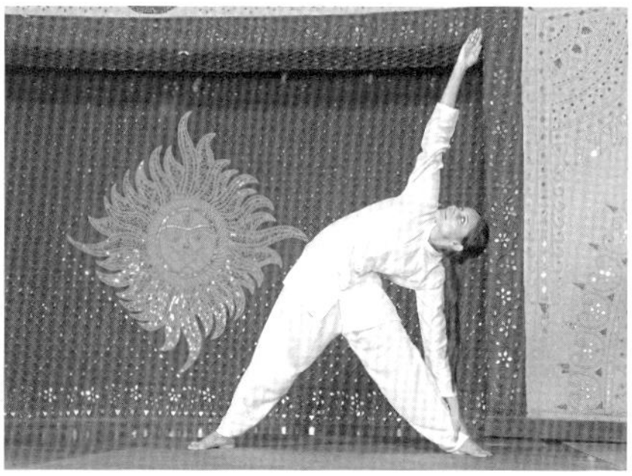 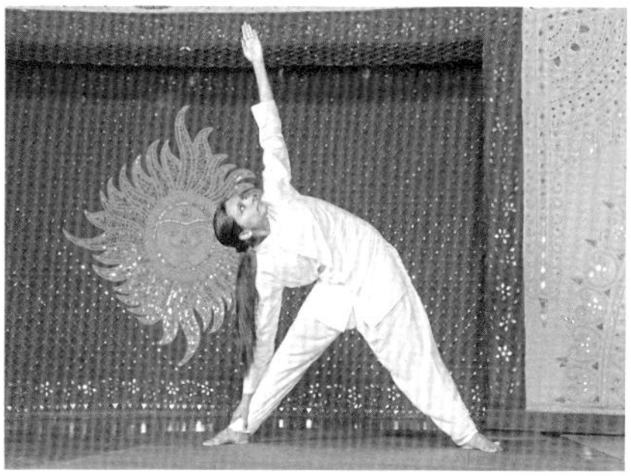

- Stehen Sie mit weit gespreizten Beinen, mehr als schulterbreit.
- Atmen Sie ein und heben Sie die Arme auf Schulterhöhe zur Seite.
- Beim Ausatmen beugen Sie sich zur rechten Seite, biegen Sie dabei nicht Ihren Körper nach vorn.
- Versuchen Sie, den rechten Knöchel mit der rechten Hand zu halten.
- Der linke Arm wird nach oben ausgestreckt, die Finger zeigen nach oben.
- Drehen Sie den Kopf und schauen Sie zur linken Hand nach oben.
- Wenn Sie es brauchen, beugen Sie ganz leicht das rechte Knie. Das linke Knie sollte gerade bleiben.
- Fühlen Sie die Dehnung auf der ganzen Köperseite.
- Mit dem Einatmen strecken Sie nun die Wirbelsäule und die Knie.
- Atmen Sie aus und bringen Sie Ihre Hände nach unten.
- Entspannen Sie sich.
- Wiederholen Sie auf der anderen Seite, beugen Sie sich zur linken Seite und schauen Sie nach oben zur rechten Hand.

Wirkung:
Diese Haltung kräftigt die Unterleibsorgane, stärkt das Fortpflanzungssystem und eliminiert übermäßges Fett aus der Taillengegend.

Upavista Konasana

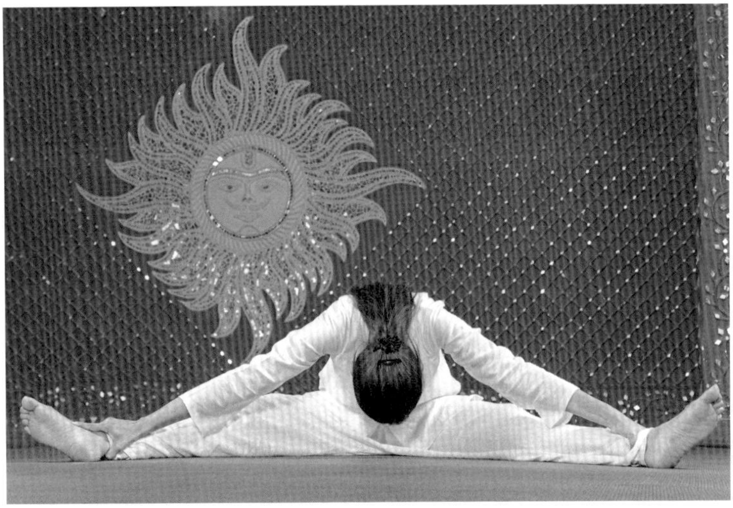

- Sitzen Sie mit gerade ausgestreckten Beinen.
- Öffnen Sie nun langsam Ihre Beine, so weit wie möglich.
- Lassen Sie Ihre Knie am Boden.
- Beim Ausatmen beugen Sie sich langsam vorwärts, soweit Ihnen das möglich ist.
- Die Hände sollten auf den Oberschenkeln liegen.
- Wenn möglich versuchen Sie das Kinn auf den Boden zu setzen, ohne dass Sie Ihren Rücken zu sehr anstrengen. Wenn das nicht geht, halten Sie die Position so, wie es mühelos für Sie geht.
- Achten Sie darauf, sich nicht zu überdehnen, da dies Verletzungen Ihrer Bänder verursachen kann.
- Beim Einatmen strecken Sie langsam die Wirbelsäule und entspannen sich.

Ustrasana (Kamelposition)

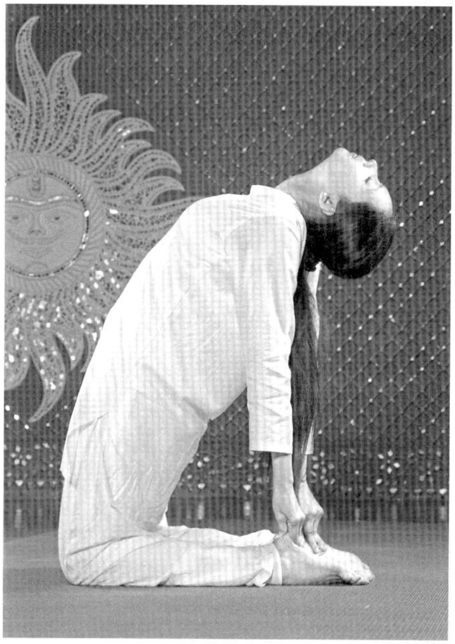

- Stehen Sie auf den Knien, die entweder zusammen oder leicht auseinander gehalten sind.
- Legen Sie die Hände auf die jeweiligen Hüften.
- Atmen Sie ein, beugen Sie sich nach hinten, so weit, wie Sie können.
- Lassen Sie Schultern und Nacken entspannt.
- Fühlen Sie den Druck in der gesamten Wirbelsäule, atmen Sie dabei normal weiter.
- Wenn möglich, versuchen Sie die Hände loszulassen und halten Sie die Knöchel mit der jeweiligen Hand fest.
- Beim Ausatmen strecken Sie die Wirbelsäule hoch und setzen Sie sich mit ausgestreckten Beinen hin.
- Legen Sie sich dann auf den Bauch, lassen Sie die Beine ausgestreckt.

Vajrasana

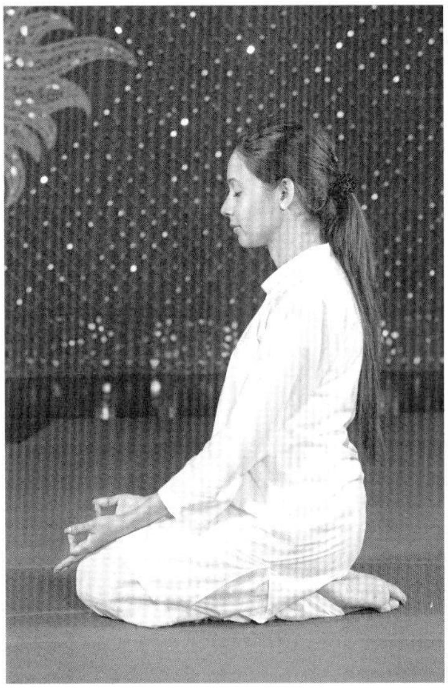 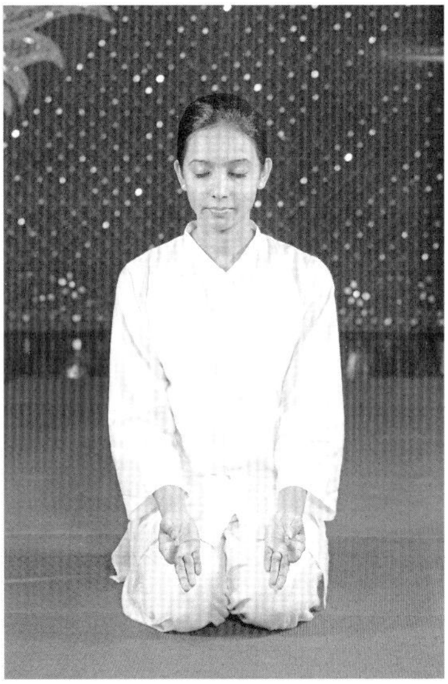

- Dies ist eine Sitzhaltung
- Beugen Sie das rechte Knie und setzen Sie die rechte Pohälfte auf die rechte Ferse.
- Nun beugen Sie das linke Knie und setzen Sie die linke Pohälfte auf die linke Ferse.
- Legen Sie die Fersen so zusammen, dass die großen Zehen sich berühren.
- Nun sitzen Sie bequem auf den Fersen.
- Die Hände sollten einfach auf den Knien oder Oberschenkeln ruhen, die Handflächen aufwärts oder abwärts zeigen.
- Sie könnten sie auch ins „chin“-Mudra nehmen, bei dem der Daumen den Zeigefinger berührt und die übrigen Finger offen sind.

Wirkung:

- Vajrasana ist eine meditative Haltung.
- Es ist die einzige Haltung, die Sie unmittelbar nach einer Mahlzeit praktizieren können.
- Es ist ratsam, dass Sie zehn Minuten vor einer Mahlzeit und zehn Minuten nach einer Mahlzeit in Vajrasana sitzen.
- Der Kreislauf wird so ins Verdauungssystem gezogen.
- Die Haltung reguliert den Blutzucker und ist deshalb am besten für Diabetes geeignet.
- Sie können die Streckung in den Knöcheln und in den Oberschenkeln spüren.

Teil III

Erkrankungen durch die Lebensführung

Im Alter von 45 Jahren oder mehr – oder wenn Sie in die Wechseljahre kommen – fangen Sie vielleicht an, die ersten Anzeichen des Älterwerdens an sich zu bemerken. Diese Zeichen zeigen sich darin, dass Sie Symptome von Störungen spüren, die Sie aus Ihrer Familie kennen oder die mit Ihrer Lebensführung im Zusammenhang stehen, wie Stress oder graue Haare.

Es ist wichtig, dass Sie diese nicht einfach in einer fatalistischen Selbstaufgabe annehmen. Ich habe in vielen Fällen bemerkt, dass Patientinnen ihre Symptome einfach dem Älterwerden zuschreiben und sich ihrem Schicksal ergeben, ohne auch nur zu versuchen, die Herausforderung anzunehmen, ihren Lebensstil zu verändern oder die Anzeichen einer schlechteren Gesundheit infrage zu stellen. Es ist dafür nämlich erforderlich, dass Sie, sobald Sie die Frühsymptome etwa einer Arthritis an sich feststellen, eine gute medizinische Behandlung in Anspruch nehmen und potenzielle Gesundheitsstörungen nicht ignorieren.

In diesem wichtigen Stadium Ihres Lebens müssen Sie sich Ihrer Ernährungsgewohnheiten, Ihrer sportlichen Betätigungen und Ihrer anderen Verhaltensweisen im Zusammenhang mit Ihrer Lebensführung (Trinken, Rauchen, Schlafgewohnheiten) bewusst werden. Ich möchte Ihnen raten, nicht frei verkäufliche Mittel aus der Apotheke anzuwenden, um mit Ihren Symptomen umzugehen. Beispielsweise ist Aspirin zur Beseitigung eines chronischen Schmerzes nicht ideal, wenn es einen darunterliegenden Grund dafür geben könnte. Jährliche medizinische Untersuchungen sollten selbstverständlich für Sie sein, wenn Sie eine gesunde Lebensführung erhalten wollen. Ich würde sogar betonen wollen, dass eine rechtzeitige Behandlung einer Chronifizierung von Erkrankungen vorbeugen kann, die der Lebensführung zuzuschreiben sind.

Wenn Sie älter werden, ist es wichtig, dass Sie Ihr Leben so weiterführen können wie früher. Wenn eine Frau Ihrem Alter nachgibt, sich von Aktivitäten zurückzieht und keinen Sport mehr macht, dann wird sie unausweichlich irgendeine Erkrankung entwickeln, die sie daran hindert, an den täglichen Aktivitäten ihres Lebens teilzunehmen. Ich würde gern betonen, dass dies ein Lebensstadium ist, in dem man nicht notwendigerweise einen aktiven Lebensstil aufgeben muss. Sport, wenn auch vielleicht weniger körperlich fordernd, ist immer noch wichtig, um den Körper funkionsfähig zu erhalten. Eine gute Ernährung, gesellschaftliche Aktivitäten und einfach nur Dinge für sich selbst tun sind gerade in dieser Lebensphase wichtige Faktoren.

Unsere Lebensführung definiert uns. Es ist die Art, wie wir unser Leben führen, was wir tun, mit wem und wo. Unsere Lebensführung umfasst alles – von den

Speisen, die wir essen, bis zur Frage, wie wir mit den Menschen um uns herum in Kontakt treten, oder sogar, wie wir Dinge tun. Unsere Lebensgewohnheiten haben sich in den letzten Jahren dramatisch verändert. Wir sitzen viel mehr als früher. Wir haben Maschinen, die uns viel Arbeit abnehmen. Wir haben Autos und andere Verkehrsmittel, wenn wir verreisen wollen. Wir sind viel abhängiger von Bewegungen, die wir mit Hilfe von etwas anderem machen als mit unserem Körper. Immer mehr konsumieren wir ungesunde Nahrung und Fast Food, um Zeit zu sparen. Die Umwelt wird immer verschmutzter, weil es immer mehr Verkehr und Verkehrsmittel gibt. Das Leben wird immer hektischer für die meisten Menschen, und es gibt immer weniger Zeit für Entspannung. Und dann ist da auch noch die zunehmende Abhängigkeit von elektronischen Stimuli, seien es nun Mobiltelefone, Fernsehen oder Computer. Die Menschen erleben an ihrem Arbeitsplatz und in ihrem persönlichen Leben immer mehr Stress und können nicht mehr auf ihre persönlichen Lebensrhythmen achten. Kinder spielen kaum noch, da sie immer weniger Spielplätze haben oder vor den Fernsehern oder Videospielen kleben.

Während viele der genannten Punkte unausweichlich scheinen, bringen sie den Körper und den Geist, ohne dass wir dies wollen, ständig unter Stress und Anspannung. Mit dem Alltagsstress umgehen zu können, ist aber notwendig, um ein langes, gesundes Leben zu führen. Es gibt einige Schritte, die man tun kann, um mit diesem Stress umzugehen:

- Machen Sie regelmäßig Sport.
- Essen Sie gesunde und biologische Nahrung.
- Kochen Sie Ihre Mahlzeiten zu Hause und nehmen Sie sich zur Arbeit etwas zu essen mit.
- Wenn sie nur kleinere Entfernungen zurückzulegen haben, gewöhnen Sie sich an, zu Fuß zu gehen oder mit dem Rad zu fahren.
- Entspannen Sie sich eine Zeitlang während Ihres Tages, indem Sie einfach nichts tun oder im Garten sind.
- Kreieren Sie einen Rhythmus für Ihr Leben, bei dem Essenszeiten, Schlafenszeiten und sportliche Aktivitäten vorkommen.
- Verbringen Sie auch Zeit mit sich allein, am besten morgens, um über Ihren Tag nachzudenken und ihn zu planen.

Sich um seine Gesundheit zu kümmern, liegt in der Verantwortung jedes Einzelnen. Wir sind selbst verantwortlich für unsere Gesundheit und unser Wohlbefinden, denn das kann uns niemand abnehmen. Gewisse Vorkehrungen und Handlungsweisen können uns bei dieser Aufgabe helfen und wir sollten sie ergreifen und sorgfältig befolgen:

- Halten Sie sich an eine Regelmäßigkeit, vor allem beim Essen und Schlafen. Auf diese Weise werden Sie einen eigenen Lebensrhythmus finden und einhalten.
- Machen Sie regelmäßig Sport, nehmen Sie sowohl dehnende als auch herzaktive Übungen in Ihren Workout auf.
- Essen Sie nur gesundes Essen. Viele Früchte und Gemüse. Essen Sie abwechslungsreich.
- Entwickeln Sie gesunde Kochgewohnheiten.
- Meiden Sie Alkohol, rauchen, Kaugummi kauen.
- Entwickeln Sie ein gutes Stressmanagement. Nehmen Sie professionelle Hilfe in Anspruch, wenn Sie das Gefühl haben, Sie schaffen es nicht allein.

KAPITEL 9

Stress

Warum geraten Frauen unter Stress?

Frauen haben oft viele verschiedene Rollen, die sie ausfüllen: Sie sind Karrierefrau, Mutter, Pflegerin der Eltern, Ehefrau usw. Einerseits kann es sich gut anfühlen, so viel Verantwortung tragen zu können, aber die Anforderungen des Multi-Taskings können im Laufe der Zeit auch zu viel werden und manchmal sogar unmöglich zu bewältigen. So kommt es, dass Frauen sich von diesem Übermaß an Rollenverpflichtungen überfordert fühlen und sich manchmal in einem echten Burn-out wiederfinden.

Frauen tendieren dazu, anderen mehr zu geben als sich selbst. Sie verbringen oft einen Großteil ihrer körperlichen und emotionalen Energie mit der Familie, mit ihrer Arbeit, mit ihrem Haushalt – und vernachlässigen sich selbst oft vollständig. Viele Frauen fühlen sich selbstsüchtig, wenn sie sich um ihre eigenen körperlichen und emotionalen Bedürfnisse kümmern. Frauen haben auch eine Tendenz zum Perfektionismus und laden sich durch die hohen Erwartungen, die sie an sich haben, viel Stress auf.

Die hormonellen Veränderungen in ihrem Körper können die Verletzlichkeit einer Frau diesen Gefühlen gegenüber noch vermehren. Das kann im Laufe des monatlichen Menstruationszyklus und den damit verbundenen Veränderungen der Hormonwerte variieren, ebenso in den verschiedenen Lebensstadien. Auch nach einer Geburt fühlen sich Frauen oft Stress gegenüber mehr ausgeliefert als sonst. Und während der Wechseljahre können sie ein Gefühl von Stress oder Stimmungsschwankungen haben.

Symptome

- Stress-Symptome zeigen sich unter anderem in Anspannung, Depression oder Wut.
- Man hat Schwierigkeiten, Entscheidungen zu treffen.
- Die Frau leidet unter Stimmungsschwankungen, negativem Denken.
- Es gibt ein Übermaß an Rauchen, Trinken oder Essen.
- Man fühlt sich überfordert oder hilflos.

Stress ist ein Ausdruck des natürlichen Instinkts des Körpers, sich zu schützen. Aber anhaltender Stress kann negative Folgen für die körperliche und emotionale Gesundheit haben. Chronischer Stress erhöht die Risiken für eine Anzahl von Störungen, darunter Rückenschmerzen, Bluthochdruck, Schilddrüsenerkrankungen, sexuelle Dysfunktion, Magengeschwüre, Kopfschmerzen und Gewichtsprobleme. Andere körperliche Risiken können Hautprobleme, Essstörungen, emotionale Ausbrüche, Arthritis, Immunerkrankungen, Krebs und Schlafstörungen sein.

Der ganzheitliche Ansatz

- Planen Sie ausdrücklich Entspannungszeiten ein.
- Nehmen Sie sich Zeit, ausreichend zu schlafen, und schlafen Sie möglichst immer zur selben Zeit.
- Nehmen Sie sich Zeit, eine wirklich nährende Mahlzeit zu sich zu nehmen.
- Machen Sie regelmäßig Sport. Allein das kann das Risiko für verschiedene, mit Stress zusammenhängende Erkrankungen senken.
- Begrenzen Sie die Zeit, die Sie vor dem Fernseher, dem Computer oder im Internet verbringen.
- Nehmen Sie sich Zeit, über das Leben nachzudenken. Nehmen Sie, wenn nötig, dazu Hilfe in Anspruch.
- Machen Sie sich eine gute Zeitstruktur, streichen Sie unnötige Aufgaben.
- Treffen Sie Freunde und feiern Sie gelegentlich.
- Bleiben Sie organisiert.
- Halten Sie eine gute Kommunikation mit Ihrem Lebenspartner, mit Familienangehörigen und Freunden aufrecht.

Eine gute Struktur entwerfen

- Nehmen Sie sich täglich Zeit für sich. Das kann nur eine Viertelstunde sein, aber auch eine Stunde oder mehr. Gehen Sie in dieser Zeit Ihrer Lieblingsbeschäftigung nach – singen, ein Instrument spielen, gärtnern, malen.
- Praktizieren Sie jeden Tag 15-30 Minuten Tiefenatmung/Pranayama.
- Schreiben Sie am Ende des Tages Ihre Erlebnisse in ein Tagebuch, bevor Sie schlafen gehen.

Stress-Symptome

1. Akne

Akne beginnt gewöhnlich im Jugendalter. Sie ist eine Erkrankung, bei der die Haut Pickel zeigt, besonders im Gesicht, obwohl sie auch den Hals und den oberen Rücken betreffen kann.

Es kommt zu Ausschlägen, manchmal rötlich mit weißen Spitzen oder Köpfen. Diese Pickel können einzeln oder auch in Gruppen auftreten. Sie können sehr schmerzhaft sein und in der Größe sehr variieren. Sie können Narben hinterlassen, besondern wenn man sie häufig berührt auch mit den Fingern auszudrücken versucht. Sie können sich auch entzünden. Und die weißen Spitzen können manchmal schwarz werden.

Akne entsteht als Folge einer Überaktivität der Talgdrüsen (sebaceous glands). Die Rolle des Talgs besteht darin, die Haut feucht bleiben zu lassen. Es ist eine Absonderung von Öl. Wenn dies jedoch im Übermaß abgesondert wird und wenn man die Haut nicht angemessen reinigt, dann verstopfen die Poren und es kann sich Akne entwickeln. Aufgrund von hormonellen Veränderungen kommt es im Jugendalter oft zu einer übermäßigen Absonderung von Talg. Schuppen, fettreiche Ernährung, Fast Food, Verstopfung, Stress, unregelmäßige Menstruationen, Übergewicht, Hygienemangel und eine unregelmäßige Hautpflege können dazu beitragen. Hormonelle Störungen wie PCOS, eine Unterfunktion der Schilddrüse und hohe Testosteronwerte sind möglicherweise ebenfalls beteiligt.

Vorbeugung

- Waschen sie sich wenigstens zweimal täglich das Gesicht mit einer milden Seife oder einem Kräuterprodukt.
- Achten Sie darauf, ob Sie Schuppen haben, benutzen Sie regelmäßig ein Shampoo und setzen Sie notfalls auch Medikamente ein.
- Vermeiden Sie Fast Food und frittierte Speisen.
- Trinken Sie viel Wasser, essen Sie frisches Obst und frisches Gemüse, achten Sie auch auf Ballaststoffe in Ihrer Ernährung.
- Machen Sie regelmäßig Sport, damit Ihre Haut besser atmet, der Fluss des Kreislaufs zur Haut verbessert wird und die Poren nicht verstopfen.
- Berühren Sie die Pickel nicht und drücken Sie sie nicht aus.
- Vermeiden Sie Verstopfung.

Der ganzheitliche Ansatz

Wenn wir Akne von einem ganzheitlichen Ansatz her betrachten, dann müssen wir in Betracht ziehen, ob es genetische Faktoren gibt, wie der emotionale und geistige Zustand des Menschen vor und nach dem Auftreten der Störung beschaffen war oder ob es eine Beteiligung anderer Organe, Systeme und ihrer Funktionen gibt.

Zuallererst versuchen wir mit Hilfe einer ganzheitlichen Anamnese herauszufinden, was die wirkliche Ursache ist. Die Behandlungen konzentrieren sich dann auf eine Entgiftung des Systems, wodurch die Verdauung verbessert und eine Verstopfung verhindert wird. Wenn es irgendwelche hormonellen Abweichungen gibt, dann korrigieren wir sie durch entsprechende Behandlungen und Medikamente. Wir versuchen die Ernährungsgewohnheiten und den Lebensstil zu analysieren und schlagen notwendige Veränderungen vor.

Eine allgemeine Beratung wird durchgeführt, um der Frau zu helfen, die Peinlichkeit und Schwierigkeit zu überwinden, dass Menschen sie anschauen.

Faktoren, die zu der Störung beitragen, wie beispielsweise Schuppen, müssen mit geeigneten Mitteln behandelt werden.

Medikamente, mit denen man die Behandlung fortführen kann, werden verschrieben, ebenso wird ein Ernährungsplan aufgestellt, Yogaübungen werden vermittelt, ebenso einfache Entwicklungsschritte oder Behandlungen, die man auch zu Hause ausführen kann.

Behandlungen im Zentrum wären unter anderem Sirodhara, Abhyanga, Kräuterpackungen, Schlammbehandlungen.

Homöopathie

- Kalium Brom kann zweimal täglich eingenommen werden, um die Pickel zu vermindern.
- Berberis Aquifolium Q: Anwendung auf dem Gesicht kann die Akne vermindern.
- Akne kann auch eine Folge von Magenproblemen sein und dann ist Nux Vomica ein gutes Heilmittel.
- Erwachsenenakne kann auch durch hormonelle Veränderungen verursacht werden. Das muss untersucht und mit einer geeigneten homöopathischen Anamnese erforscht werden.

Naturheilkunde

- Waschen Sie Ihr Gesicht regelmäßig mit einer Paste aus Mungbohnenmehl, gemischt mit Gelbwurzpulver und Rohmilch.
- Bedampfen Sie Ihr Gesicht mit Wasserdampf, in dem Sie Tulsi und Neemblätter abgekocht haben.
- Streichen Sie eine Maske aus weichen Guavenblättern, Neemblättern und Gelbwurz auf Ihr Gesicht und waschen Sie sie nach 20 Minuten wieder ab.
- Eine Maske aus Heilerde und Joghurt kann auch helfen.
- Masken aus zerquetschten Früchten wie Bananen und Papayas können helfen.

Ayurveda

Der Ansatz besteht darin, die darunterliegende Ursache durch geeignete Behandlungen zu heilen. Entgiftung spielt dabei eine große Rolle und besonders Virechanam mit passenden Kräutern.

- Medikamente sind ebenfalls sehr wichtig.
- Äußere Anwendungen wie Eladi Choornam mit Milch helfen, die Akne zu heilen und Narben vorzubeugen.
- Um die Schmerzen zu vermindern, kann Zimtpulver mit Wasser vermischt äußerlich aufgetragen werden.
- Eine Paste aus Rotem Sandal und Kasturi Manjal hilft, eine Narbenbildung zu verhindern.
- Pfefferminzblätter und eine Gelbwurzpaste helfen, die Haut zu klären.

- Wenn der Zustand der Haut zu Depression führt, dann sollte auch dieser Aspekt behandelt werden.

Yoga

Yoga spielt eine bedeutsame Rolle bei der Regulierung der Hormone, denn es verbessert den Hautkreislauf, beruhigt den Geist und verbessert ganz allgemein die Gesundheit.

2. Haarausfall

Haarausfall kann bedeuten, dass man entweder Kopfhaar verliert oder dass die Körperbehaarung sich verändert. Dafür kann es eine ganze Reihe von Gründen geben, darunter umweltbedingte, ernährungsbedingte, genetische oder infektionsbedingte Gründe.

Ursachen

- Diabetes
- Pilzinfektionen
- Haarbehandlungen (Chemikalien in Spülungen oder Haarverstärkern)
- Genetische Störungen
- Hormonveränderungen
- Schilddrüsenüberfunktion und Schilddrüsenunterfunktion
- Eisenmangel oder Unterernährung im allgemeinen.
- Medikamente (Nebenwirkungen von allopathischen Medikamenten, darunter Chemotherapie, anabolischen Steroiden, Anti-Baby-Pille)
- Infektion der Kopfhaut
- Sekundäre Syphilis
- Stress

Der ganzheitliche Ansatz

Naturheilkundliche und ganzheitliche Behandlungen sind eine sanfte und wirksame Alternative zu einer Behandlung des Haarausfalls mit aggressiven Chemikalien. Wenn man Kräutermedikamente und homöopathische Mittel einsetzt, hilft das, gesunde starke Haare zu bekommen, es verbessert den Kreislauf, das hormonelle Gleichgewicht und die Funktion der Schilddrüse. Es ist ratsam, die Haare jeden Tag oder wenigstens jeden zweiten Tag zu waschen und dabei ein wasserverdünntes Kräutershampoo oder Babyshampoo zu benutzen. Schuppen usw. sollten durch geeignete Behandlungen mitbehandelt werden, da sie zum Haarausfall beitragen können.

Ayurveda
Ayurvedische Kräuter-Haaröle wie Neelibringadi Tailam, Kayyunyadi Tailam usw. sind hilfreich, um je nach Störung den Haarwuchs anzuregen.

Ernährung

- ❖ Melonen, Beeren, Bananen, Orangen, Äpfel und viele andere Früchte können Ihren Körper mit Vitaminen versorgen und so einen Haarausfall vermindern.
- ❖ Während alle Gemüsesorten Ihrem Haar zusätzliche Vitamine schenken, sind diejenigen, von denen Ihr Haar am meisten profitiert, die Gemüsesorten mit grünen Blättern, wie beispielsweise Spinat oder Kohl.
- ❖ Wenn Sie mehr Milch und Milchprodukte wie Milch und Käse, aber auch Eier verzehren, dann kann das die gesamte Gesundheit Ihrer Haare verbessern, indem es sie mit Vitamin B 12 und Proteinen versorgt.
- ❖ Wenn Sie mageres, gesundes Fleisch verzehren oder mehr Hühnchen, Nüsse, Fisch und Innereien wie Leber essen, dann versorgen Sie damit Ihre Haarfollikel mit den Vitaminen, die sie für eine optimale Funktionsfähigkeit brauchen.
- ❖ Wenigstens 8 Gläser Wasser täglich trinken wird Ihnen helfen, die notwendigen Nährstoffe zu Ihren Haaren zu transportieren und Ihre Haarschäfte gut befeuchtet und stark zu halten.

3. Vorzeitiges Ergrauen

Vorzeitiges Ergrauen bedeutet, dass Ihr Haar schon in jungen Jahren, etwa vor dem 35. Geburtstag, grau wird. Graues Haar wird verursacht durch die langsame Abnahme der Melaninproduktion in Ihren Haarfollikeln. Melanin ist das Pigment, das Ihrem Haar die Farbe und Kämmbarkeit verleiht. Das Maß an Farbe in Ihrem Haar ist davon abhängig, wie viel Melanin jedes einzelne Haar enthält. Irgendwann fängt das Haar an, seine Farbe und Kraft zu verlieren, wenn weniger Melanin im Haarfollikel vorhanden ist, das Haar wird dann trockener, brüchiger und dünner. Manchmal kommt es dadurch auch zu Haarausfall.

Ursachen

- Eine unzureichende Nährstoffaufnahme in Ihrer Ernährung ist eine der wichtigsten Ursachen des vorzeitigen Ergrauens Ihrer Haare. Ein Vitamin-B-Mangel, zu wenig Eisen, Kupfer oder Jod in Ihrer Nahrung sind angeblich dafür verantwortlich, dass es zu diesem Problem kommt.
- Lange Perioden von Stress und Angstzuständen können sich auf Ihre Haargesundheit auswirken. Stress kann auch einen negativen Effekt auf Ihre Kopfhaut haben, was sich wiederum auf die Versorgung mit lebenswichtigen Nährstoffen auswirkt, die für Ihre Haargesundheit notwendig sind.
- Erbfaktoren: Wenn Ihre Vorfahren auch schon früh ergraut sind, dann haben Sie wahrscheinlich diese Anlage geerbt. Vorzeitiges Ergrauen jedenfalls kommt oft in ganzen Familien vor. In manchen Familien hat man bemerkt, dass viele Familienmitglieder im selben Alter, manche sogar schon mit 20 Jahren, graue Haare bekommen.
- Hygiene: Eine unsaubere Kopfhaut schwächt die Haarwurzeln, da Schmutz und Öl sich auf der Kopfhaut ansammeln. Dies verhindert eine angemessene Blutversorgung der Haarschäfte durch die Haarwurzeln und verursacht vorzeitiges Grauwerden.
- Bestimmte Erkrankungen, wie eine Schilddrüsen-Dysbalance, Weißfleckenkrankheit, ein Vitamin-B-12-Mangel, Anämie usw., können mit dem vorzeitigen Ergrauen in Zusammenhang gebracht werden.

Vorbeugung

Es gibt wenig, was man tun kann, um ein vorzeitiges Ergrauen der Haare zu beeinflussen, wenn es sich dabei um eine Erbstörung handelt. Man kann allerdings in jedem Fall einige vorbeugende Maßnahmen ergreifen, um auch in diesem Fall ein vorzeitiges Ergrauen zu verhindern.

- Die Ernährung spielt beispielsweise eine wichtige Rolle, wenn man einem vorzeitigen Grauwerden der Haare vorbeugen oder es wenigstens zum Stillstand bringen will. Essen Sie darum viel Obst und Gemüse, die Vitamine und Mineralien enthalten. Essen Sie dunkelgrüne Gemüse, gelbe Früchte, Blumenkohl, Bananen und Tomaten. Meiden Sie fetthaltige, frittierte und scharfgewürzte Nahrungsmittel.
- Nehmen Sie Vitamin B-12 und Panthothensäure (Vitamin B-5) als Nahrungsergänzungsmittel zu sich. Trinken Sie viel Wasser.
- Eine gute Haarpflege ist ausschlaggebend, um eine gesunde Haarstruktur und starke Haarwurzeln zu erhalten.
- Benutzen Sie Shampoo und Spülungen, die mild sind und zu Ihrem Haartypus passen.
- Waschen Sie sich möglichst nicht die Haare mit heißem Wasser.
- Massieren Sie die Kopfhaut mit den Fingern, um eine gute Blutzirkulation in der Kopfhaut sicherzustellen.
- Halten Sie sich immer von gefährlichen Chemikalien fern, die Sie auf Ihr Haar geben könnten, beispielsweise Haarfärbemittel, Haarstyling-Gels usw.
- Treiben Sie regelmäßig Sport, damit der Blutkreislauf in Gang gehalten wird.
- Schlafen Sie ausreichend, um das Grauwerden der Haare zu vermeiden.

Der ganzheitliche Ansatz

Eine ganzheitliche Anamnese sollte erfolgen, um die Ursache des Problems herauszufinden. Es ist oft möglich, das Ergrauen rückgängig zu machen, besonders, wenn es mit einer darunterliegenden Erkrankung zu tun hat. In Fällen von Vererbung kann das Ergrauen nicht rückgängig gemacht werden, aber man kann es auf wirksame Weise kontrollieren.

Homöopathie

Homöopathische Medikamente sind meist konstitutionell und individuell, daher sehr spezifisch. Sie unterstützen dabei, die weitere Ausbreitung des Grauwerdens zu kontrollieren, indem man die darunterliegenden Ursachen behandelt. Zusammen mit den Behandlungen muss die Ernährung überprüft und gegebenenfalls korrigiert werden. Medikamente zusammen mit einer speziellen Diät und Yoga sowie einfache Schritte für Behandlungen zu Hause bringen meist den gewünschten Erfolg.

Naturheilkunde

Kopfmassagen, gefolgt von Tromapackungen, können, wenn man sie regelmäßig ausführt, ein Ergrauen verhindern.

Ayurveda

Spezielle medizinsiche Kräuter-Haaröle werden eingesetzt, um ein Ergrauen rückgängig zu machen oder ihm vorzubeugen. Die Öle werden in die Kopfhaut und in die Haare einmassiert. In manchen Fällen wird auch mit diesen Ölen ein Stirnguss verabreicht.

Einige dieser Öle sind Neelibhringadi, Bhringamalaki und Kaiyyunyadi.

Hausmittel

- ❖ Kochen Sie einige Amla-Beerenstücke in Kokosnussöl, bis sie schwarz werden. Reiben Sie diese Mischung in Ihr Haar.
- ❖ Reiben Sie Ingwer und mischen Sie es mit einem Löffel voll Honig. Essen Sie diese Mischung jeden Tag.
- ❖ Massieren Sie Kokosnussöl und Zitronensaft in Ihre Kopfhaut ein. Kochen Sie Curryblätter in Kokosnussöl, bis die Blätter schwarz werden. Massieren Sie dies wie ein Haartonikum in Ihre Kopfhaut. Curryblätter enthalten ein natürliches Pigment, dass hilft, die natürliche Färbung des Haares wieder zurückzubringen. Curryblätter können auch mit Buttermilch oder Joghurt benutzt werden, um Ihr Haar davor zu bewahren, grau zu werden.

Vakrasana (sitzende Haltung)

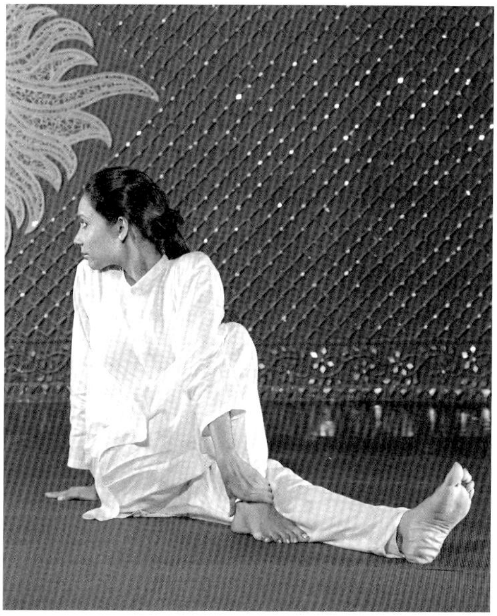

- Setzen Sie sich mit ausgestreckten Beinen hin.
- Beugen Sie das rechte Bein im Knie und platzieren Sie den rechten Fuß neben den linken inneren Oberschenkel.
- Beim Einatmen drehen Sie den Oberkörper langsam nach rechts und legen Sie die rechte Handfläche hinter der Wirbelsäule ab, so nah wie möglich an der Wirbelsäule, sodass die Wirbelsäule gerade bleibt.
- Halten Sie den rechten Knöchel mit der linken Hand fest.
- Beim Austamen drehen Sie den Kopf nach hinten.
- Halten Sie die Position und atmen Sie normal.
- Beim Einatmen drehen Sie den Kopf nach vorn, lassen Sie die rechte Hand los und lassen Sie langsam auch die linke Hand los und strecken Sie das rechte Bein aus.
- Entspannen Sie die Haltung und wiederholen Sie sie dann auf der anderen Seite.

Wirkung:

Vakrasna ist eine Drehübung der Wirbelsäule. Die Übung stärkt den unteren Rücken und die Hüften.

Veerabhadrasana

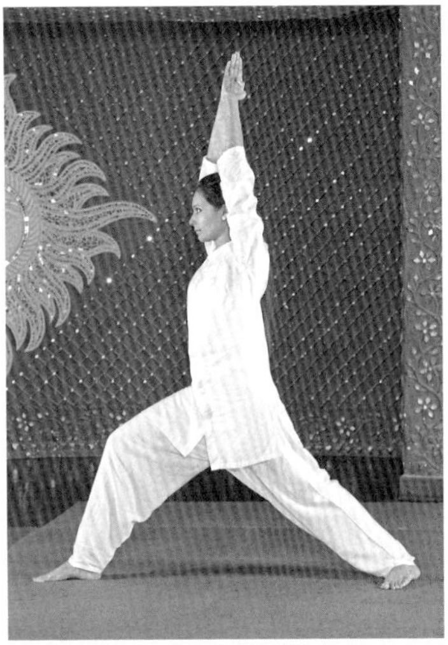 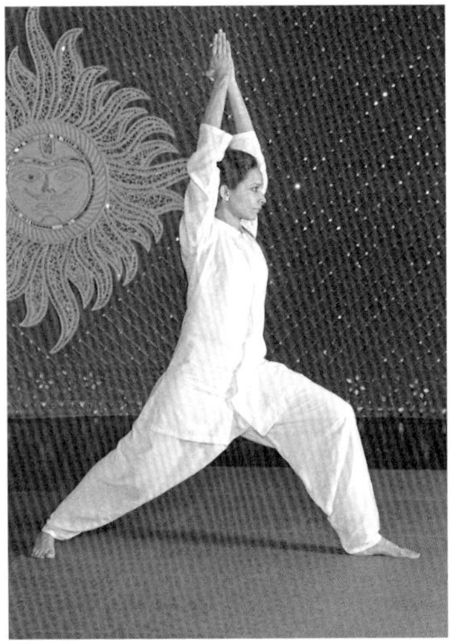

- Stehen Sie mit gespreizten Beinen auf dem Boden.
- Beugen Sie das rechte Bein im Knie um 90 Grad.
- Drehen Sie den rechten Fuß nach rechts außen.
- Atmen Sie ein und heben Sie die Arme auf Schulterhöhe zur Seite hoch. Atmen Sie aus und drehen Sie den Oberkörper nach rechts.
- Atmen Sie ein und heben Sie die Arme hoch über den Kopf und legen Sie dann die Handflächen in der Gebetsposition (Namaskar Mudra) zusammen.
- Atmen Sie normal.
- Das linke Knie sollte gestreckt sein.
- Sie können die Drehung in der Wirbelsäule spüren und die Dehnung in der Schulter.
- Atmen Sie aus und bringen Sie die Arme nach unten auf Schulterhöhe.
- Atmen Sie ein und drehen Sie die Wirbelsäule nach vorn.
- Atmen Sie aus und bringen Sie die Arme nach unten, strecken Sie das rechte Knie und drehen Sie den Kopf nach vorne.
- Entspannen Sie sich in der stehenden Position.
- Lassen Sie los und entspannen Sie die Position.

Wirkung:
Diese Haltung stärkt die Knie und unteren Extremitäten.

KAPITEL 10

Altern

Frauen altern heute aufgrund der Vielfalt der Rollen, die sie in ihrem Leben spielen, schneller als früher – außerdem aufgrund des Stresses, weil sie ihre Ernährung nicht gut planen und zur richtigen Zeit einnehmen, aufgrund ihres Bewgungsmangels usw. Als Folge der Hormonveränderungen, durch die Frauen in den verschiedenen Lebensstadien gehen, zeigen sich die Anzeichen für das Altern bei ihnen stärker.

Unsere Zellen verändern sich ständig. Diese Zellen erneuern und vervielfältigen sich kontinuierlich und helfen uns so zu wachsen. Aber von einem gewissen Alter an und als Folge von schlechten Ernährungsgewohnheiten, Bewegungsmangel, Giftstoffen und Umweltverschmutzung, aufgrund des emotionalen und geistigen Stresses und der Anstrengungen des Lebens verlangsamt sich die Zellerneuerung. Dieses Verlangsamen zeigt sich in jedem und allen Teilen unseres Körpers, besonders in den Gelenken, den Nerven, der Haut und dem Haar. Man nennt dies die Anzeichen des Alterns.

Pflege vor und nach den Wechseljahren

Der Östrogen-Absturz während der Wechseljahre verursacht bei den Frauen eine Menge Stress, und zwar auf unterschiedlichen Ebenen ihres Lebens, was den Alterungsprozess beschleunigt. Hinzu kommen hormonelle Auswirkungen auf die Haut, den Stoffwechsel, das Haar und den Muskeltonus, die sie auch beeinträchtigen. Deshalb sollten Frauen sich besonders gut um sich kümmern, am besten noch bevor das Stadium der Wechseljahre eingesetzt hat.

Vorbeugung

Was Sie tun können, um den Altersprozess zu verlangsamen

Eine geregelte und gesunde Lebensführung einzuhalten, kann Ihnen helfen, fit, schön, gesund und glücklich zu bleiben.

- Wachen Sie morgens mit einer positiven Einstellung auf.
- Planen Sie Ihren Tag.
- Trinken Sie 2-3 Gläser Wasser, wenn Sie aufwachen, gefolgt von Zitronensaft, Gemüsebrühe oder einer bis zwei Tassen grünem Tee.
- Machen Sie wenigenstens 30 Minuten lang Körperübungen. Es kann Yoga sein, Walken/Aerobic oder einfach nur Gymnastik.
- Praktizieren Sie Meditation und Pranayama, um Ihren Geist ruhig und voll Freude zu halten.
- Essen Sie ein gesundes, vollwertiges Frühstück aus Getreide/Vollkornbrot, Obst und eingeweichten Mandeln.
- Essen Sie Speisen mit einem hohen Anteil an Ballaststoffen, wie frisches Gemüse, Obst und Vollkorn.
- Kalziumreiche Nahrungsmittel wie Hirse, Gerste, grünes Blattgemüse und fettarme Milchprodukte sollten in Ihrer Ernährung nicht fehlen.
- Essen Sie auch Nahrungsmittel mit einem hohen Gehalt an Eisen, dazu zählen Datteln, schwarze Rosinen, Spinat und Rote Bete.
- Vermeiden Sie Fast Food, da dieses zu Verdauungsstörungen und einer Gewichtszunahme führen kann.
- Essen Sie viel Obst und Gemüse, so viel wie möglich roh. Trinken Sie mindestens 8-10 Gläser Wasser pro Tag.
- Nutzen Sie Reste von Obst und Gemüse als Masken für die Haut.
- Joghurt, Quark, Kokosnussmilch, Kichererbsenmehl, Gelbwurz, Honig und Zitronen sollten alle in unterschiedlichen Kombinationen als Masken eingesetzt werden.
- Ölen Sie Haar und Körper wenigstens 2-3-mal pro Woche ein, und zwar bevor Sie baden.
- Geben Sie Zitronensaft in Ihr Badewasser, sodass Gerüche getilgt werden und Sie sich erfrischt fühlen.
- Benutzen Sie Kräuterprodukte für Ihren Körper und Ihr Haar. Halten Sie Zeit für sich selbst frei und gehen Sie Ihren Hobbys nach, hören Sie gute Musik, lesen

Sie aufbauende Lektüre und schauen Sie Programme an, die Sie zum Lachen bringen.
- Stellen Sie die Füße in ein Fußbad, während Sie fernsehen. Geben Sie Salz in das Wasser, das löst die Müdigkeit.
- Finden Sie Zeit, sich mit Freunden zu treffen.
- Stellen Sie sicher, dass Sie wenigstens sieben Stunden lang schlafen.
- Trinken Sie ein Glas warme, fettarme Milch, bevor Sie ins Bett gehen.
- Planen Sie wenigstens zweimal im Jahr einen Urlaub, am besten mit Freunden!
- Erlauben Sie sich entspannende und pflegende Behandlungen wie Fußpflege, Masken und Körpermassagen, wenigstens einmal im Monat.
- Gönnen Sie sich wenigstens einmal im Jahr ein Anti-Aging-, Verjüngungs- und Entgiftungsprogramm, das 15-21 Tage dauert.

Der Spruch: Vorbeugen ist besser als heilen, gilt besonders für den Prozess des Älterwerdens. Ein gesunder, stressfreier Lebensstil ist notwendig, um den Alterungsprozess aufzuhalten. Man sollte sich auch geistig in eine positive Richtung bewegen. Regelmäßige Behandlungen wie Massagen und Entspannungstechniken, pflegende Behandlungen wie Masken und Reflexzonentherapie helfen, den Stress auszusperren. Man sollte zudem noch Fast Food vermeiden und regelmäßig Yoga praktizieren.

Altwerden ist ein langsamer Prozess und geschieht nicht über Nacht. Schon nach dem Jugendalter – im Allgemeinen mit der ersten Schwangerschaft – setzt der Alterungsprozess bereits ein. Wenn man sich während seiner Jugendzeit nicht um seine Gesundheit und einen gesunden Tagesablauf gekümmert hat, dann verläuft er schneller. In jedem der Lebensstadien einer Frau sollte die Selbstfürsorge an oberster Stelle stehen. Dabei geht es nicht nur darum, das körperliche Selbst zu pflegen, sondern auch die geistigen und emotionalen Aspekte.

Die Zellregeneration hört an einem bestimmten Punkt auf. Stress, schlechte Angewohnheiten wie Rauchen oder Alkoholtrinken, unregelmäßiges und ungesundes Essen, Bewegungsmangel, bestimmte Krankheiten, Giftstoffe, zu viele Sonnenbäder – all dies trägt dazu bei, dass man schneller altert.

Wenn man dagegen einen gutstrukturierten Tagesablauf hat, der eine gute, nahrhafte Ernährung beinhaltet, dann wird der Alterungsprozess deutlich verlangsamt. Täglicher Sport mit kreislaufanregenden Bewegungen und yogische Techniken wie Atmen, Pranayama und Meditation sowie gute Entspannungstechniken für den Geist, gesunde Hobbys, die einem helfen, ruhig und fröhlich zu bleiben, tägliche Haut- und Haarpflege, das Vermeiden von schädlichen Stoffen beispielsweise auch in Kosmetika, stattdessen Schönheitsprodukte aus der Palette der Natur wie Milchcremes, Gelbwurz, Rosenwasser, Früchte und Gemüse, Schlamm usw. werden empfohlen. Es war schon im alten Indien üblich, dass sich die Frauen ihre Haut und ihr Haar mit medizinischem Öl täglich gepflegt haben, dies kann man in alten Ayurveda-Texten lesen. Man sollte sich bemühen, den Körper auch innerlich rein zu halten, am besten durch dafür geeignete Entgiftungsmaßnahmen wie gelegentliche Einläufe, Fasten, Reinigungsdiäten usw.

Der ganzheitliche Ansatz

Ganzheitliche Behandlungen, die den Alterungsprozess verzögern, arbeiten auf verschiedenen Ebenen. Sie beinhalten Behandlungen aus dem Ayurveda, das einen besonderen Zweig hat, der Panchakarma genannt wird. Wenn man solch eine Behandlung einmal im Jahr durchführt, dann hat dies sichtbare Wirkungen auf den Erhalt der Jugendlichkeit, abgesehen von den naturheilkundlichen Behandlungen und dem Yoga. Akupunktur und die orientalischen Heiltechniken tragen auch viel dazu bei, dass der Alterungsprozess verlangsamt wird.

Ganzkörpermassagen mit medizinischem Öl helfen, Stress aus dem Körper zu entfernen, abgesehen davon, dass sie Ihre Haut gesund erhalten und die Struktur bewahren. Sie vermindern die Faltenbildung der Haut und schützen das Haar davor, grau und schuppig oder dünn zu werden. Sie verbessern den Muskeltonus und schützen die Beweglichkeit der Gelenke. Sie sichern auch einen guten Schlaf.

Homöopathie

Homöopathische Heilmittel, die nach der eigenen Konstitution verordnet werden, können die Gesundheit erhalten und den Alterungsprozess verlangsamen.

Naturheilkunde

Naturheilkundliche Behandlungen wie Fasten oder Reinigungsdiäten – kombiniert mit hydrotherapeutischen Behandlungen wie Einläufen und Darm-Hydrotherapie – stellen sicher, dass Sie sich auch von innen wirklich reinigen. Sie sollten sich eine solche Reinigung regelmäßig gönnen, allerdings nur nach Rücksprache mit Ihrem Arzt. Hydrotherapie, Massagen, Frucht- und Gemüsepackungen sowie Schlammbäder helfen, die Haut gesund und rein aussehen zu lassen und die inneren Organe gesund funktionieren zu lassen.

Akupunktur gilt heute vielfach als Geheimtipp, um die weithin sichtbaren Alterserscheinungen – die Falten – zum Verschwinden zu bringen. Akupunktur kann aber viel mehr – sie kann die Gelenkfunktion zurückbringen, die Körperhaltung verbessern, den Schlaf besser machen, die Hormone ausgleichen und für das allgemeine Wohlbefinden eines Menschen sorgen. Orientalische Heiltechniken wie Reflexzonenmassagen und Akupressur bringen tiefe Entspannung in die Nerven und stimulieren die inneren Organe.

Ayurveda

Behandlungen wie Sirodhara, Pizhichil, Navarakizhi und Patrapinda Swedam bringen die Jugendlichkeit und die Kraft zurück. Sirodhara hat einen positiven Effekt auf die Stressbewältigung und stärkt Ihr Nervensystem. Er hat eine Wirkung auf das autonome Nervensystem und auch auf das System der Hypophyse, das die gesamte Hormonausschüttung des Körpers kontrolliert. Und, wie wir alle wissen, spielen Hormone eine große Rolle bei der Erhaltung der Jugendlichkeit.

Pizhichil, Navarakizhi und Patrapinda Swedam haben tiefenwirksame Effekte auf die Veränderungen des Alterungsprozesses in den Zellen und Geweben. Diese Behandlungen kehren nicht nur die Veränderungen um, sondern beugen auch einer weiteren Verschlimmerung vor, wenn man sie regelmäßig durchführt. Eine ayurvedische Panchakarma-Kur, die man entsprechend seiner eigenen Konstitution und seinen Symptomen durchführt, sind am wirksamsten, um den Alterungsprozess zu verlangsamen.

Kapseln mit Gandha Tailam, regelmäßig eingenommen, helfen, die Knochendichte zurückzugeben, und verhindern degenerative Veränderungen. Soubhagya Shunti Pakam, Satavari Gulam und Balarishtam helfen dabei, mit den Symptomen der Wechseljahre fertigzuwerden und die weibliche Gesundheit wiederherzustellen. Rasayana Behandlungen können auch regelmäßig durchgeführt werden.

Yoga

Yoga hat einen ganzheitlichen Ansatz und hilft in der Vorbeugung und Heilung des Alterungsprozesses. Es arbeitet sowohl auf körperlicher wie auch auf geistiger, emotionaler und spiritueller Ebene. Es ist die beste Praxis, um eine Verminderung der Körpergröße in der Körperhaltung vorzubeugen, die im allgemeinen als Folge des Alterungsprozesses entsteht. Sonnengrüße und Pranayamas wie Brahmari, Kapalabhati und Nadi Shodhana helfen, den Alterungsprozess gar nicht erst entstehen zu lassen.

Vipareeta Karani Asana
(Haltung mit angehobenen Beinen)

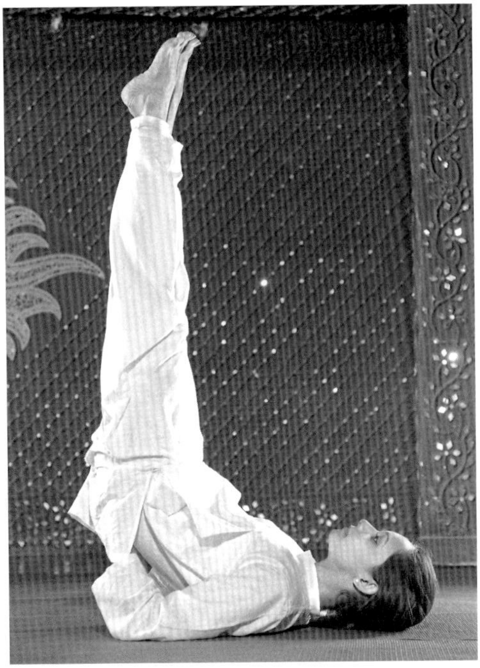

- Legen Sie sich auf den Rücken, die Beine aneinander, die Hände neben dem Körper.
- Lassen Sie die Handflächen nach unten zeigen.
- Atmen Sie ein und heben Sie beide Beine hoch, wenn möglich, bis zu 90 Grad.
- Lassen Sie die Knie gestreckt sein.
- Wenn Sie im Rücken Anspannung spüren, dann legen Sie die Hände unter die Hüften.
- Halten Sie die Position mit normalem Atem.
- Sie spüren, wie sich Ihre Bauchmuskeln anspannen.
- Beim Ausatmen bringen Sie die Beine langsam wieder nach unten, aber ohne heftige Bewegungen.
- Halten Sie die Beine gespreizt, die Hände vom Körper entfernt und entspannen Sie sich.

Wirkung:
Hier wird der Blutkreislauf in Richtung Bauchregion gezogen, und auf diese Weise verbessern sich die Verdauung und die Bauchmuskulatur.

Vyagrasana

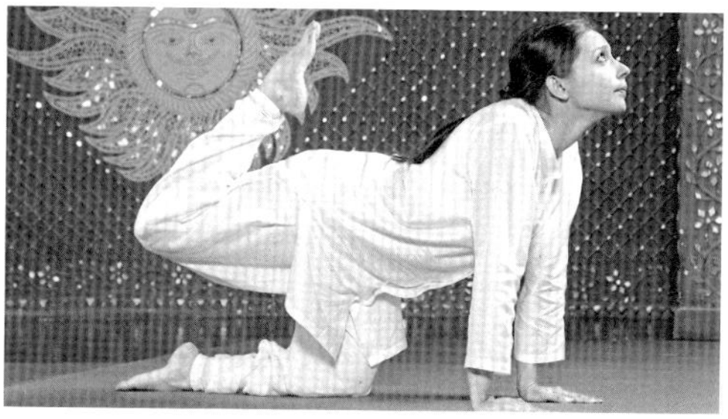

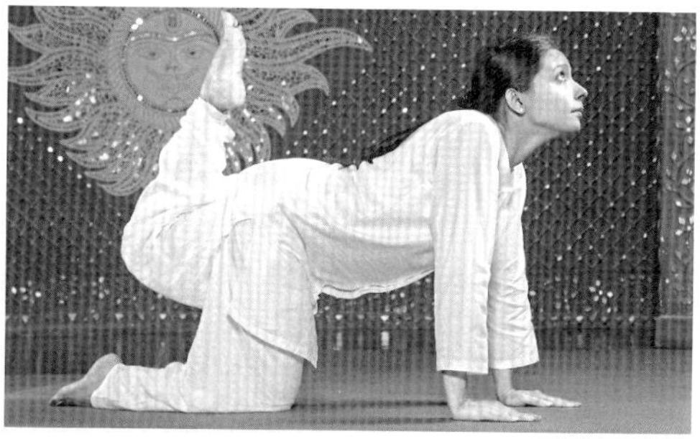

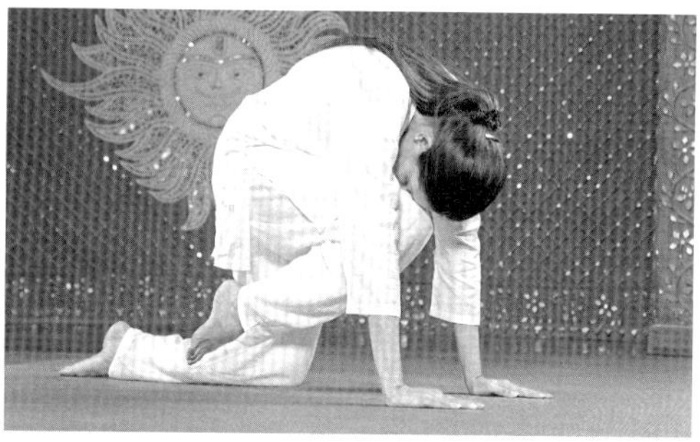

- Stellen Sie sich auf alle viere.
- Lassen Sie die Handflächen in angenehmem Abstand vor den Knien sein.
- Lassen Sie die Knie in Schulterbreite voneinander auf dem Boden stehen.
- Einatmend schieben Sie die Wirbelsäule nach unten und heben Sie den Kopf hoch. Gleichzeitig heben Sie bitte ein Bein an, sodass die Zehen in Richtung Ihres Scheitelpunktes zeigen.
- Beim Ausatmen heben Sie die Wirbelsäule und beugen Sie den Kopf nach unten, bringen Sie das Knie von unter der Hüfte nach vorn und berühren Sie mit dem Knie Ihre Nase.
- Wiederholen Sie dies ein paar Atemzüge lang mit jedem Bein.

Handgelenksbewegungen

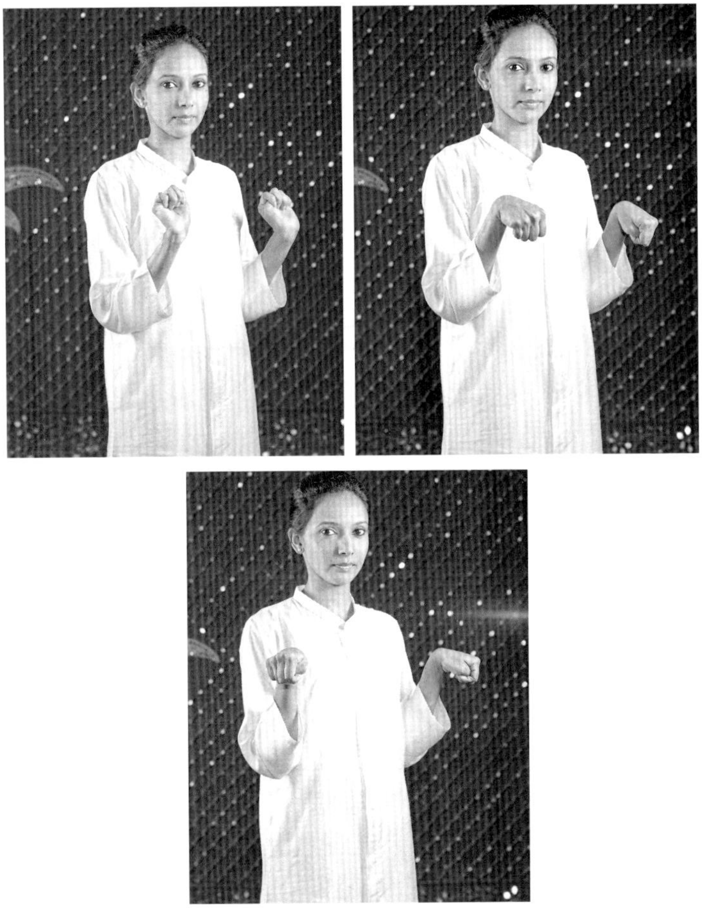

- Halten Sie die Ellenbogen fest.
- Machen Sie Fäuste aus Ihren Händen.
- Bewegen Sie langsam die Hände auf und ab, dann zu den Seiten, und bilden Sie dann einen Kreis in beide Richtungen. Lassen Sie die Bewegungen ganz langsam sein.

Schlussbemerkung

Es war schon seit meiner Kindheit mein Traum, ein Buch zu schreiben, das sich der Gesundheit von Frauen widmet, da ich meine Mutter unermüdlich eine kleine homöopathische Klinik in meiner Geburtsstadt betreiben sah. Sie war die einzige Ärztin im Waldgebiet von Wayanad in Kerala. Sehr oft wurden ihr schwierige Fälle gebracht, die als unbehandelbar von allopathischen Ärzten aufgegeben worden waren. Ich erinnere mich daran, wie diese Patienten in ihre Klinik kamen, manche mitten in der Nacht, und wie sie sie alle behandelte, mit einem Lächeln auf dem Gesicht.

Ich lernte so viel, einfach nur dadurch, dass ich ihr zusah. Und selbst jetzt, wo ich im SOUKYA lebe, mit meiner Frau Suja und unseren drei Kindern, Anna, Matthew und John, ist es mir sehr wichtig, dass ich mir Zeit nehme und meine Mutter in Kerala besuche. Sie wird für immer meine Inspirationsquelle bleiben.

Im Laufe der Jahre habe ich erkannt, wie es kommt, dass die Gesundheit von Frauen ein so unbeachtetes Thema in diesem Land ist. In der heutigen Welt jonglieren die Frauen mit vielfältigen Rollen – von den ersten Pflegepersonen der Kinder bis zu Managerinnen großer Unternehmen. Sie arbeiten eigentlich immer. Und das hat natürlich Folgen für ihre Gesundheit, jedenfalls früher oder später.

Als ich in den 90er Jahren mein Zentrum für ganzheitliche Medizin aufmachte, lachten die Leute mich aus. Sie sagten, ich würde einen großen Fehler machen, so viel Zeit und Geld in dieses Zentrum zu stecken. Aber ich habe nicht aufgegeben und bin bei meiner Entscheidung geblieben. Und ich bin froh, dass ich das getan habe. Ich arbeite nun hier seit mehr als 25 Jahren und habe ein Netzwerk von Patienten, die aus mehr als 80 Ländern kommen.

Ich habe Patienten, die zu mir kommen, nachdem alles andere fehlgeschlagen ist. Aber ich kann nicht zaubern und auch keine Wunder vollbringen. Mein Team von Ärzten und ich beraten jeden einzelnen Patienten, wir integrieren unterschiedliche Medizinsysteme wie Ayurveda, Homöopathie, Naturheilkunde, Yogatherapie und ergänzen das mit Komplementärtherapien wie Akupunktur, Hydrotherapie usw. Wir holen auch allopathische Berater zu uns – Kardiologen, Neurologen, Psychologen und Psychiater – wenn die Situation dies erfordert.

Heutzutage sehe ich viele Ärzte, die sich in medizinische Unregelmäßigkeiten stürzen, nur, weil man so schneller verdienen kann. Aber in diesem Prozess beuten sie auch den glücklosen Patienten aus, unterwerfen ihn unnötigen Untersuchungen und verschreiben ihm Medikamente, die er nicht einmal braucht.

In der Homöopathie, im Ayurveda und in der Naturheilkunde gibt es keine Nebenwirkungen. Ich möchte Sie jedoch erneut vor den selbsternannten Spezialisten in diesem Feld warnen, die Medikamente verschreiben und versprechen, dass Sie auf diese Weise schnell eine Erleichterung verspüren werden.

Ich glaube ganz fest daran, dass es keine Trennung zwischen den unterschiedlichen Formen der Medizin geben sollte, solange der Patient davon profitiert und von seiner Erkrankung geheilt wird. Denken Sie daran, es ist nicht wichtig, welche medizinische Form einen Patienten kuriert, es ist die Behandlung, die ausschlaggebend ist.

Hören Sie deshalb auf Ihren Körper, kümmern Sie sich um Ihre Gesundheit, nähren Sie sie, pflegen Sie sie – denn sie ist Ihr kostbarstes Geschenk.

Anhang

Danksagungen

Dieses Buch wäre nicht möglich gewesen ohne die Unterstützung meiner Familie, besonders meiner Frau Suja, die meinen Lebenstraum immer unterstützt hat – das SOUKYA. Sie hat mir ein Verständnis davon vermittelt, wie tief und vielfältig heute die Rolle einer Frau ist, die nicht nur Ehefrau, Mutter und Tochter sein möchte, sondern die auch eine selbstlose Pflegerin ist, ein Felsen der Stärke und des Glaubens, eine geduldige Zuhörerin und eine sorgende Begleiterin. Ich danke auch meiner Mutter, Dr. Annamma Mathai, die meine Inspiration und meine Lehrerin war, wenn es darum ging, die Fragen weiblicher Gesundheit und die Komplexität ihres Lebens zu verstehen. Meiner Tochter Anna, die mir schon als Kleinkind beibrachte, wieviel Aufmerksamkeit ein Mädchen braucht, die mir als Teenager ihre Empfindsamkeit und Liebe zeigte und mir die Gelegenheit gab, ihre Transformation zur Frau mitzuerleben, was mir das tiefste Verständnis davon vermittelt hat, wie man als Frau heranwächst. Meinen Söhnen, Matthew und John, in denen ich mich selbst als Kind wiedersah, danke ich für ihre Geduld, wenn ich mir die Zeit nahm, dieses Buch zu schreiben.

Lynn Franklin danke ich dafür, dass sie mir Mut machte, dieses Buch zu schreiben. Dr. Sudha danke ich für ihre Unterstützung. Dank auch an Dr. Subdha für ihre Unterstützung und das technische Material und die Yogafotos, die für dieses Buch notwendig waren. Dr. Ashwanthi danke ich für ihre Yogafotos, Dr. Sheeja für ihre Ratschläge und Anmerkungen und Mary Faife dafür, wie sie meinen Zeitplan koordiniert hat, damit ich Zeit hatte, auch dieses Buch zu schreiben. Und zuletzt möchte ich allen meinen Patientinnen danken, die mir in den letzten 25 Jahren ihr Vertrauen geschenkt haben, besonders den Frauen, die mir die Erfahrung und die Einsichten in die verschiedenen Themen vermittelt haben, denen sich Frauen gegenübersehen.

Eine Bemerkung zum Autor

Als homöpathischer Arzt der zweiten Generation ist Dr. Issac Mathai ein weltweit bekannter Gesundheitsberater, der in den letzten 25 Jahren Patienten aus mehr als 80 Ländern der Erde betreut hat. Er studierte chinesische Pulsdiagnostik und Akupunktur am WHO-Institute in Nanjing in China, lernte Yoga und Transzendentale Meditation und hat an dem Mind-Body-Medizin-Studium der Harvard Medical School in den USA teilgenommen.

Seine reiche Erfahrung begann, als er seiner Mutter, Dr. Annamma Mathai, assistierte und danach in verschiedenen Spezialkliniken arbeitete, darunter Europas erster und größter ganzheitlicher Klinik in London, der 101-Klinik. Er ist Berater und Gutachter in verschiedenen ganzheitlichen Kliniken in London, New York und Washington, DC. Nachdem er weltweit auf verschiedenen Konferenzen zur ganzheitlichen Gesundheit Vorträge gehalten hat, ist er von der Weltgesundheitsorganisation WHO in ihr Komitee zur „Erneuerung der Globalen Gesundheitspolitik für das 21. Jahrhundert" berufen worden. Er hat Menschen aus der britischen Königsfamilie, dem Mittleren Osten und Indien behandelt, ebenso wie den Nobelpreisträger Erzbischof Desmond Tutu, berühmte Sänger, Industrielle, Spitzenmanager, Dorfbewohner und Stammesangehörige. Sein Traum, eine ganzheitliche integrative Medizin für alle zu schaffen, hat sich in seinen Projekten erfüllt – dem SOUKYA International Holistic Health Centre, dem SAHAYA Holistic Integrative Hospital und seiner SOUKYA-Stiftung für kostenlose Kliniken und Centren der Freien Wohlfahrt.

Eine Bemerkung über das SOUKYA

Das SOUKYA International Holistic Health Centre, das Hauptprojekt von Dr. Mathai, ist das erste Zentrum seiner Art weltweit, in dem unterschiedliche Medizinsysteme wie Ayurveda, Homöopathie, Yoga und Naturheilkunde ebenso wie Komplementärsysteme zusammen mit Allopathie betrieben werden. Angelegt auf einer zertifizierten biologisch-dynamischen Farm von 121 500 Quadratmetern Größe in Whitefield in den Außenbezirken von Bangalore, ist das SOUKYA nicht nur das erste von der indischen Regierung offiziell akkreditierte AYUSH- Krankenhaus für Ayurveda, Homöopathie, Yoga und Naturheilkunde, sondern es hat auch schon verschiedene Preise bekommen – darunter den nationalen Preis für das „Beste Wellness Centrum“, das angesehenste Wellnesszentrum Indiens.

Das Zentrum bietet authentische, qualitativ hochwertige Behandlungen für alle Arten medizinischer Probleme, ebenso wie für Wellness. Dort werden Hunderte Heilpflanzen für die hauseigene Herstellung ayurvedischer Öle und Heilmittel angebaut, die für die Behandlungen frisch zubereitet und angewandt werden können. Als Modell für eine ganzheitliche Lebensweise baut das SOUKYA auch Gemüse und Obst mit biologischem Kompost an, nutzt Solarenergie für Heizung und Energie, Windkraft für Elektrizität, energiesparende Anlagen, Biogas, Regenwassertanks, Tropfenbewässerung und nutzt natürliches Licht und Ventilation.

Yogatherapie

Bezeichnung der Yogahaltung	Beschreibung	Seite
Ardha Chakrasana	halbes Rad im Stehen	46
Ardha Matyendrasana	Drehsitz über das aufgesetzte Bein	47
Ashwini Mudra	Beckenbodenmuskeln im Sitzen anspannen und loslassen	-
Baddha Konasana	Schustersitz	48
Bakasana	Kranichposition	-
Bharadwajasana	Drehsitz mit eingezogenen Beinen	96
Bhujangasana	Kobraposition	97
Dhanurasana	Bogenposition	113
Garudasana	Adlerhaltung	-
Gomukhasana	Kuhhaltung	116
Halasana	Pflugposition	-
Janusirasana	Kopf-ans-Knie-Haltung	139
Katichakrasana	Stehende Drehübung	140
Matsyasana	Fischposition	200
Merudandasana	Krähenposition	-
Naukasana	Bootsposition	202
Padahastasana	stehende Vorwärtsbeuge	203
Parswa Chakrasana	Radhaltung	236
Parswa Konasana	seitliche Beugung mit gestrecktem Bein	237

Bezeichnung der Yogahaltung	Beschreibung	Seite
Paschimottanasana	vorwärts gebeugte Zangenposition	-
Salabhasana	Heuschreckenposition	249
Sarvangasana	Schulterstand, Kerze	-
Sethubandhasana	Bogen-Kopf-Haltung	239
Tadasana	Bergposition	292
Trikonasana	seitliche Dreiecksposition	293
Upavistakonasana	sitzen, Beine grätschen, Füße halten	294
Ushtrasana	Kamelposition	295
Vajrasana	Fersensitz, Hände in Schalenhaltung im Schoß	296
Vakrasana	Drehsitz	311
Veerabadrasana	Kriegerhaltung I, II und III	312
Viparitakarini	Asana halbe Kerze	318
Viparita Karani	Beine gegen die Wand legen, Rückenlage	-
Vyaghrasana	Vierfüßlerstand, eine Hand/Fuß heben	319
Vrikasana	Baumposition	-
Yoga Mudrasana	sitzen, Lotoshaltung, Arme nach hinten und oben	-

Übungsfolgen

Bezeichnung der Yogahaltung	Beschreibung	Seite
Pawanmuktasana	Serie von Drehübungen der Gelenke	45, 114, 115, 138, 141, 251
Suryanamaskar	Sonnengruß, Folge von Übungen	-
Suskshma Vyayama	Übungsfolge zum schnellen Entspannen	-

Pranayamas

Bezeichnung der Yogahaltung	Beschreibung	Seite
Bhastrika	„Feueratmung“, aktiviert Kundalini	-
Brahmari Pranayam	„Bienenatmung“ mit verschlossenen Ohren	98
Chandra Nadi Pranayam	Atmung nur durch das linke Nasenloch	99
Kapalabhati	schnelle Bauchatmung	-
Nadhi Shodana	wechselseitige Nasenlochatmung	201
Sadanta	Zähne aufeinanderstellen, durch Zähne einatmen, durch Nase aus	-
Seetaly	Einatmen durch längsgerollte Zunge, ausatmen durch Nasenlöcher	-
Sitkari	Einatmen durch quergerollte Zunge, ausatmen durch Nasenlöcher	-
Trataka	Schauen auf ein spirituelles Bild	-
Ujjaji	Reibeatem in der Kehle	-
Yoga Nidra	Yogische Tiefenentspannung in Shavasana (Rückenlage)	-

Ayurvedische Behandlungen

Abhyanga	eine Ganzkörper-Massage mit medizinischem Öl, je nach Dosha, meist mit zwei TherapeutInnen
Padabhyanga	ayurvedische Fuß- oder Beinmassage
Kamana Dhoti	Magenreinigung mit Salzwasser und Erbrechen
Lepam	Eine medizinische Paste, die Entzündungen hemmt, wird auf den Körper aufgebracht.
Marmalepam	eine Massage der Marma-Punkte mit einer medizinischen Kräuterpaste
Shirolepam	Medizinische Kräuterpaste wird als Packung auf den Kopf aufgebracht.
Nasyam	Medizinisches Öl wird durch die Nase eingebracht.
Navara	spezielle Reissorte, die in Milch gekocht und mit Kräutern versetzt in Kräuterstempel gefüllt wird
Navarakizhi	Der Körper wird mit medizinischem Öl eingerieben, dann werden mit Duftreis gefüllte Kräuterstempel eingerollt und über den eingeölten Körper gehämmert – eine Schweiß auslösende Reinigung des ganzen Körpers. Die Kräuterstempelmassage wird meist von zwei Therapeutinnen gleichzeitig auf jeder Seite ausgeführt. Die Bewegung der Hände ist immer abwärts und der Stempel muss immer dieselbe Temperatur haben. Die Patientin wird dazu in 7 verschiedene Positionen gelegt. Dann wird der Rest der aufgetragenen Paste mit Palmblättern abgewischt und die Patientin wird in ein Ölbad gesetzt.
Pizhichil	In warmes medizinisches Öl getauchte Leinentücher werden mit rhythmischen Bewegungen auf dem Körper verteilt. Natürliche Methode, den Körper zu reinigen, gut gegen Rheuma, Muskelerkrankungen, niederen Blutdruck, zur Nervenstärkung und gegen Falten.

Panam	Behandlungen mit medizinischem Ghee, (geklärter, flüssiger Butter)
Netra Tarpanam	ein Augenbad mit reinem Ghee, (geklärter, flüssiger Butter). Um die Augen wird ein Teigring aufgebracht, in den das Ghee gegossen wird. Nun soll die Patientin die Augen öffnen – das Ghee badet die Augen und entspannt.
Snehapanam	Medizinisches Ghee wird, versetzt mit Ingwer, getrunken. Die Menge des zu trinkenden Ghee wird täglich erhöht. Inneres Reinigungsmittel für den ganzen Körper.
Pichu	Ein Baumwollkissen wird mit medizinischem Öl getränkt und auf den zu behandelnden Körperteil aufgebracht.
Murivenna Pichu	Mit Murivenna-Öl getränkte Läppchen werden auf den Körper aufgebracht. Besonders wirksam bei Krämpfen, Verrenkung und Brüchen.
Yoni Pichu	Mit warmem medizinischem Öl getränkte Tampons werden in die Scheide eingeführt und einige Stunden dort gelassen, während die Frau sich entspannt.
Sirodhara	Die wohl bekannteste Ayurveda-Behandlung, der Stirnguss mit warmem Öl
Swedam	Dampfbad, Behandlungen, bei denen der Körper zum Schwitzen gebracht wird
Upanaha Swedam	Der ganze Rücken wird mit warmem medizinischen Öl massiert
Patra Potala Swedam	Frischpflanzen und ayurvedische Kräuter werden in Kräuterstempel gefüllt und die Patientin wird damit massiert – gut vor allem bei Arthritis oder Arthrosen.
Dhanyamlaswedam	Ganzkörperpackung mit Kräutern
Takradhara	Schwitzbehandlung mit medizinischer Buttermilch
Thalam	Spezielle pulverisierte Kräuter werden mit medizinischem Öl gemischt und auf den Kopf einmassiert – hilft bei Migräne und Kopfschmerz.
Udvartanam	Ein wärmendes Peeling aus Kichererbsenpaste und verschiedenen Kräutern, Ganzkörper- oder Teilmassage sind möglich.
Vasti	Einläufe mit Öl oder Kräuterabkochungen

Kativasti, auch Kati Basti oder Kadivasti	Nach einer Rückenmassage wird auf den schmerzenden Bereich ein Ring aus Kichererbsenteig gelegt und dort hinein gibt die Therapeutin ein warmes medizinisches Öl. Besonders wirksam bei starken Rückenschmerzen und Bandscheibenvorfall.
Greevavasti	Warmes Kräuteröl wird über den Nacken gegossen und in einem Ring aus Weizenmehl oder Mungbohnenpaste aufgefangen. Besonders hilfreich, um Toxine aus der Schulterregion abzuleiten oder verschiedene Nackenprobleme zu lösen. Unbehandelte Störungen können zu Taubheit im Arm und in den Fingern führen.
Hrid Vasti	Kräuteröl, gemischt mit essenziellen Rosenblättern, wird in einen Teigring gegossen, der auf das Herzzentrum gesetzt wird – hilft bei Störungen der Herz- und Lungenfunktion, öffnet für Erfahrung von Liebe und Mitgefühl.
Virechanam	Die Patientin nimmt ein Kräutermittel ein und trinkt danach nur heißes Wasser, bis die Reinigung einsetzt. Besonders gut zur Giftausleitung von Leber und Galle.

Positive Kommentare über die Arbeit von Dr. Mathai

„Ich hoffe, dass das Gesundheitszentrum einen wertvollen Beitrag für die Zukunft der Menschheit leistet, denn das Ziel der ganzheitlichen Gesundheit besteht darin, ein glücklicheres und gesünderes Leben in einer gesunden Umgebung zu führen“.
- Seine Heiligkeit, der Dalai Lama -

„Was für eine wunderbare Erfahrung! Sie werden verjüngt und mit einem viel besseren Gefühl aus dem Zentrum wegfahren. Vielen Dank für das warme Willkommen und die freundliche Gastfreundschaft. Es ist ein wunderbarer Ort, voll Freundlichkeit und Heilung, mit freundlichen, einfühlsamen Menschen.“
- Erzbischof Desmond Tutu und Leah Tutu -

„Ich bin in Bangalore, um mehr über das Internationale Ganzheitliche Gesundheitszentrum zu erfahren, ich bin auf einer spirituellen Suche, um herauszufinden, was es für die Seele und den Körper eines Menschen anzubieten hat, und um etwas über die unterschiedlichen traditionellen Medizinsysteme zu lernen, die es vermittelt, und über die verschiedenen Wege, mit denen man einem Menschen helfen kann, zu seiner Ganzheit und der Harmonie seines Körpers zurückzufinden.“
- Sarah, Herzogin von York -

„Dr. Mathais Ayurveda- und Medizinzentrum SOUKYA in Bangalore ist ein außergewöhnlicher Ort, an dem man sich pflegen und heilen lassen kann. Indien kann stolz darauf sein, ein solches Weltklasse-Zentrum sein Eigen zu nennen, das die besten Ansätze zur Gesundheit in sich vereinigt. Dr. Mathai ist einer der kompetentesten und brillantesten ganzheitlichen Ärzte, die es zur Zeit auf diesem Planeten gibt.“
- Dr. Deepak Chopra -

„Das SOUKYA hat diese Friedlichkeit und die segensreiche Umgebung, die schon von den allzeit lächelnden Angestellten in der Küche und in der Hausbetreuung vermittelt wird. Die Ärzte im Behandlungszentrum sind sowohl sehr professionell als auch auf dem neuesten Stand des medizinischen Wissens, und die Massagen sind einfach unglaublich – die Behandler lächeln immer und sind wirklich so hingebungsvoll. Dr. Mathai und seine Frau haben hier etwas geschaffen, was man eine Oase des Friedens und der Gesundheit nennen könnte. Glückwunsch an Dr. Mathai und seine Frau für den Aufbau einer wahrhaft ungewöhnlichen Einrichtung und danke für die Tage der Pflege und der Heilung, die ich hier erleben durfte!"
- Jayanthi Natarajan, Staatsminister für Umwelt und Forsten -

„Unsere alten Texte sagen, dass der Mensch ein ganzheitliches Wesen ist und jede Behandlung darauf abzielen sollte, den Körper, den Geist und die Gefühle und die tiefsten Reichtümer des menschlichen Geistes anzusprechen. Das ist die Essenz einer ganzheitlichen Gesundheit, die man in der ganzen Welt propagieren sollte."
- Dr. Karan Singh, früherer indischer Minister für Gesundheit in der indischen Regierung -

„Das SOUKYA ist eine Oase, die in eine wirklich idyllische Umgebung gebaut worden ist. Es ist die Vision und die Weitsichtigkeit von Dr. Mathai und seiner Frau gewesen, die dieses Wunderland geschaffen haben. Nicht nur, dass das Ambiente einfach vollkommen ist, sondern auch das, was darin geschieht, ist einfach ohne jeden Fehler. Ich bin als Zyniker hergekommen und gehe als ein Gläubiger – und das war wirklich eine ganzheitliche Erfahrung! Ich kam hier als ein Kranker an Leib und Seele und fahre zurück in der Überzeugung, dass ich wieder ganz gesund werden kann. Der Ort, die Ärzte und die gesamte Belegschaft haben zu dieser wahrlich ganzheitlichen Erfahrung beigetragen. Meine Frau und ich danken Dr. Mathai und seiner Frau von Herzen, genauso wie allen anderen hier. Möge Gott Sie segnen!"
- Gurbachan Jagat und Ehefrau (Ex-Gouverneur von Manipur, Indien) -

Ayurveda-Handel in Deutschland (Stand: 2015)

Sie finden eine Vielzahl der angegebenen Kräuter und Heilmittel bei folgenden Anbietern im Internet:

www.ayurveda-marktplatz.de
www.ayurveda-handel.de
www.ayurveda-portal.de
www.amla.de
www.santulan.de
www.ayurveda-produkte.de
www.indische-naturprodukte.de
www.seva-ayurveda.de/produkte/

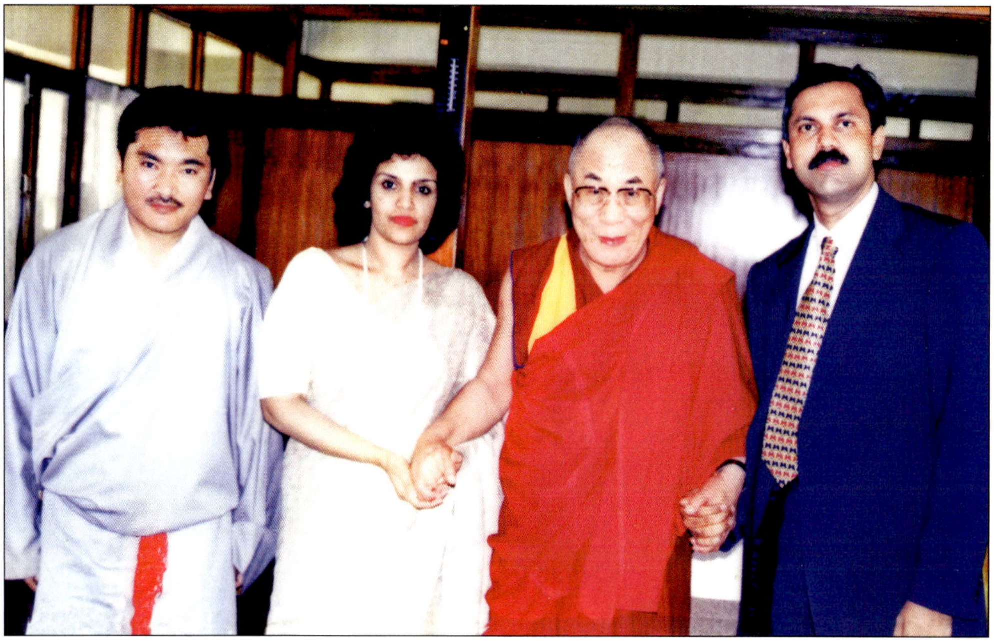

Dr. Mathai und seine Gattin, Suja Issac, zusammen mit Seiner Heiligkeit, dem Dalai Lama

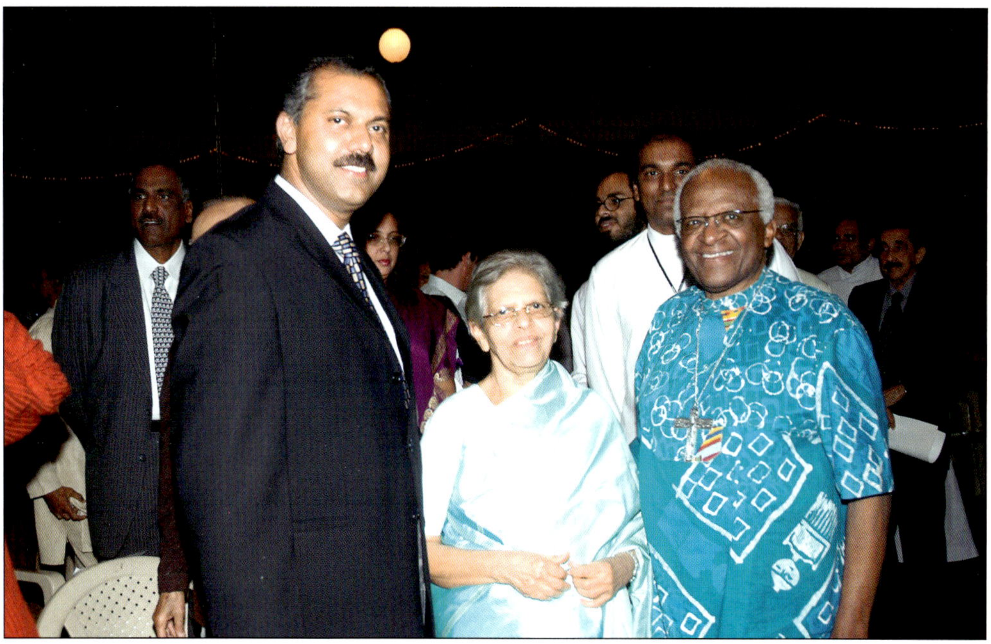

Dr. Mathai, seine Mutter, Dr. Annamma Mathai und Erzbischof Desmond Tutu

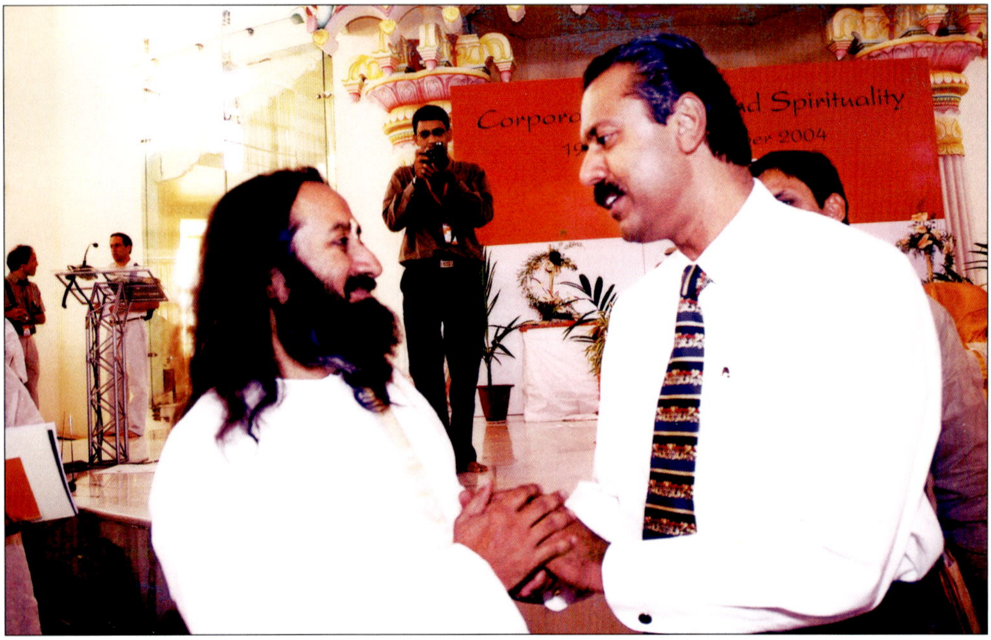

Dr. Mathai mit Sri Sri Ravi Shankar

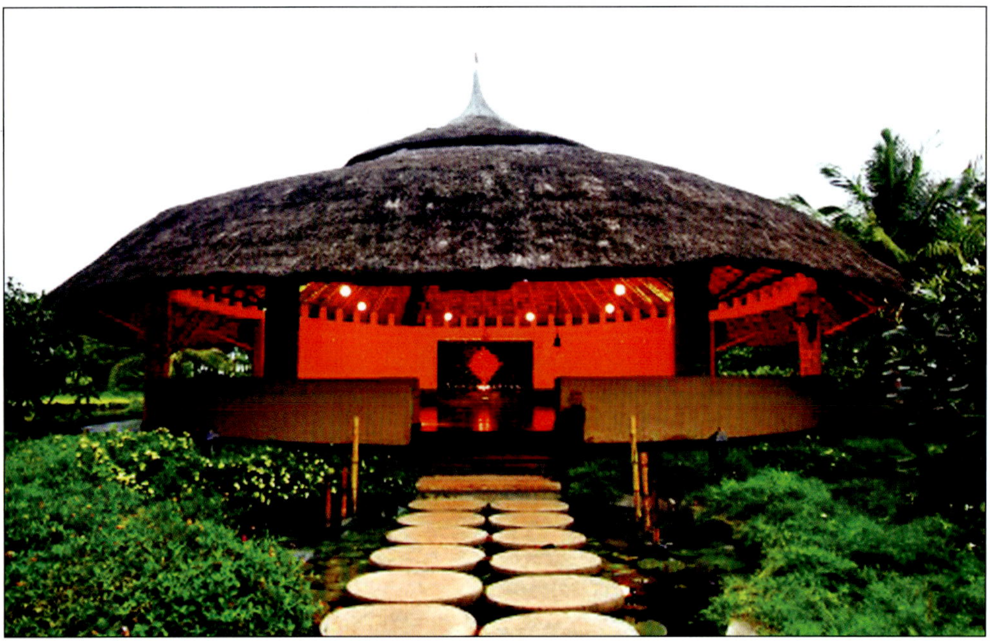

Das Gelände des SOUKYA

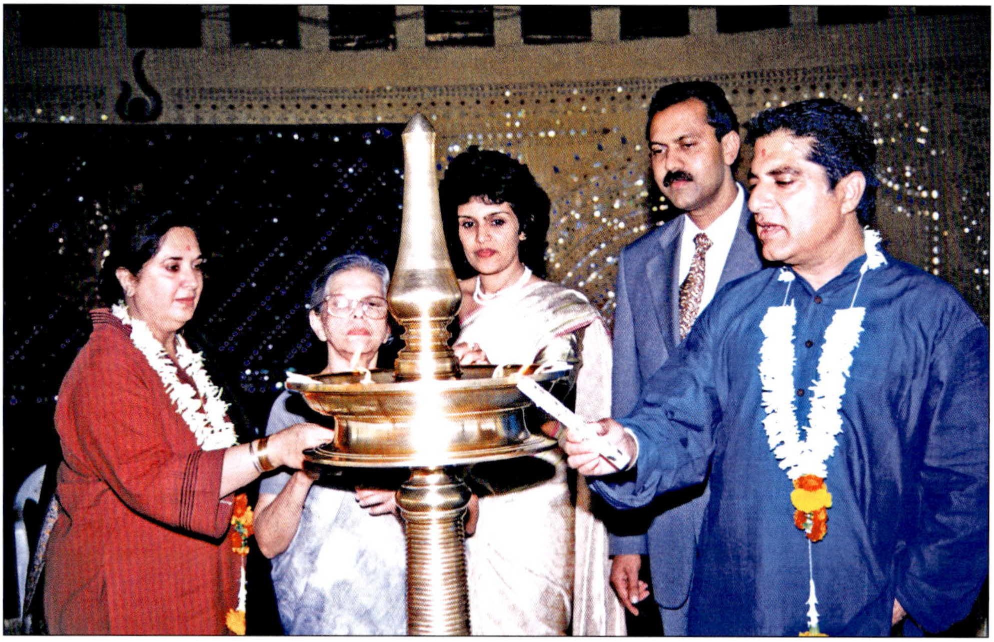

Dr. Deepak Chopra im SOUKYA

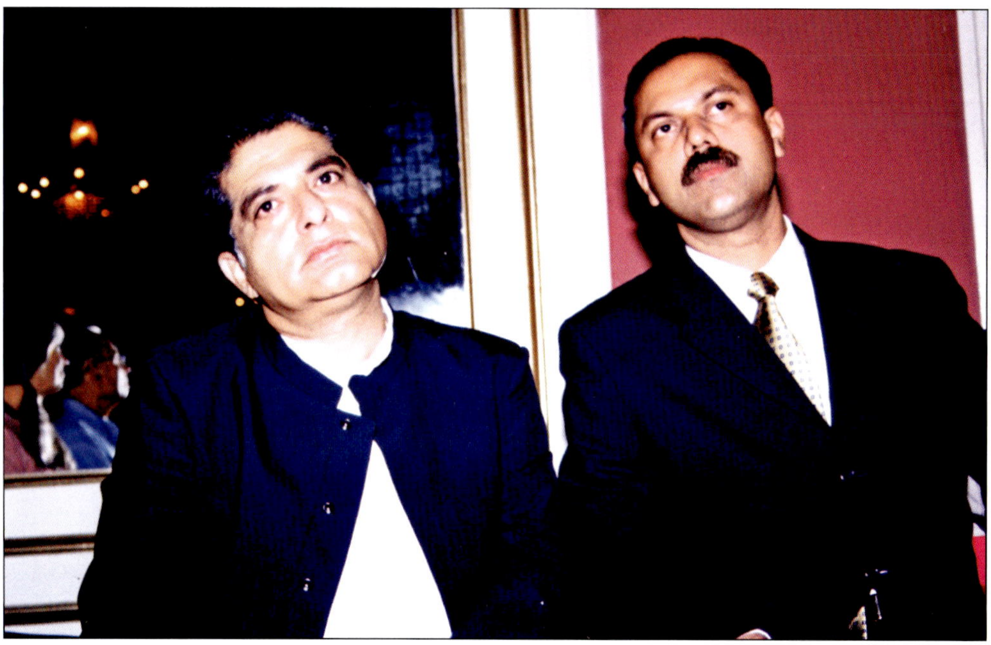

Dr. Deepak Chopra und Dr. Mathai

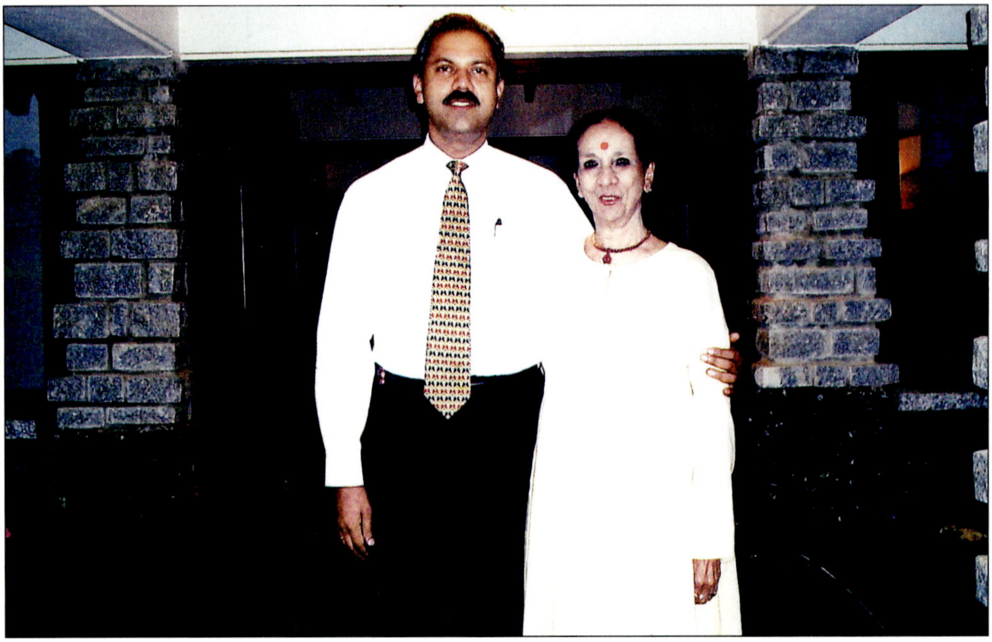

Dr. Mathai mit Mrinalini Sarabhai

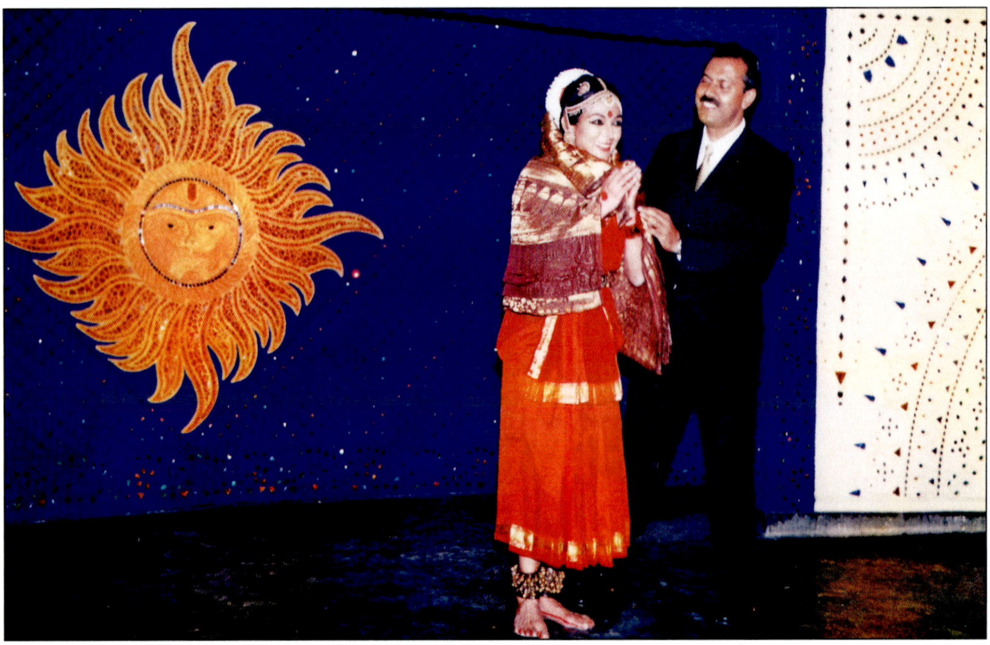

Dr. Mallika Sarabhai bei ihrem Auftritt während der Inaugurationszeremonie des SOUKYA

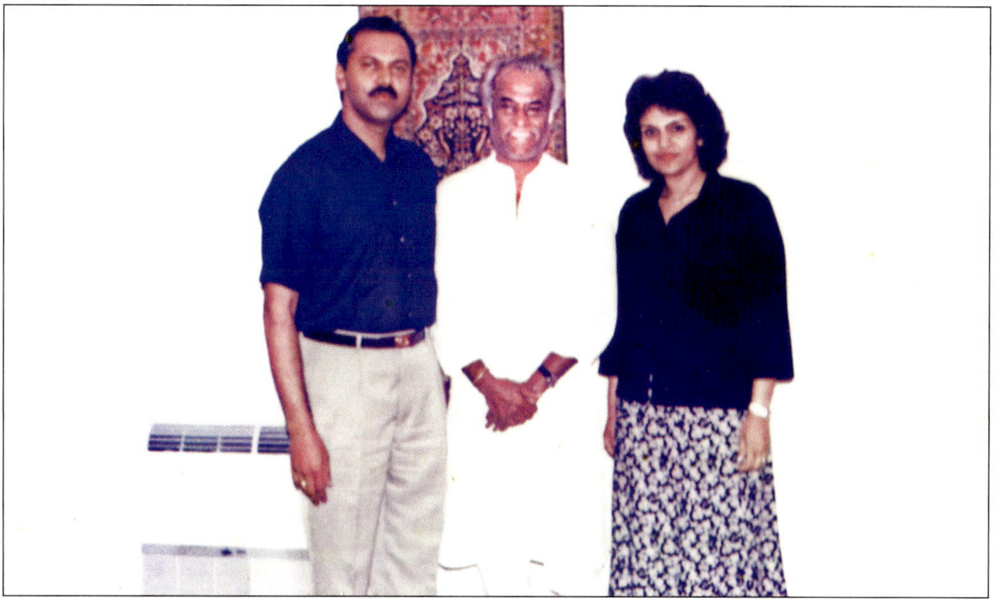

Der Schauspieler Rajnikanth mit Dr. Mathai und Gattin Suja Issac während seines Aufenthalts im SOUKYA

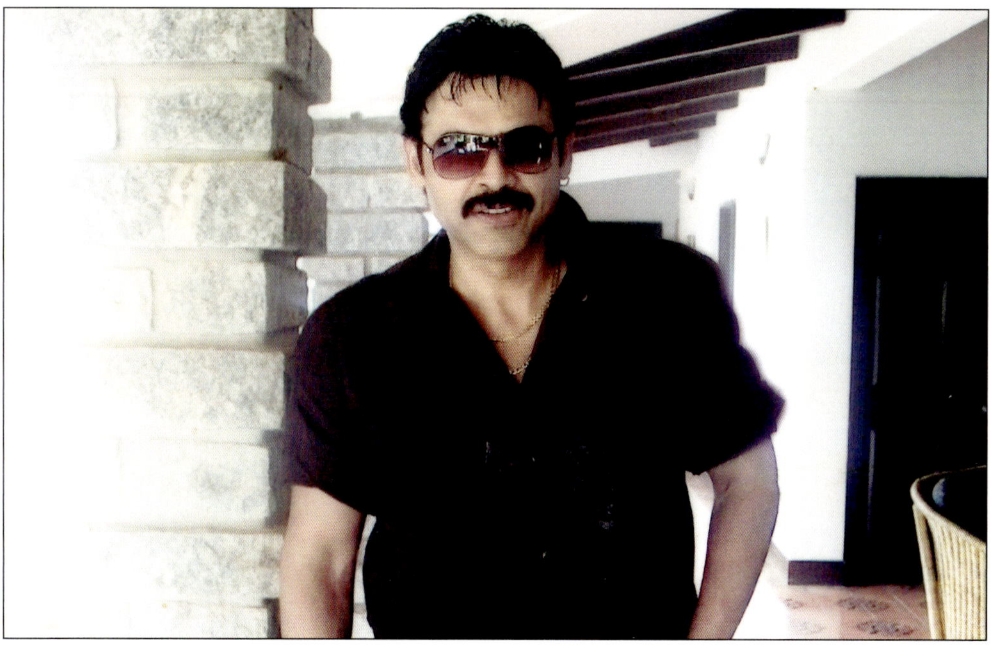

Der Schauspieler Venkatesh im SOUKYA

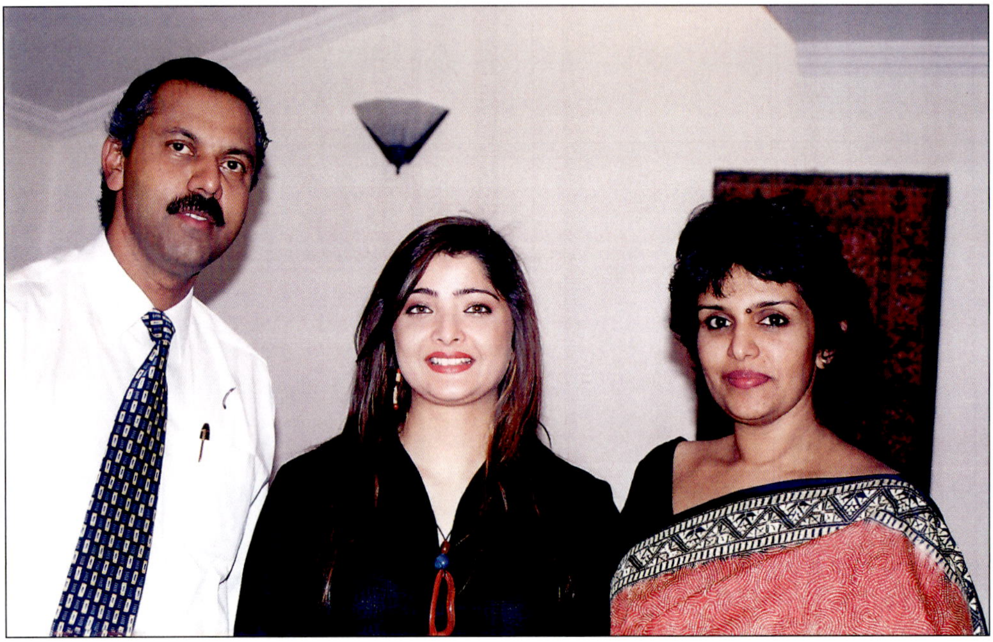

Dr. Mathai und Gattin Suja Issac zusammen mit der Schauspielerin Vasundhara Das

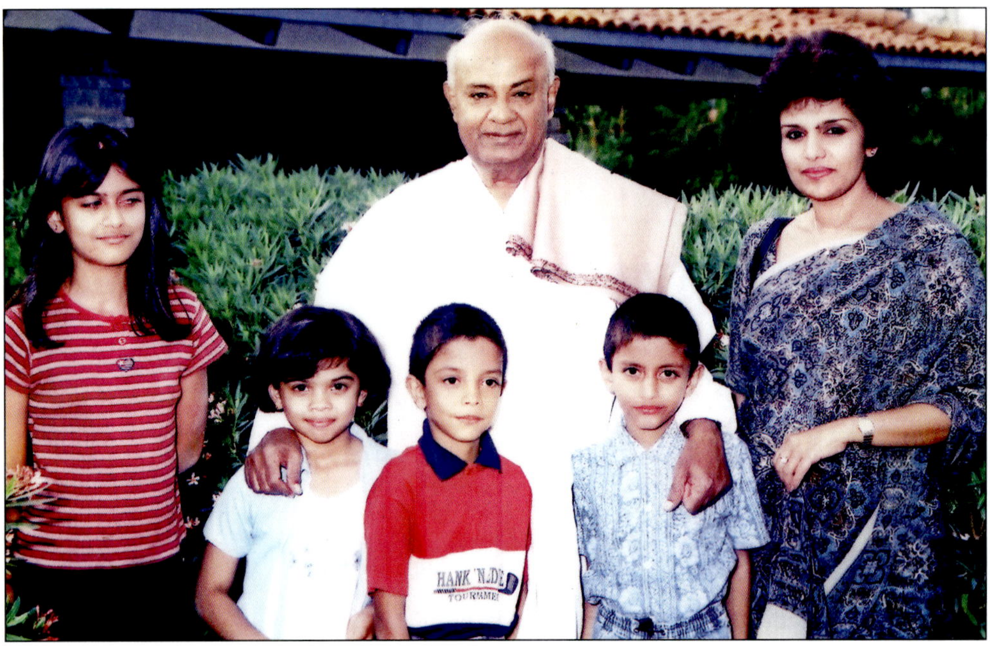

Sri H.D. Deve Gowda, der frühere Premierminister Indiens, im SOUKYA

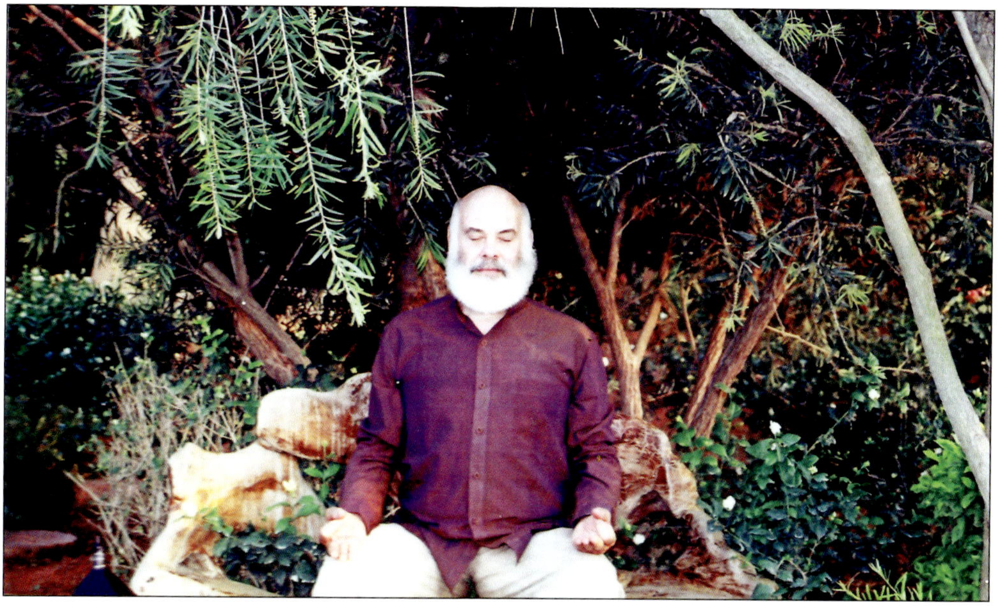

Bestsellerautor und Experte für ganzheitliche Medizin, Dr. Andrew Weil, während seines Aufenthalts im SOUKYA

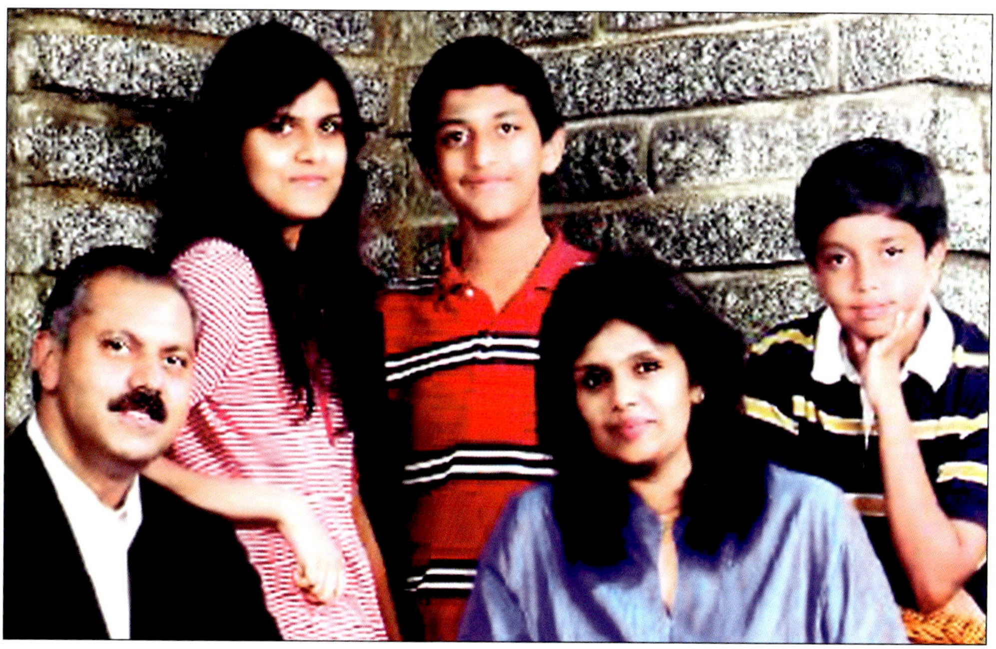

Dr. Mathai und seine Gattin, Suja Issac, mit ihren drei Kindern Anna, Matthew und John

Weitere Bücher aus dem Verlag Via Nova:

Ganzheitliche indische Heilmethoden

Ayurveda • Homöopathie • Hydrotherapie • Yoga
Dr. med. Issac Mathai

Hardcover, 224 Seiten, 47 Fotos und 7 Grafiken, ISBN 978-3-86616-301-0

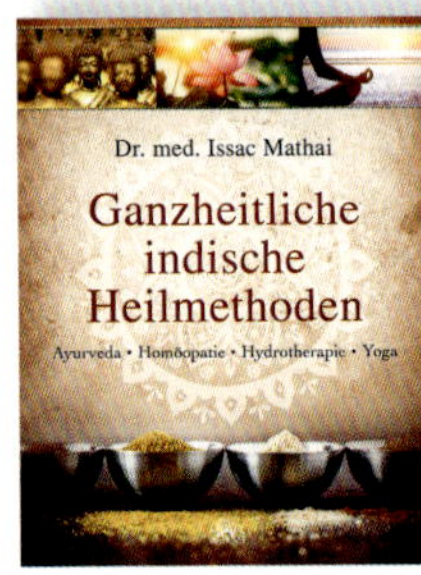

Dr. Isaac Mathai ist eine weltweit anerkannte Koryphäe moderner indischer Heilmethoden und hat schon ungezählte Menschen, darunter berühmte Persönlichkeiten wie den Dalai Lama, Prinz Charles, Sting oder Madonna, erfolgreich behandelt und beraten. In diesem Buch werden sein ganzheitliches Heilwissen – eine einzigartige Kombination aus u.a. Ayurveda, Homöopathie, Hydrotherapie und Yoga – und seine holistischen Heilverfahren erstmals einem breiteren Publikum zugänglich gemacht. Praxisbezogen und leicht verständlich, mit zahlreichen Fallbeispielen und wirkungsvollen Therapieprogrammen schöpft Dr. Issac Mathai aus seinem reichhaltigen Wissens- und Erfahrungsschatz und schenkt der westlichen Welt einen einmaligen Gesundheitsratgeber moderner indischer Heilkunst.

Spiraldynamik® – Achtsame Körperhaltung

Liegen, sitzen, stehen, gehen – Die besten Übungen für ein neues Körperbewusstsein
Renate Lauper / Dr. med. Christian Larsen

Klappenbroschur, 160 Seiten, 120 farbige Abbildungen, ISBN 978-3-86616-336-2

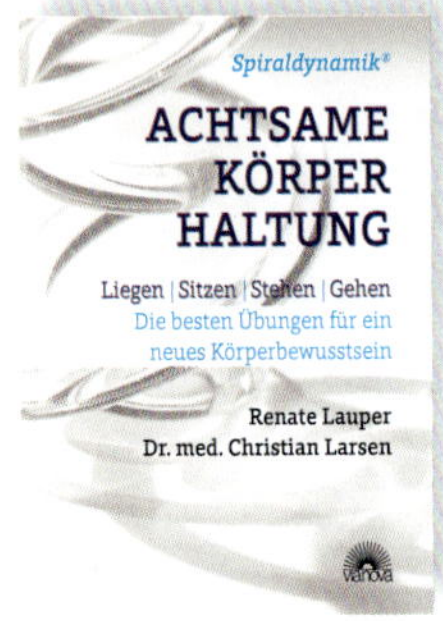

Entdecken Sie in diesem Buch die preisgekrönte und tausendfach bewährte Erfolgsmethode der Spiraldynamik, die auf einer gänzlich neuen Betrachtung des evolutionären menschlichen Bauplans basiert. Es zeigt einen konkreten und anatomisch sinnvollen Weg, wie Sie sich körperlich verändern und aufrichten können. Erfahren Sie wie durch die Bewusstheit der körperlichen Bewegung und Haltung ein vollkommen neues Lebensgefühl geweckt werden kann – frei von Beschwerden, zentriert, präsent, selbstbewusst, in Würde, kraftvoller Lebendigkeit und Ausstrahlung. Bahnbrechende Einsichten über die menschliche Anatomie und seiner Bewegungen werden hier ganz praktisch und konkret in einem perfekt aufeinander abgestimmten Übungsprogramm vermittelt, das behutsam und nachhaltig in die Aufrichtung führt. Achtsamkeit bedeutet, Körperbewusstsein im Alltag zu kultivieren.

Darm o.k. – alles o.k.

Die geniale Bauchmassage und weitere Tipps zum Schlankwerden und Wohlbefinden
Maria Köllner

Paperback, 160 Seiten, 40 farbige Fotos, ISBN 978-3-86616-343-0

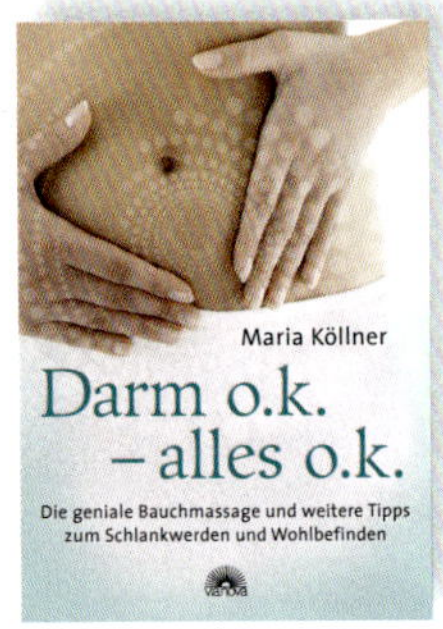

Hören Sie eigentlich immer auf Ihren Bauch? Falls nicht, dann liefert Ihnen dieser unterhaltsam erzählte, umfassend recherchierte und derzeit vielleicht ungewöhnlichste Darm-Gesundheitsratgeber entscheidende Gründe, jetzt damit zu beginnen. Denn hier kommt das größte Organ des menschlichen Körpers erstmals selbst zu Wort und lässt Sie teilhaben an spannenden Einsichten und Erkenntnissen sowie effektiven Methoden und praktischen Tipps, wie Sie ein ganz neues Bauchgefühl erlangen und ihre Lebensqualität wesentlich steigern können. Zum Beispiel mit der so genialen Bauchselbstmassage! Lassen Sie sich von den vielen wertvollen Anregungen für Ihr Wohlbefinden und Ihre Figur inspirieren und erkennen Sie, wie bedeutsam der Darm für die körperliche und seelische Gesundheit und Vitalität ist.